经方用药法律

吕志杰　著

人民卫生出版社

图书在版编目（CIP）数据

经方用药法律/吕志杰著.—北京：人民卫生出版社,2017
ISBN 978- 7- 117- 25052- 8

I. ①经… II. ①吕… III. ①经方-临床应用 IV. ①R289.2

中国版本图书馆 CIP 数据核字（2017）第 209519 号

人卫智网	www.ipmph.com	医学教育、学术、考试、健康，购书智慧智能综合服务平台
人卫官网	www.pmph.com	人卫官方资讯发布平台

经方用药法律

著　　者：吕志杰
出版发行：人民卫生出版社（中继线 010- 59780011）
地　　址：北京市朝阳区潘家园南里 19 号
邮　　编：100021
E - mail：pmph @ pmph. com
购书热线：010- 59787592　010- 59787584　010- 65264830
印　　刷：北京印刷集团有限责任公司
经　　销：新华书店
开　　本：710×1000　1/16　印张：17　插页：4
字　　数：213 千字
版　　次：2017 年 9 月第 1 版　2024 年 5 月第 1 版第 3 次印刷
标准书号：ISBN 978- 7- 117- 25052- 8
定　　价：42. 00 元
打击盗版举报电话：**010-59787491**　**E-mail：WQ @ pmph.com**
质量问题联系电话：**010-59787234**　**E-mail：zhiliang @ pmph.com**

吕志杰小传

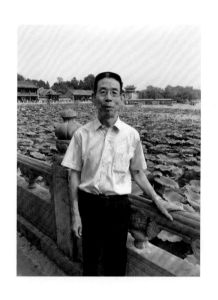

  我于 1952 年出生于河北省文安县一个农民之家。自幼纯朴仁义，热爱劳动，颇得乡亲们好评。受父亲影响，儿时习练书法，渐长用功学习，中学始认真学习《毛泽东选集》，学雷锋做好事。曾欲参军而未得。高中毕业后留校工作，三年后进入"河北新医大学中医系"，梦想成真，步入杏林，至今四十余年矣。

  大学期间，珍惜来之不易的学习机会，长怀感恩之心，除苦读之外，热心公益工作，毕业前加入中国共产党。承蒙母校厚爱，1977 年毕业后，留于本校中药教研室任教。期间，有幸参加了为期一年的中医经典学习班，转年调入河北省中医院内科工作，先在病房五年，后于门诊五年，十年间为临床打下基础。1988 年调至河北中医学院《金匮》教研室任教，至 2012 年退休。

回首几十年的杏林生涯，十年临床为主，二十余年教学、著述、科研兼顾临床。深知光阴苦短，未敢稍有懈怠。皓首穷经，夜以继日，几不知寒暑节假。求知时日愈深，愈觉得祖国医学博大精深，妙趣无穷，百虑偶有所得，笔之记之，集腋成裘，所幸终有数部专著得以刊行，倘于杏林后来者有所裨益，吾将欣慰之至也。

退休之后，壮心不已，于 2012 年应海南省中医院之特聘，为之应诊、查房、举办讲座。每年春夏仍回故乡母校工作。几十年持之以恒，从不懈怠，其中甘苦，真切心境，体现在曾经自拟的一首七律中，录之于下，以为同道共勉！

甲午抒怀

幽微经意万千寻，更向三坟问古音。

执笔不知花甲岁，登坛每抱墨丁襟。

人间难得壶公药，灯下唯求医圣心。

自许百年扬国粹，相携同道力同任。

大成应用

法律准绳

吕志杰教授毕生研究仲景之学著《伤寒杂病论研究大成》系列丛书以承长沙濂芸宏愿捷古步以贺！

广州晋省路志正

丁酉春年九旬书于北京

丙申秋遥寄恩师

马洪仕

长沙望尽满城秋，百念无端独上楼。

月色匀山青鬓雪，桃蹊惠我少年游。

谈经语荡簧门内，济世今安碧海头。

欲问疑难怜道远，心随雁过白蘋洲。

语译：遥望长沙，秋色满城，当此时，不由得想起了医圣张仲景以及为弘扬仲景之学踽踽独行的恩师，便独自登上高楼。月色均匀地挥洒在山岭上，不觉间我的青鬓已经如雪，又想起年轻时跟随真诚而严于律己的恩师游学的情形。当年恩师在讲台讲经论道那深邃的语言犹回荡在耳脑间，而如今，恩师为了济世，却安心于碧海边。独自求索，有疑难问题时想要询问恩师，只是可惜路途太遥远了！于是，那颗百般思念之心便随着鸿雁飞过白蘋洲。

注：①长沙：恩师学宗医圣张仲景，而仲景曾做过长沙太守，世称张长沙。此句表达了对圣人和宗圣人之学的恩师的敬仰之情。②桃蹊：是"桃李不言，下自成蹊"这则成语的缩略，出自《史记·李将军列传》，比喻为人真诚，严于律己，自然会感动别人，自然会受到人们的敬仰。③少年游：年轻时随恩师游学。④谈经：谈论中医学经典。⑤黉门：古指学校。⑥碧海头：恩师注重实践，行医足迹远至海南；著书立说，名满海内外。⑦道远：一指路途遥远；一指老师的身上承载着医圣张仲景的济世之道。⑧白蘋洲：泛指长满白色苹花的沙洲。

序

傅延龄

　　丙申秋应邀到海口讲课，得与吕志杰教授又一次相会。我与吕教授相识，至今已越廿年。吕教授温文尔雅，恭良俭让，做人做事皆一丝不苟，皓首穷经，笔耕不辍；但做学问，不务名利，是当下难得的纯学者。此次见面后数十日，吕教授将他的新作《经方用药法律》书稿寄给我，邀我作序。

　　《经方用药法律》选取经方常用50多味药物，依据《本经》之论述，参考诸本草学家之注释，结合自己的临床经验，详细论述仲景用法与规律，是非常不错的一本临床中药学专著。

　　中医辨证论治过程包括四大步骤，即理法方药。先明病症之理，在明理的基础上制定治法，随后依法选定对症的成方，最后一个字是药，即在成方之用药的精准上下功夫，审所治病情与经方恰合者，则原方用之；如不尽合，则依古圣之法，进行药味加减、药量增损等，使处方用药皆切合病情，则治之必有良效矣。由此可以看出，药具有与理、法、方同等的重要性。

　　临床处方总是存在两种流弊，一者为有药无方；一者为有方无药。何谓有药无方？一张处方，它并不来源于任何成方，只是若干药物的拼凑和堆砌，这就是有药无方的一种表现。另外，在处方书写上也存在有药无方现象，比如医生开的是小柴胡汤，但

9

是处方上柴、芩天各一方，姜、夏各奔东西。这样的处方，很难看出医者立法治病的思路。古人提倡先有方，后有药。也就是首先选定成方，然后根据具体病情，对成方的药味进行加减化裁。中医为何把对药方的药味处理称为化裁？所谓化裁，是以裁衣作比喻。裁缝师傅对选定的布料，要按身体尺寸进行裁剪，如此才能制成合体的衣裳。成方亦如布料，常常也需要根据患者的具体情况进行"裁剪"。何谓有方无药？一张处方，它虽然有明确的成方来源，但它是死板的成方，并没有根据具体病情进行化裁。没有化裁并不是不必化裁，而是处方者不知化裁，不敢化裁。既不知化裁，复以"古方以不加减为贵"搪塞。比如用小柴胡汤，见腹痛者，不知去黄芩加芍药；见心下悸、小便不利者，不知去黄芩加茯苓。又比如用麻黄汤，处方上虽然写着麻、桂、杏、草四味药物，可是桂枝的用量大于麻黄，麻黄的用量反小于甘草。这些情况都属于有方无药。

若要把握好理法方药的"药"字环节，若要避免有药无方或者有方无药现象，就需要有良好的临床中药学基础。如今重视经方学习和经方应用的中医师越来越多。若要学好经方，用好经方，那一定要很好的理解经方用药。吕教授的这本书正好给我们奉献了一个论述经方用药的优秀读本。

宋版《伤寒论》序说："是仲景本伊尹之法，伊尹本神农之经。"故从来注解本草者，必溯《本经》（《神农本草经》之简称）之源。吕教授的这本书亦求索《本经》之"本义"，以经方用药为实例，以经解论，以论证经，相互发明，相互发挥。古代医家们认定中医学的"四部经典"之一是《本经》。而如今细读、精读《本经》的医者似乎不多了！我认为《本经》所言皆源于事实，皆源于实证和经验。《本经》的作者不可能是闲着无事，关在屋子里杜撰本草。用今天的话来说，《本经》一定不是某人或某些人拍脑袋想出来的。无数事实证明，《本经》所言不虚。比如《本经》论人参曰"补五脏，安精神，定魂魄，止惊悸，除邪气，明目，开心益智"。人参的这些功能不仅在临床上屡用屡验，在实验室也被充分证明。可惜的是《本经》的不少论述往往被人们忽略。举一个例子，《本经》论茵陈"主风湿，寒热邪气，热结黄疸"。其主热结黄疸的功能，人皆知之、用之；而其主风湿、寒热邪气的功能，人少知之，更少用之。东垣老人信而好古，其当归拈痛汤用之。吕教授此书也着意"揭示某些中药被忽视之专长"，是很有价值的内容。

吕教授注意到某些中药之专长，以及某些中药的某些专长被人们忽视的现象。我认为这类现象是令人痛惜的。《本经》讲的药物功能之所以被忽视，笔者猜想或许是因为人们曾用之不验。而之所以用之不验，笔者认为这既可能与药物产地、采集、炮制等质量有关，更有可能与用量、用法有关。如《肘后备急方》言青蒿治疟，如果其用量不至"一握"，用法不是"绞取汁，尽饮之"，亦必无效。我着力研究方药用量近二十年，深感用量是十分重要的因素。《本经》言甘草主"五脏六腑寒热邪气，坚筋骨，长肌肉，倍力，金疮，解毒，久服轻身延年"。仲景诸方几乎尽其功用。遗憾的是，当今医者往往只用之调和诸药，而如何调和诸药，则不一定明确，只是信手添上一味甘草而已。吕教授本书研究经方 124 首运用甘草的三点规律：一是应用甘草调和诸药堪称"国老"之能；二是以甘草作为主药治疗多病之方；三是甘草用之不当亦有弊端。如此以经方解本草，发人深省。

吕教授长期临证，屡用达药，精心研究经方用药之方法与规律。吕教授称之为"法律"，法者用法，律者规律。吕教授名其书曰"法律"，其欲与清代喻嘉言《医门法律》媲美耶！

是为序。

北京中医药大学教授
杏园菊翁　傅延龄
丁酉春

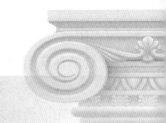

编写说明

　　《经方用药法律》者，志在潜心求索仲景书组方用药之方法规律也。本书是在几十年研究秦汉经典、经方用药，并参阅历代医家相关注本的基础上，融汇心得，独立思考，精心创作而成。

　　在笔者主编的《仲景方药古今应用》第2版之"上部"，对仲景书252方（《伤寒论》112方，《金匮要略》140方。笔者统计方法详见人民卫生出版社出版的《经方新论》第一章）运用的165味药物（其中135味首载于《神农本草经》；23味首载于《名医别录》；7味首载于仲景书）进行了系统、全面的探讨。本书乃选录了其中常用的药物50余味，精心撰著而成。

　　本书的学术价值重点有三：第一，参阅古代本草学家之注本，精心研究经方用药之方法与规律；第二，通过对经方用药法律的研究，揭示某些中药在当今被忽略之专长与方药配伍之技巧；第三，本书之研究成果，可弥补当前《中药学》讲义的某些不足。

　　第一点，以甘草为例。经方使用甘草的方剂达124首，通过对这124首方运用甘草之方法、规律的研究，可以总结出临床处方用甘草的三个要点：首先是调和诸药，诸如外而不内之散剂，下而不上之攻剂，燥而不濡之温剂，洌而不和之清剂，众而不群之杂剂，暴而无制之毒剂，皆应配伍甘草以调剂之，故甘草有

"国老"之称。第二，甘草作为主药，可以治疗多种疾病。第三，甘草用之不当，亦有弊端。

第二点，关于药物之专长与方药配伍之技巧，以四味药为例。先说药物之专长，以厚朴、大黄为例：厚朴为行气药，这是古今医家的共识。而《本经》首曰厚朴"主中风，伤寒，头痛，寒热"，如此温散之功却被人们忽略了。经方用厚朴，不仅用作行气药，并且对病情"内外牵连"（《本经疏证》），即表里同病者，为首选良药，如桂枝加厚朴杏子汤证、厚朴七物汤证等。大黄本为攻邪药，而《本经》却云其能"安和五脏"。这如何理解？全面分析了《本经》原文与经方应用大黄的 32 首方之后可知，大黄通过通大便、利小便、下瘀血、破癥瘕、去宿食及治邪实寒热等"推陈致新"之功用，祛除了病邪，从而达到"安和五脏"之效。再就是经方通过巧妙的配伍，可使药物发挥更多、更好以及特殊的效用，以人参、芍药为例：人参本为补虚药，而对于正虚邪实之病变，如小柴胡汤证、白虎加人参汤证等适当配伍人参，又可以达到扶助正气以祛除邪气之目的；芍药酸苦微寒，柔肝养血，善治腹痛，但其阴柔之性对寒性腹痛，则应适当配伍之后才能用之，如通脉四逆汤之方后注曰："腹中痛者，去葱加芍药二两。"这是因为，通脉四逆汤方中大辛大热之附子、干姜配点芍药，则不嫌其寒而治腹痛。诸如上述，只有系统、深刻理解经方用药之法律，才能发挥药物之专长，才能学会方药配伍之技巧。

第三点，关于中药学之史略。中药学源远流长，其源头是秦汉时期的四部经典著作之一的《本经》。《本经》大约在战国时期成书后，历经秦汉，代有增益。秦汉时期许多医家在读《本经》的同时，学有心得，加了"注脚"，但这些医家都未留下姓名。南北朝名医陶弘景在收集整理《本经》文字的同时，将秦汉医家对《本经》的注脚（即注释文字）整理成书，名曰《名医别录》。因此可以说,《名医别录》乃是《本经》最早的注本。随后的唐、宋、元、明、清等历代本草学家们学用结合,撰写成自己的著作。这些著作,既有对《神农本草经》《名医别录》原文的注释,也有发挥性的见解以及宝贵的临床心得,有的注本还联系经方用药法律加以阐述。上述诸多医家注本对《神农本草经》《名医别录》及经方用药阐释的丰富知识,当代的《中药学》虽然做了归纳总结,但不一定全面。本书深入挖掘总结了古代许多本草学家研究经方用药之心得,弥补了《中药学》的某些不足。

本书值得说明的还有如下三点:第一,每味药之前的辑要。这是参阅了历代许多本草学家著作之相关论述,提炼要点而串连起来,为别具一格的"辑要"之作。第二,每味药气味之后括号内的注释。一般而言,中药的功能主治与口尝之五味是一致的,而在特殊情况下,某些药物的功效主治与其口尝之五味不同,那就不必拘泥口尝之味。以石膏为例:诸家本草皆说石膏辛甘而寒,其实"味淡无臭"。言其辛者,以其功能解肌透热也。再以栀子为例:鼻闻之,口尝之,其"气微,味淡微酸",因其功能清泄三焦火热,故本草学家皆曰气味"苦寒"。三以大黄为例:虽曰苦寒,其实以沸水浸泡一会儿品尝之,"味仅微苦而带清香之气"。言其苦寒者,以其善于清泄里实热证也。如此明确辨别的最大好处:对惧怕中药味苦等"五味"之偏者,可选择用药,以利于服用。如小儿高热者用石膏煎之如饮温水。第三,分析经方用药之法律,注重联系《神农本草经》《名医别录》之原文本义。以仲景书经方用药之本,本于神农。舍"本"求"末",难明经方用药之本义,更难以剖析经方用药之精义。此外,尚需说明,本书重复引述《伤寒论》与《金匮要略》原文及序号,这实属必要。其目的,前者是强化熟悉原文,后者乃便于查阅。

最后说明，本书药物目录之先后排列，是以经方用药频次之多少为序（个别药例外）。例如，仲景书252方应用药物频率最高的是甘草，达124方，故首列甘草。每味药说明本于《本经》上、中、下三品之归属。

本书请国医大师路志正老题词，北京中医药大学傅延龄教授写序；我二十年前的学生马洪仕为我赋诗一首，书法家汤钟音先生为之书写；我的研究生范秉均、班光国、朱小静以及得意弟子马洪仕、曹晓慧与河北中医学院2013级扁鹊医学社7名学生（管媛媛、薛晔佳、蒋利梅、李媛媛、高广明、刘东明、梁彦闯），都认真校订了书稿，于此一并致以诚挚的感谢！

我年逾花甲，退休数年，别无他求，只是念念不忘中医事业，故临床之余，学习不止，笔耕不辍。但愿本书对读者学好经方用药，提高临床水平有所裨益，愚心足矣。

吕志杰　　河北中医学院（退休）

海南省中医院（特聘）

2017年夏于石家庄

目 录

附 录

绪 论

中医药学是一门古老而神奇的医学，是一门在中华民族古代文化大背景下产生的医学，是一门建立在自然科学与社会科学相互交融基础之上的医学，是一门传承了几千年、与时俱进的医学，是一门原始而高深、具有永久魅力的医学。总之，中医学是在实践、认识、再实践、再认识，循环往复，不断升华、不断完善的过程中形成的具有中华民族特色的医学。

中医药学趋于成熟而形成体系是在秦汉时期。其奠基之作，即《黄帝内经》《八十一难经》《本经》《伤寒杂病论》四部经典。四部经典之内容有所不同：《黄帝内经》《难经》侧重中医学基础理论与针灸疗法；《本经》为中药学的源头；《伤寒杂病论》为张仲景"勤求古训，博采众方"，并结合实践，将理、法、方、药融汇贯通，从而创建了辨证（病）论治之思想体系，乃方书之祖也。"绪论"试图对经方及其用药的源流本末以及古人的研究方法予以概括探讨，简述如下。

一、《神农本草经》的产生、发展史略

先民为了生存进行着各种活动，这些原始活动奠定了中医学实践的基础。也就是说，中医学源于生活实践。中医学自古至今防病、治病的方法，诸如导引、药物、针灸、外治法等，皆起源

1

于生活实践。由此可知，药物疗法是中医学治病的原始方法之一。欲求索"经方"，必先求索"药物"；欲求索药物，必先求索中药学的源头——《神农本草经》（以下多简称《本经》）。为了使读者对《本经》有个概括了解，故依据史料，探讨如下。

1. **《本经》的作者、成书年代、历史沿革及《名医别录》的由来**　《本经》内容之文献记载，由来久矣，最早始于"商、周间"，历经秦汉，代有增益。

《本经》原书四卷，著者不详，书名是根据神农氏尝百草的上古传说而命名。此书具体撰年约在战国时期，即公元前4—公元前3世纪或前后。

在中国医学史上，《本经》对药物学的发展具有深远影响，历代药学著作多是采录其原文，在其基础上有所发挥和补充。这部书的原本虽然早已失传，但它的文字却被辗转抄录而保存至今。

《神农本草经》的书名及其略称，即《神农本草》《神农》，或《本草》等，在先秦时代的著作《礼记》《周礼》等书之古人注疏中已有所记载。而降至汉、魏、六朝时期，已出现了不同种类的《本经》古传本与古注本。《本经》影响所及，已衍化与发展成许多类型的医药学著作，其原文也被历代药典性本草学著作辗转引录。

从《本经》演变的历史来看，在此书写成后的数百年间（相当于秦、汉时期），曾有许多医家陆续做了注释和新药品种的补充。他们把《本经》的原文写成红色文字（即"朱字"），把新增的文字写成黑字（即"墨字"），以示区别。但是，这些医家都未能留下姓名，故学者将这种最早的《本经》注本称为《名医别录》。

2. **《本经》的传承、发展及辑注史略**　公元6世纪初，南北朝名医陶弘景将《本经》分成7卷，并为之撰写了详细的注文，名为《本草经集注》，此书除了仍用红字与黑字区分《本经》与《名医别录》的文字外，陶氏还将自己撰写的注文用黑色小字标记。

公元 9 世纪中期，唐朝政府大规模地组织医学官员在《本草经集注》的基础上，通过全国范围内的广泛调查，征集药物品种，绘成图像，再次加以整理扩充，撰成《新修本草》（后世称为《唐本草》），共 54 卷。这是一部具有国家药典性质的著作。其著作体例仍将《本经》佚文写成红字，其他均用黑字。

公元 10 世纪，北宋政府也组织药官撰成《开宝本草》（原名是《开宝新详定本草》，后改称《开宝重定本草》），共 20 卷。其内容是在《新修本草》正文 20 卷的基础上，加以增订和注释。

时隔不久，在公元 11 世纪中期，宋政府再次命掌禹锡及苏颂等医官增订《开宝本草》，并重新收集全国药材图像，撰成《嘉祐本草》20 卷及《嘉祐图经本草》20 卷。《嘉祐本草》的全称仍冠以"神农"二字，即《嘉祐补注神农本草》。这是因为，此书全部字数虽已较《本经》增加了很多倍，但在书中保存的《本经》佚文却是历经上述各书多次忠实转录之结果。

以上所说的《本草经集注》《新修本草》《开宝本草》和《嘉祐本草》诸书，虽然都收载了《本经》的佚文，但其原书也都相继失传，迄今为止只能看到《本草经集注》和《新修本草》残断不全、数量不多的个别古代抄本或其抄本碎片。

直到公元 11 世纪末，北宋·唐慎微更在《嘉祐本草》的基础上，参考引用了大量经史百家著作中的有关药学资料，撰成《经史证类备急本草》31 卷（简称《证类本草》）。此书初刊于 1108 年，名《大观本草》，共 31 卷（全称《大观经史证类备急本草》）。其后于 1116 年曾由宋政府修订，改称《政和本草》（全称《政和经史证类备用本草》），内容大致相同，但卷数合并为 30 卷。由于这两类《证类本草》在编写体例上仍继续完整地转录了上述本草学著作，特别是宋代已采用刻版印刷术，将手写体的《本经》红字佚文刻印成白字（又称"阴文"），仍将本草书中的其他内容用黑字（又称"阳文"）刻印，因而自 12 世纪以后，《证类本草》成为迄今为止保存《本经》佚文最完整的一本古籍。

除了《证类本草》和个别的《本草经集注》《新修本草》残书外，《本经》古传本的佚文还可见于公元 11～12 世纪以前各种传世的中医药文献或其他文史类书中，其中也包括流传国外（主要是日本）的中国古籍。上述古籍是考察《本经》原文的重要资料。

为了恢复《本经》原貌，自南宋以后，开始出现了多种《本经》的辑本和辑注本。从事这项工作的不仅有中国学者，还有一些日本学者。他们主要是以《证类本草》的白字与明代《本草纲目》中的《本经》佚文为依据，并采用其他古籍中的佚文做参考。

总之，自南宋以后，长期以来国内外学者均曾试图复原《本经》，并相继完成了《本经》的多种后世辑本和辑注本。所有这些辑复工作均在《本经》的研究上做出了很大贡献，但是他们各自的内容难免互有得失，这与各家学者限于原始资料的掌握范畴与其信实程度的辨识标准，以及对《本经》原书结构组成特点的考证分析结果等因素有着密切关系。

盛世修典书。20 世纪末，现今政府为了深入研究中国古代医药学的宝贵遗产，以更好地继承与发展之。《神农本草经辑注》课题组在前人成果的基础上，通过更广泛的对各种传世及不断出土文献的发掘整理与深入考察，有计划、分步骤地重新进行《本经》的辑复工作。《辑注》首先从传世的各种早期古籍收集、分析、编排第一手《本经》佚文资料入手，将原书四卷本

4

原文及其在汉魏以前的古注（六朝以后的古注除外）加以辑复。其次，将辑复后的《本经》原文及其古注进行校注、考证和按语。立足于重辑佚文，辑、校、注三者并举，注重正本清源，考证翔实，注释精当。其佚文的信实程度、校注的深度，比古人诸家辑本均有超越之处。

《神农本草经辑注》是由中国中医科学院研究员马继兴等学者经过十余年的研究编著而成（1995 年由人民卫生出版社出版），集研究《本经》历代文献之大成，具有很高的文献价值和实用价值，使读者对《本经》有了一个完整而清晰的认识。因此，这是从事中医工作者研究中药学，特别是研究《本经》必备的参考书。

3. 《本经》内容提要及其分类　《本经》分为四卷，其主要内容是：卷一"序录"（又称"序例"）为药物总论部分。这部分又分为"序"与"录"两个方面。"序"，乃根据药效性质将药物分为三大类，称为上、中、下三品。三品之义引述如下："上药一百二十种为君，主养命，以应天，无毒，多服久服不伤人。欲轻身益气，不老延年者，本上经。中药一百二十种为臣，主养性，以应人，无毒、有毒，斟酌其宜。欲遏病补虚羸者，本中经。下药一百二十五种为佐、使，主治病，以应地，多毒，不可久服。欲除寒热邪气，破积聚，愈疾者，本下经。三品合三百六十五种，法三百六十五度，一度应一日，以成一岁。"总论"序"的部分简要论述药物的配伍原则、四气、五味、毒性、采药、制药、剂型和用药方法等。卷二至卷四为药物各论部分，按照三品分类法，将 365 种药物逐一论述，对于每种药物分别记载了其正名与别名、性、味、毒性、生境、采制、功效、主治以及药物副品的应用等。《本经》收录药物 365 种，正符合一年 365 日之数。这意在说明，以防病、补虚、治疾为主的上、中、下三品药物，是人们一年日常生活中每日不可或缺的。深刻领会《本经》三品分类的核心内涵，其要点有二：一是重视药物的功用；二是重视药物的毒性。这两点对历代中药学的分类都具有指导意义。

《本经·序录》之"录"，为《本经》全书所记载的药物目录。迄今为止，古籍中引录"《本经》（药物）目录"的最早医籍是《本草纲目·卷二》。该目录只有三品药名，未做进一步的分类。与《本经》时代相近的《周礼》一书，已有"五药"分类之法。根据汉郑玄注：五药"即草、木、虫、石、谷"（见《周礼》之"天官·疾医"）。故马继兴主编的《神农本草经辑注》，在《本经》三品药物及《周礼》五药古制的基础上，按照植物、矿物和动物各类的顺序排列各药。即：

草部

木部

谷部，包括果、菜、谷各类，以上均植物药。

石部，包括金、石各类，均矿物药。

虫部，包括人、兽、禽、虫、鱼各类，均动物药。

上述按自然属性之"五药"分类方法，对后世影响深远。在我国本草史上做出了杰出贡献的承先启后人物——南北朝时期的药物学家陶弘景所著《本草经集注》中，即采用自然属性作为一级分类，将三品作为二级分类。明代李时珍撰《本草纲目》，亦主要按中药的自然属性分类，只是将收录的《本经》《名医别录》之药物标明三品。《纲目》收载的1892种药是《本经》的5倍还多，其分类更为精细而具体（详见本书附录）。

上述可知，中药的分类始于《本经》。"张仲景乃是神农学派的传人"（见刘渡舟先生撰写的《仲景方药古今应用》之序文），故仲景书之方所用的大部分药物，皆与《本经》具有"母子血缘"关系。因此，下文探讨经方必然论及《本经》。

二、经方的形成与发展史略

方剂的起源历史悠久。我们的祖先在寻找食物的过程中发现了药物，这是用单味药治病的起源。经过长期的经验积累，逐步认识到几味药配合起来，其疗效好于单味药，故方剂应运而生。中医治病由单味药过渡到方剂，这是经验的丰富和升华，是历史性的飞跃！但是，在什么时候从以药治病过渡到以方治病，由谁创立的方剂？这很难定论。

从史料文物来看，方剂的形成至少在周代或之前。例如，在周代《礼记》提到"君有疾饮药，臣先尝之；亲有疾饮药，子先尝之。"这体现了封建传统是讲究"忠心"与"孝道"的。当然，仅从这里还不足以说明是否已经有了方剂。但从《史论·扁鹊仓公列传》的叙述中，的确已经有了方剂的记载。书中说：扁鹊的老师长桑君教给他"禁方"（即"密而不传"之方），扁鹊在治疗一个"尸厥"，即病重如死的病人时用了"八减之剂"。其具体方药，无从得知，但却充分表明，方剂在那个时候已经具备了。

在现存史料中，最早记载方剂的是 1973 年在长沙市马王堆汉墓中出土的《五十二病方》。该书内容比较粗糙，从其内容和字义分析，其早于《黄帝内经》。

在《黄帝内经》（约成书于战国、秦汉）这部典籍中，关于天、地、人的相互关系，关于人体生理功能、病因病机、针灸疗法、治病法则、方剂配伍等诸多方面的理论已经基本成熟而自成体系。也就是说，在《黄帝内经》中，方剂理论已大体完善了。但令人疑惑不解的是：全部《黄帝内经》仅仅记载了 13 个方，而且相当原始。其中用药 1 味者有 4 方，其他方也很简单，仅是中医方剂学的雏形。《黄帝内经》中医理论的成熟与方剂的原始之反差为何如此之大呢？答案可从《汉书·艺文志》求索。班固《汉书·艺文志·方技略》记载了"经方十一家"与"医经七家"，这就明确了那时对经方与医经的论述是分开的。《黄帝内经》为"医经七家"之一，属于经书类，所以载方很少，而另外有专门记载经方类的书籍，其中就有《汤液经法》（方剂学专著）。总之，远在汉代，中医学就分为两大类：即讨论中医理论为主的"医经"与讨论中医治疗为主的"经方"。

尚须进一步探讨的是：《汉书》中说的"经方"与仲景书中的经方是一种什么关系呢？这需要从中医文献中去寻找答案。

晋·皇甫谧《针灸甲乙经·序》云："汉张仲景论广《汤液》，为十数卷，用之多验。"又云："伊尹以亚圣之才，撰用《神农本草》以为《汤液》。"这就说明了仲景、伊尹、神农三者的关系："是仲景本伊尹之法，伊尹本神农之经"（林亿等《伤寒论·序》）。还可说明，《伊尹汤液》与《汉书》记载的"经方十一家"之一的《汤液经法》是一部书，久佚。但可以推断，与汉代切近的皇甫谧曾亲见《伊尹汤液》，并亲见魏晋"王叔和撰次仲景遗论"。皇甫谧综合分析后做出明确判断：张仲景撰集的《伤寒杂病论》，是在《伊尹汤液》的基础上"论广"而成。所谓"论"，乃指加以研究，使之条理化；而"广"者，是指扩大和补充之。还应当认识到，仲景书不仅"论广《伊尹汤液》"，并且研究了《汉书》中讲到的"医经"类书籍，用张仲景自己的话说：他撰集的《伤寒杂病论》是"勤求古训，博采众方……并平脉辨证"，以超人的智慧编著而成。

遗憾的是，班固所述"经方十一家"未能流传至今。但庆幸的是，《伤寒杂病论》被保存下来。时至今日，中医界所言"经方"概指仲景书之方。经方配伍严谨，遣药精当，疗效神奇，故被誉为"方书之祖"。其无与伦比的价值，垂训千古，为后世中医学的发展奠定了坚实的基础。

　　汉代之后，历代有建树的医家无不学本秦汉经典，历代有价值的方书无不源本经方。诸如：

　　隋代巢元方《诸病源候论》虽以论述诸病之病因、病机、病候为主，但也记载了方剂。《隋书·经籍志》中着重说的是张仲景之方。

　　唐代孙思邈《备急千金要方》和《千金翼方》，以及王焘《外台秘要》，收载的方子多了许多，而经方是其主体部分。

　　宋、金、元时期，战乱不断，生活不定，疾病多发，这也引发了学术争鸣。金元四大家在学术上各有建树及独到之处，但刘河间主张的寒凉（擅用清热）；张子和主张的攻邪（主用汗、吐、下法）；李东垣主张的补益（强调调补脾胃，分辨内外伤）；朱丹溪主张的滋阴（强调滋阴以降火），皆源本于经典，取法于经方而有所发挥。

　　时至明清时代，方书类著作日益增多，影响较大的，如明代的《医方考》《普济方》（6万余首），在《本草纲目》中，也有很多方与方剂理论。清代则更多，诸如王晋三的《绛雪园古方选注》、罗东逸的《名医方论》、吴谦的《删补名医方论》、汪昂的《医方集解》与《汤头歌诀》、吴仪洛的《成方切用》、张秉成的《成方便读》，在温病四大家的著作与王清任《医林改错》中，也创制了许多名方。

　　对上述方书类著作，应当理清两点：一是这些类书并非研究经方之专书；二是这些类书的作者都十分重视经方，都收录了经方。

　　尚须明确：在上述一千多年的历史长河中，还贯穿着一条路线，即专门研究仲景书的群体与专门研究经方的医家。最早的代表医家就是宋代的成无己，其著有《注解伤寒论》《伤寒明理论》（共四卷，前三卷论证，第四卷论方20首）。时至清代，张璐在其著作《张氏医通》中设专卷讨论"祖方"（即经方），每一祖方后附衍化方若干，使读者对每一首经方的加减变化一目了然。随后，徐大椿效法张氏而作《伤寒论类方》。笔者主编的《仲景方药古今应用·下部》（第2版）即专门论方，对全部《伤寒论》与《金匮要略》所用之方进行系统解读，并探讨其方与方之间相互关联的规律。笔者所做的研究工作有何价值，读之便知。

历代医家对经方的研究与发展，还有一条或明或隐的线索，即贯穿于历代研究本草学的专著之中。请看下文分解。

三、经方用药法律启示录

《本经》为中药学的源头典籍。学习中药学要想从根本上学、学得其精华，就必须从读《本经》入手。但是，"《本经》词古义深，难于窥测"（张志聪），故读懂确实不容易。那么，如何去读呢？首先要明确，《本经》是古圣先贤在漫长的临床实践中"去粗取精，去伪存真"，提炼升华，从而撰集的以单味药防病治病之经验总结。古人与今人的语言表达差别很大，故今人读古人之书倍感古奥。其破解的方法，一是加强古文修养；二是借助历代本草学家之相关著作加深理解，读懂本义，以便学以致用。

关于如何读《本经》，综合历代本草学家研究《本经》的启示，总结三点如下：

1. 将《本经》与仲景书联系起来研究 前面说过，"是仲景本伊尹之法，伊尹本神农之经"（林亿等《伤寒论·序》）。由此可以这样推理：张仲景撰集《伤寒杂病论》，其"博采众方"就有《伊尹汤液》，故仲景可谓《本经》再传之人。纵览历代研究《本经》之专著，几乎都是联系仲景书、联系经方去研读。例如：陈修园《神农本草经读·凡例》说："明药性者，始自神农，而伊尹配合而为汤液，仲景《伤寒》《金匮要略》之方，即其遗书也。开阴阳之和，泄天地之藏，所以效如桴鼓。"周岩《本草思辨录》更指出："读仲圣书而不先辨本草……非特无效，抑且贻害。"邹澍《本经疏证》一书的主线，皆以经方解释《本经》的主治，以《本经》所论分析古方的应用。总之，古代研究本草的书籍之一大特点，即都将仲景书融贯于《本经》的研究之中，以经方解释《本经》之功用主治，以《本经》药性推衍经方之用药配伍。这个门径找对了，登堂入室，潜心研究，必能破解经方用药难解之"谜"。

2. **从本草的形、色、气、味等辨识其功用**　中药的形、色、气、味等，是现在学习中医药者容易忽视却极为重要的内容，也是看懂《本经》并正确运用的切入点。徐大椿领悟《本经》用药的基本思路为："凡药之用，或取其气，或取其味，或取其色，或取其形，或取其质，或取其性情，或取其所生之时，或取其所成之地，各以其所偏胜而即资之疗疾，故能补偏救弊，调和脏腑。"(《神农本草经百种录》) 如此据"气"以测知药物阴阳属性，据味以分辨药物作用之脏腑，据色以明了药物归属何经，据形以推断药物作用之部位，以及据药物之质地、性情、生时、产地等不同而推断治病的药用机制与用药规律，为学者点亮了发蒙解惑、拨云见日的引航之灯。

下面以厚朴为例，刘潜江说："草木或四时不凋者，或得于纯阴，或得于纯阳。如厚朴则所谓纯阳者，故取木皮为用，而气味苦辛，色性赤烈也。夫味之苦者，应于花赤皮紫，是味归形也；形色紫赤者，应于气温，是形归气也。苦能下泄，然苦从乎温，则不下泄而为温散。若苦从乎寒，则直下泄，如枳实是已。"(转录《本经疏证》) 如此分析，法乎自然物化之性，本草气味形色相合之妙，便会对厚朴功用有新的领悟(详见各论之厚朴新解)。再以干地黄为例，《本草求真》说：干地黄"专

11

入肾，并入心、脾。……张璐谓其心紫入心，中黄入脾，皮黑归肾"。可知干地黄不仅善于补肾益阴精，且可补益心脾之血虚。此辨药物之色以析功用也。三以神奇的䗪虫功用为例，缪仲淳说："䗪虫生下湿土壤中，得幽暗之气，故其味咸气寒，以刀断之，中有白汁如浆，凑接即连，复能行走，故今人用之治跌扑损伤、续筋骨有奇效。……咸寒能入血软坚，故主心腹血积、癥瘕、血闭诸证。"（转录《本经疏证》）这是以虫类药之生存环境及其生命特性推断其功用特点。上述例证可知，药物之形、色、气、味等，必须加以重视。

还有，黄宫绣《本草求真》运用《黄帝内经》理论辨识药用。他说："凡药色青、味酸、气臊、性属木者，皆入足厥阴肝、足少阳胆经"；"凡药色赤、味苦、气焦、性属火者，皆入手少阴心经、手太阳小肠经"；"凡药色黄、味甘、气香、性属土者，皆入足太阴脾、足阳明胃经"；"凡药色白、味辛、气腥、性属金者，皆入手太阴肺、手阳明大肠经"；"凡药色黑、味咸、气腐、性属水者，皆入足少阴肾、足太阳膀胱经"。由此我联想到仲景书一条原文中"四个字"的解释，即《金匮要略》第一篇第1条所曰"补用酸，助用焦苦，益用甘味之药调之"之义，这句经文"补用酸"与"益用甘味"都好理解，而"助用焦苦"之本义往往被曲解。用上述《黄帝内经》理论为指导理解就好解了，即"凡药色赤、气焦的黄连之属，可入心清火也"。

学习了现代《中药学》的学子们，你们对上述中药之形、色、气、味等知识了解了吗？若缺乏了解，则应重视起来，才能进入《本经》之门。

3. **重视药物的归经及引经报使以提高疗效**　《本经》于每味药之首，必论四气五味、有毒无毒，却不谈归经。虽不明言归经，而所述功用主治，实乃蕴含着归经之理。后世医家们在临证中观察之，研究之，昭示、完善了归经理论。在这方面非常重视并做出了突出贡献的医家是易水学派的创始人张元素。他的著作《珍珠囊》十分重视药物的归经，在治方中皆加入引经药，总结出十二经常用引经药。由此以引导全方治有专主，从而提高疗效。例如，他针对泻火药的论述说："黄连泻心火；黄芩泻肺火、大肠火；白芍泻肝火；知母泻肾火；木通泻小肠火；石膏泻胃火；柴胡佐黄芩泻三焦火，佐黄连泻肝火、胆火；黄柏泻膀胱火。"所谓"黄连泻心火"，即黄连归心经，其他药类推。柴胡"佐"某药，乃指柴胡为"引经"药。尤在泾于《读书笔记》中说："兵无向导，则不达贼境；药无佐使，则不通病所。"故引经药即引导治病之药到达病所，以愈病而建功也。脾胃学家李东垣在遣方用药上深受张元素的影响，遂在张氏《珍珠囊》的基础上深入研究，加以完善，著成《珍珠囊补遗药性赋》。该书对《本经》之药物的归经理论等，很有建树。

中医药学在历史发展过程中，既不断传承，又逐步提高。医家们在临床实践中为了更好地发挥药物引经报使之功，采取了人造天功之法，即依据病位之不同而将某药采用不同的炮制方法，以达到引经报使之功。例如黄连治"心火生用；虚火醋炒用；胆火猪胆汁炒；上焦火酒炒；中焦火姜汁炒；下焦火盐水炒，或童便炒；食积火黄土炒；湿在气分吴茱萸汤炒，在血分干漆水炒；眼赤人乳炒"（《本草求真》）。如此精细的炮制法，使黄连达到了治疗周身上下内外之各种火的目的。

上述可知，中药的归经不是绝对的，经过适当的配伍及炮制，可以改变其归经方位及其功用。这就是中医药学博大精深之处。

至此，尚须探讨一个问题，即《本经》不明言归经，我们又如何理解其隐含的归经之功呢？还举黄连为例，陈修园《神农本草经读》分析说："黄连气寒，禀天冬寒之水气，入足少阴肾；味苦无毒，得地南方之火味，入手少阴心；气水而味火，一物同具，故除水火相乱而为湿热之病。"陈氏用上述黄连之气味特性，以解读《本经》关于黄连所主诸证，既治湿热在上之"热气目痛、眦伤、泪出"；又治湿热在中之"肠澼腹痛下痢"；还治湿热在下之"妇人阴中肿痛"。如此恰如其分之精细解说，启人心扉，发人深省。

最后，还要提醒学者悟透一点，药物之归经及引经报使，与某药气、味、形、色、质等特性专长密切关联，应进行综合研究。前述张元素所说的黄连等七八味药擅长清泻不同脏腑之火，其某药泻某脏某腑之火，则该药必归某经。因此，记住药物功用主治之专长，也就可以推断其归属某经。如此知其然，便知其所以然的衍义推理思想，乃善学善悟者也。

四、笔者撰著《经方用药法律》的根基

人贵有自知之明，扪心自问，笔者有撰著《经方用药法律》的根基吗？回答这个问题，需要回顾一下自己研究仲景医学的经历。

于40年前（1974—1977年），笔者梦寐以求的上了大学。3年毕业后留校从事《中药学》的工作，工作的第一年就脱产学习了一年的四部经典、医古文及日语。一年后调至河北省中医院内科工作。在内科工作的10年期间（1979—1988年），于1984年又脱产参加了河北省卫生厅举办的"中医理论提高班"，时间是一个学期，这个班实际上就是学习四部经典，期间聆听了慕名已久的刘渡舟教授讲学。上述一年半两个班的学习以及平时的背诵积累，让我在中医经典上打下了一定的理论基础。临床上学着用经方，取得了意想不到的疗效，使自己增强了学好经典、用好经方的信心。在这10年期间，我先是在病房5年，这5年为了工作需要，在西医内科等方面也下了一番工夫；后5年是独立门

诊及带教，这期间看了中药、方剂、内科及古代名著等中医方面的"杂书"。总的来说，这 10 年期间的主攻方向是学习经典，学用经方与内科临床。

由于几种因素综合叠加的结果，笔者于 1988 年调至河北中医学院《金匮要略》教研室任教。

如果说上述 10 年是学经典、用经方的阶段，那么自执教至今的近 30 年则是在教学、临床（我从医院到学院之后，始终在课余时间坚持临床门诊）中边干、边学，潜心研究的阶段。这期间，我三十年如一日，只争朝夕，夜以继日地在教学、临床之余看书学习，收集素材，结合心得，撰写论文上百篇，编撰专著十余部。这些论文、论著大多数是研究经典、经方方面的理论心得与临床应用，是学用结合、编著并举的成果。笔者研究的方向，先是《金匮要略》为主，后是《伤寒论》与《金匮要略》系统研究。其内容，先是以编为主，以著为辅，后期则以著为主了。诸如：我的第一、二本书《大黄实用研究》《金匮杂病论治全书》皆以编为主。我主编的《仲景方药古今应用》第 1 版（2000 年）编的成分多，第 2 版（2016 年）则著的成分增加了。我的《金匮要略注释》（2003 年）与《张仲景方剂学》（2005 年）乃既编又著。于 2010 年至 2014 年连续出版的 5 本书，即《伤寒杂病论研究大成》《中医经典名医心悟选粹》《经方新论》《仲景医学心悟八十论》《张锡纯活用经方论》，或以编为主，如《选粹》；或以著为主，如《新论》与《八十论》；其他两本则编与著并重。

于此加一段插叙：笔者与李士懋先生（第二批国医大师）、田淑霄先生夫妻，可以说是亦师（我接受继续教育时期的老师）亦友（与二老之年龄虽相差 14 岁，但学术上为知音朋友）。我的上述著作出版了，多赠书呈请二老赐教，二老也把新作惠赠于我。我赠予二老新作时，李老几次对我说：志杰，不要总写编著类的书，应写自己的。我回答说：写这些书首先是自我学习、自我提高的过程，其中有自己的心得、领悟，故既编又著，等我到了二老的年纪和水平，一定写以著为主的著作。

笔者这本《经方用药法律》具备了两个基础：一是40年之前10年学习经典、经方的基础；二是后30年研究经典、经方的基础。特别是《仲景方药古今应用》第1版、第2版的编著，更是奠定了本书的基础。本书是笔者独立思考、潜心研究经方用药之方法规律的结晶。这些解读，是几十年来不断学习，深入研究，日积月累，积粟成山，滴水成河，以流淌的热血，精心"酿制"的成果。这个成果及每一本书的出版，都是无数个节假日、双休日及平时一个个日日夜夜魂牵梦绕，苦思冥想的结果。确实，著书立说是苦了点，但苦中求乐，乐在其中，这是每一个自愿著作者的心境。为了中医事业的传承与发展，为了给有志于中医而特别专注"经方用药"的读者们写出喜闻乐读的精品，再苦也值得。

总之，这本书是笔者累积几十年学习与研究经典、经方以及许多名著而提炼的作品，这是心血凝成的作品，是我生命的一部分。

荀子曰："学不可以已"。孟子曰："心之官则思"。学习要思考，思而有得要动笔。勤学、深思、善记与践行，这是成就一部优秀作品的四个要素。让我以这本书为新的起点，再学习、再研究、再实践、再创作，精心凝炼优秀作品。

各 论

　　本书既然是讲经方用药法律的，自然涉及药物的分类。中药学之分类，最早于《本经》分为上、中、下三品。与《本经》时代相近的《周礼·天官·疾医》按照基原将药物分为"草、木、虫、石、谷"五类。在历史上影响最大的承前启后之巨著《本草纲目》效法先哲，亦按基原为主加以分类，由于药物增加了很多，故归类更加精细。此后，本草学家们对药物的分类法不同。现今的教科书《中药学》是按功效分类，医者已经习以为常。需要指出的是，任何一种分类法都非完美，皆有不足之处。就说功效分类法吧，这其中一个不容忽视的问题是：每一种药物往往是几种功效、多种主治，而功效分类只能取其主要的功效，或某一种功效加以归类。如此分类的弊端是容易误导读者，使之只重视某一种功效，而忽略了其他功效。本书只收录了经方之常用药50余味，这些药物按功效分类涉及解表、清热、祛痰、行气、逐水、温里、潜阳、安神、利水、止血、活血、补益、收涩、外用药等多种功效。经反复考虑，决定采取一种新颖的分类法，即按照经方用药之频率高低作为先后之序加以排列，如甘草用之频率最高，故列为首药讲解，依次类推。

经方用药法律提纲

甘草

调和诸药堪称"国老"

作为主药治疗多病

甘草有益亦有弊

桂枝

解肌散邪

温通化饮

温经通脉

通利关节

通阳补虚

通阳下气

其他

生姜

和胃止呕

解表散邪

通阳宣痹

散寒止痛

宣化痰水

大枣

甘润养营用于表证

培土固本用于里证

用大枣特殊剂量、剂型方

芍药

和营调卫治时行寒热

养血止痛治多种痛证

健脾益气治中虚升降失调证

扶正气除邪气

补体虚而止痛

茯苓

健脾利水治水饮所致诸病

健脾益气治脾虚湿盛证

通利小便治小便不利

健脾宁心治心神不安

大黄

荡涤肠胃

通利水道

下瘀血、血闭

破癥瘕积聚

调中去宿食

治邪实寒热

推陈致新，安和五脏

术

健脾益气治失摄证

健脾运湿治小便不利

健脾化饮治饮停证

健脾养胎治胎动不安

健脾祛湿治痹证

麻黄

发汗解表

止咳平喘

宣化痰饮

宣肺利水

宣湿通痹

　　发汗透黄

黄芩

　　清透少阳胆经邪热

　　清泄少阳胆腑邪热

　　治肠热下利

　　治肝热证

　　治肺热证

　　治胃热证

　　治心火证

　　治血热证

　　治瘀热证

　　治胎热证

　　为反佐药

杏仁

　　宣通肺气

　　润燥、行气及反佐

枳实

　　破结消胀治阳明腑实证

　　行气除满治腹满

　　行气消痰除饮

　　行气和血

当归

　　和血养肝

　　和血止血

　　和血散寒

　　和血治疮

　　和血补虚

石膏

清里透表

清阳明（气分）邪热

清宣肺热

清饮结化热

清热息风

亦清虚热

厚朴

解表兼通里

利气治腑实

下气消痰饮

行气通血痹

黄连

清胃热

清肠热

清心火

疗疮疡

五味子

收肺气治咳逆上气

敛肾气疗冲气上冲

栀子

清热除烦

治黄良药

阿胶

补阴气不足

止多种出血

反佐祛邪之剂

芒硝

逐六腑积聚

荡饮结留癖

破热与血结

柴胡

和解少阳而除寒热

疏理气机而调气血

芎藭（川芎）

散风邪

解肝郁

调肝脾

行瘀止血

桃仁

治少腹“瘀热”证

治血闭癥瘕病

治肠痈营血瘀结证

地黄

补肾益阴

补血通脉

并能止血

凉血安神

黄芪

益气祛邪治痹证

益气健脾疗水肿

益气建中补虚损

益气实表祛黄汗

龙骨

重镇安神治躁狂并治痰

　　涩精止遗治遗精滑泄

　　反佐升散之药治牝疟

葛根

　　主表寒证兼项背强几几

　　并治表证兼下利者

　　亦治风热表证

葶苈（子）

　　泻肺逐痰治痰热壅盛证

　　泻肺逐水治水气病

　　消肿治小儿疳虫蚀齿

麦门冬

　　甘寒养阴治燥热证

　　扶助正气治虚损证

甘遂

　　治水热互结之结胸重证

　　逐水治悬饮

　　逐水治留饮

黄柏

　　清湿热以退黄

　　清湿热而治利

　　清虚热可安蛔

栝蒌实

　　开胸涤痰治胸痹病

　　涤痰消痞治结胸病

薤白

　　通阳散结治胸痹病

　　疏通气滞治泄利下重

橘皮

理气和胃治呕哕

理气开胸治胸痹

葱白

通阳气

通气血

䗪虫

和血通络治干血劳

和血通经治妇人瘀血

助软坚药治癥瘕疟母

薯蓣（山药）

补脾益肾治虚劳病

补肺生津治"苦渴"

吴茱萸

温中下气止痛治肝胃虚寒证

温血散寒治血气虚寒证

水蛭

泄瘀热治蓄血及妇人经水不利

攻瘀血而性缓善入治干血劳

艾叶

麻子仁

润肠燥治脾约

滋心阴"复血脉"

鳖甲

消癥益阴治疟母

凉血益阴治阴阳毒

蛇床子

酸枣仁

山茱萸

　补肝之圣药

　扶正之良品

　是否去核与性味论

蜂蜜

　润肠治便秘

　甘缓而止痛

　缓峻药之性

　解峻药之毒

　甘润养脾阴

　黏合诸药为丸，以"除众病，和百药"

酒

　辛热助阳散邪

　辛热走窜通痹

　其他

人尿

羊肉

粥

经方用药法律纲目

甘草《本经·上品》

　　甘草，性味甘平（气香而特异，味甜而特殊），为中药中至甘之品。《本经疏证》说："甘草春苗夏叶，秋花冬实，得四气之全。其色之黄，味之甘，迥出他黄与甘之上，以是协土德，和众气，能无处不到，无邪不祛……"此《本经》所曰甘草"主五脏六腑寒热邪气"，《名医别录》曰："解百药毒"也。《本草正》说甘草"味至甘，得中和之性，有调补之功，故毒药得之解其毒，刚药得之和其性，表药得之助其外，下药得之缓其速。……随气药入气，随血药入血，无往不可，故称国老"。

尚须明确的是，经方用甘草，有生用、炙用之分。《药品化义》说："甘草生用，凉而泻火，主散表邪，消痈肿，利咽痛，解百药毒，除胃积热，去尿管痛，此甘凉除热之力也；炙用温而补中，主脾虚滑泻，胃虚口渴，寒热咳嗽，气短困倦，劳役虚损，此甘温助脾之功也。但味厚而太甜，补药中不宜多用，恐恋膈不思食也。"

经方使用甘草的方剂达124首。甘草是临床医生十分常用的药物，开完处方，医生往往信手添上一味甘草。至于甘草在方中起什么作用，为什么要加，有些人却难以确切地回答出来，学习一下仲景运用甘草的经验，对我们将大有裨益。

甘草不仅具备"国老"之能调和诸药，并且用之为主药可治多病。经方如何取甘草调剂、治病之功用？如何对生甘草与炙甘草区别应用？哪些病证禁用、慎用甘草呢？分述如下：

1. 调和诸药堪称"国老"　　国老德高望重，能调和百官之悖，使政通人和；甘草得中和之性，能调和诸药之偏，使合乎病情。甘草如此之功能，《本经疏证》简要概述说："《伤寒论》《金匮要略》两书中，凡为方二百五十，用甘草者一百二十方（按：编者统计为124方）。非甘草之主病多，乃诸方必合甘草，始能曲当病情也。凡药之散者，外而不内（如麻黄、桂枝、青龙、柴胡、葛根等汤）；攻者，下而不上（如调胃承气、桃核承气、大黄甘草等汤）；温者，燥而不濡（四逆、吴茱萸等汤）；清者，洌而不和（白虎、竹叶石膏等汤）；杂者，众而不群（诸泻心汤、乌梅丸等）；毒者，暴而无制（乌头汤、大黄䗪虫丸等）。若无甘草调剂其间，遂其往而不返……讵诚决胜之道耶！"笔者将邹澍之论衍义如下：

（1）散剂，外而不内者合甘草：此类方剂较多，经方大略有四类：首先是治疗太阳病中风表虚证的桂枝汤类。桂枝汤是其主方或基础方，方用甘草与桂枝、生姜相配，辛甘发散为阳，以助益阳气；甘草与芍药、大枣相合，酸甘化阴，以补益阴血。因此，甘草在桂枝汤方内不仅能调和诸药，更重要的是能安内攘外。诸如治疗中风表虚兼项背强的桂枝加葛根汤；治疗兼喘的桂枝加厚朴杏子汤；治疗兼漏汗的桂枝加附子汤；治疗兼寒疝腹痛的乌头桂枝汤；治疗兼营血虚损，身体疼痛的桂枝加芍药生姜各一两人参三两新加汤与治疗柔痉的栝蒌桂枝汤；治疗太阳病误下兼见胸满、脉促的桂枝去芍药汤与兼见胸满、脉微、恶寒的桂枝去芍药加附子汤；治疗太阳病表邪轻证的桂枝麻黄各半汤、桂枝二麻黄一汤、桂枝二越婢一汤，以及治疗黄汗证与黄疸病"当以汗解之"（十五·16）的桂枝加黄芪汤 12 方，都是以桂枝汤为基础，因此这些方使用甘草的目的均与桂枝汤相似。

第二是治疗太阳病伤寒表实证的麻黄汤类。麻黄汤是其主方或基础方，方中麻黄与桂枝、杏仁相配，宣肺发汗之力甚强，加配甘草甘缓之性，防止发汗太过伤及正气，使之成为有制之师。其他如治疗"湿家身烦痛"，即寒湿在表的麻黄加术汤；治疗风湿在表而化热的麻黄杏仁薏苡甘草汤；治疗风寒在表，发汗后邪热迫肺的麻黄杏仁甘草石膏汤，以及治疗太阳病兼少阴阳虚证的麻黄附子甘草汤等 4 方，皆与麻黄汤使用甘草相似。

第三是治疗太阳病伤寒表实证并邪客太阳经的葛根汤，以及治疗太阳与阳明合病的葛根加半夏汤。葛根汤为桂枝汤合麻黄汤去杏仁加葛根而成。

第四是青龙汤类。这一类方剂包括：治疗外感风寒，内有郁热的大青龙汤；治疗外感风寒，肺有伏饮的小青龙汤与饮郁化热的小青龙加石膏汤；治疗水气病风水、皮水"当发其汗"（十四·1）的越婢汤、越婢加术汤、甘草麻黄汤；治疗肺胀咳嗽上气的越婢加半夏汤；治疗口渴证"兼主微风、脉紧、头痛"（十七·19）的文蛤汤 8 方，皆取甘草调和之功用。

（2）攻剂，下而不上者合甘草：在攻下剂中不需要猛攻急下者，必得甘草以缓之，如调胃承气汤在于泻燥热、和胃气，故大黄、芒硝合用炙甘草；桃核承气汤在于攻下瘀热，则以调胃承气汤加桃仁、桂枝；大黄甘草汤在于治疗胃肠实热上冲所致的"食已即吐者"（十七·17），故以大黄为君通腑泻热，少佐甘草缓留在胃，不至于直下而药过病所也。

（3）温剂，燥而不濡者合甘草：以燥热药为主组成，具有温阳散寒、回阳救逆的四逆汤、四逆加人参汤、茯苓四逆汤、通脉四逆汤、通脉四逆加猪胆汁汤等四逆汤类方，皆合用甘草甘缓之性，既缓和姜附之燥烈，又解附子之毒。当然，并非凡是以干姜、附子为主的方剂都用甘草，如干姜附子汤与白通汤，即不用甘草，这又另当别论。《本经疏证》还列举了吴茱萸汤，该方由吴茱萸、人参、生姜、大枣组成，未用甘草，可能邹氏记述有误。

（4）清剂，冽而不和者合甘草：清热剂必以寒凉药为主，主方是白虎汤。何言白虎？方有执解析说："白虎者，西方之金神，司秋之阴兽，虎啸谷风冷，凉生酷暑消。"可知白虎之义，无非赞誉该方清热之神效。白虎汤主药生石膏重用一斤（并用知母六两为臣），其辛寒清透邪热之功才显著，为了佐制其寒凉伤胃之弊，故以甘草与粳米甘味缓中，保护胃气。其他如治疗热盛伤阴的白虎加人参汤，治疗温疟的白虎加桂枝汤，皆白虎汤随证治之加味之方。还有竹叶石膏汤，为白虎汤去知母，加竹叶、麦冬、人参、半夏而成，为《伤寒论》最后一方，主治伤寒解后，余热未除而气阴两伤者，亦为白虎汤之变方也。

（5）杂剂，众而不群者合甘草：杂剂，是将表与里、寒与热、消与补、燥与润等不同气味之多种多样的药物混合为一方，

29

如此杂合之剂，往往是针对复杂之病而设，配合得当，有相反相成之妙。这类方剂，根据需要，应以"甘草调剂其间"，代表方剂有三类：

一是柴胡剂，首先是治疗少阳病的主方小柴胡汤，该方以柴胡、黄芩清透少阳之邪，半夏、生姜和胃止呕，甘草既配合人参、大枣补中益气，又调和诸药。其他如治疗表证未解、邪犯少阳的柴胡桂枝汤；治疗少阳病兼阳明燥结的（小）柴胡加芒硝汤；治疗太阳病误治而邪陷少阳的柴胡桂枝干姜汤三方，皆取甘草调和诸药。

二是汤心类，如半夏泻心汤、生姜泻心汤、甘草泻心汤三泻心，而黄连汤、旋覆代赭汤、厚朴生姜半夏甘草人参汤等亦属此例。

三是乌梅丸，该方虽然是一首辛甘酸苦、寒热补泻等杂而不群之典型方剂，但方中却没有用甘草，有待研究。但邹氏论述乌梅丸属于"杂病"而有甘草，不知是否另有所本。

（6）毒剂，暴而无制者合甘草：常言道"是药三分毒"。中医"毒药攻邪"的含义有二：一者，药性峻烈，对人体有害之药；二者，中药四气五味之偏，亦称之为毒。经方毒剂合用甘草者可列举两方：首先是治疗寒湿历节病的乌头汤，方之主药乌头大辛大热有大毒，既需以蜜煎之而解毒，又需配伍甘草以制之，则方成祛邪而无中毒之忧也。仲景方乌、附之剂，多配合甘草，皆是为了解其毒并缓和其燥烈之性。再者是主治五劳七伤，因虚致瘀证候的大黄䗪虫丸，方中主药大黄、䗪虫等虫类药，皆药性峻猛而有一定的毒性，故配伍甘草，亦"一药二用"也。

以上散剂、攻剂、温剂、清剂、杂剂、毒剂六类方剂，基本上概括了经方中用甘草起"国老"作用之诸方，但尚未全部论及，读者师其大义，举一反三，触类旁通可也。但必须明确，经方用甘草，并非局限于"国老"之任，有不少方剂以甘草担当治病之主药，解析如下：

2. 作为主药治疗多病　经方以甘草为主药治咽痛、痈脓、心病、产后病、肺痿病、脚挛急及金疮等，分别论之。

（1）解毒利咽治咽痛：甘草不仅如《名医别录》所云"解百药毒"，并且如《本经》所云，本来就有"解毒"功用。以甘草生用性气偏凉，能清热毒，治咽痛。经方即用一味甘草治咽痛，方名甘草汤。《伤寒论》曰："少阴病二三日，咽痛者，可与甘草汤；不差者，与桔梗汤。"（311）一味甘草汤，或甘草与桔梗相配的桔梗汤，为后世治疗咽喉肿痛诸方剂的鼻祖。

（2）解毒排脓治痈脓：以上所述的桔梗汤不但治咽痛，而且疗肺痈。《金匮要略》曰："咳而胸满，振寒脉数，咽干不渴，时出浊唾腥臭，久久吐脓如米粥者，为肺痈，桔梗汤主之。"（七·12）如此肺痈成脓之重病，以桔梗汤（桔梗一两，甘草二两）治之，可知甘草与桔梗并用具有排脓解毒功用。如此功用还有一方为证，即《金匮要略》第十八篇记载的排脓汤，由甘草、桔梗、生姜、大枣四味组成。

（3）至甘补益治心病　《本草正》说："甘草味至甘，得中和之性，有调补之功。"甘味归脾补中后文再论，在此解析甘草补益养心治心病之功。这样的方子至少有三个：①甘麦大枣汤。《金匮要略》曰："妇人脏躁，喜悲伤欲哭，象如神灵所作，数欠伸，甘麦大枣汤主之……亦补脾气。"（二十二·6）该方三味皆味甘性平，既补心气，又补脾气，润燥缓急以缓解神情异常证候，而甘草为方中主药也。②桂枝甘草汤。《伤寒论》曰："发汗过多，其人叉手自冒心，心下悸，欲得按者，桂枝甘草汤主之。"（64）该方桂枝与甘草二味，辛甘合化，阳气乃生，以救护过汗损伤之心阳。此外，桂枝甘草龙骨牡蛎汤（主治"火逆下之，因烧针烦躁者"），亦以桂枝甘草汤为母方，再加龙牡潜镇心神、收敛心气。③炙甘草汤。《伤寒论》曰："伤寒，脉结代，心动悸，炙甘草汤主之。"（177）该方用通阳复脉、滋阴补血之九味药组成，以炙甘草为方名，必有其特殊功用。首先，甘草具有补脾养心之功。而《名医别录》曰"甘草……通经脉，利血气"，这如何理解呢？是以补为通？还是甘草本来就有通利血气作用呢？有待研究。《伤寒类要》用一味甘草治"伤寒心悸，脉结代者"，可见其治心病有专功，这种专功也被现代研究所证实。

（4）补益脾气治产后中虚：《金匮要略》曰："妇人乳，中虚，烦乱呕逆，安中益气，竹皮大丸主之。"（二十一·10）这是讲产后中气虚，虚热扰胃的证治。竹皮大丸的方药组成有一个特点，即重用甘草七分及用大枣肉（为丸），只用桂枝一分，重甘微辛，辛甘化气以"益气"；并以小剂量的竹茹、石膏、白薇一二分，甘寒清虚热以"安中"。此方是对《名医别录》所云"甘草……主温中下气，烦满短气"之功的恰当应用。

（5）补益肺气治肺痿：《伤寒论》有一个小方，即由炙甘草四两与干姜二两组成的甘草干姜汤"以复其阳"（29）。甘草干姜汤在《金匮要略》中重复应用，主治证候为"肺痿吐涎沫而不咳者，其人不渴，必遗尿，小便数，所以然者，以上虚不能制下故也。此为肺中冷，必眩，多涎唾，甘草干姜汤以温之。"（七·5）这是论述肺痿属于虚寒的证治。该方以炙甘草四两，炮干姜二两，二味合用温肺复气，可知炙甘草有补益肺气之功。《名医别录》曰甘草主"伤脏咳嗽"，可理解为肺脏损伤咳嗽等证候是甘草之主治范围。此外，《金匮要略·痰饮咳嗽病》篇第35条"咳逆倚息不得卧，小青龙汤主之"之后的五条，详述虚体服小青龙汤以后的变化，随机应变，出其治法，所用5方皆有甘草。这更佐证甘草为益肺之药。

（6）甘以缓之治脚挛急：《伤寒论》曰："脚挛急……芍药甘草汤与之，其脚即伸……"（29）芍药甘草汤由芍药、炙甘草各四两组成，为酸甘化阴，和血养筋，缓急止痛之小方。方虽小，用之得当，治下肢腓肠肌痉挛而痛，立见功效。后世医家发挥应用之，以治疗血不养筋所致的周身内外诸多痉挛或（和）痛证，详见拙著《伤寒杂病论研究大成》。

（7）长肌肉而治金疮：《金匮要略》曰："病金疮，王不留行散主之。"（十八·6）该方用药九味，其主药王不留行等前三味各十分，后五味各二三分，独重用甘草十八分。如何理解治金刃所伤的方子重用甘草呢？这只能从经方用药之源本找答案，《本经》曰甘草能"坚筋骨，长肌肉，倍力"，并治"金疮"。甘草如此主治功用已被人们忽视了！应重视起来，使经方发挥效力。

3. 甘草有益亦有弊　前已论述，甘草调和诸药堪称"国老"，且用之得当，可作为主药治疗多病，此其有益于调剂与治病也。但甘草用之不当，亦有弊端，列举如下：

（1）*以方为例*：大承气汤不用甘草者，用之不利于急下也；十枣汤不用甘草者，用之不利于逐水也；黄芪桂枝五物汤不用甘草者，用之补中，不利于补外也。

（2）*以证为例*：中满者忌甘草，呕家忌甘草，酒家忌甘草，为何？以三者皆湿热蕴结于中，若以至甘的甘草治之，其至甘味厚之壅补，必恋湿助热而增病也。

（3）*以病为例*：经方治疗痰饮病、水气病的不少方剂虽然配伍甘草，但只是用之为辅助药，不可用为主药。这是因为，甘草大量、长期应用，必有恋湿增肿之弊。用现代药理解释，大剂量甘草可造成水钠潴留而"恋湿增肿"也。

总之，正如徐灵胎所说："甘草、人参误用致害，皆毒药之类也。"（《医学源流论·用药如用兵论》）因此，善用经方的良医，在于熟知方中每味药之利弊宜忌，明确辨证，用之得当，才能立于不败之地。

最后总结说明，甘草之用，《本经》《名医别录》不分生用、炙用（《名医别录》曰"二月、八月除日采根，暴干"），经方始分别用之。《说文解字》曰："炙，炮肉也。从肉在火上，凡炙之属皆从炙。"即炙之本义为烤肉。故甘草炙之，应理解为不加辅料烤之，可引申为炒之。据考证：蜜炙甘草见于唐代孙思邈《千金翼方》以及宋代《太平方》。一般而言，需要清热解毒、利咽、排脓及治金疮，皆应生用；取其补益之功、调和诸药时，则宜用蜜炙甘草。

桂枝 《本经·上品》

桂枝，辛甘而温（气特异清香，味甜微辛），善于解肌散邪，并有温通化饮、温经通脉、通利关节、通阳补虚、通阳下气等多种功效。其功效在邹澍《本经疏证》总结得最为简洁而完善，他说："凡药须究其体用，桂枝色赤条理纵横，宛如经脉系络，色赤属心，纵横通脉络，故能利关节，温经通脉，此其体也。《素问·阴阳应象大论》曰：'味厚则泄，气厚则发热。'辛以散结，甘可补虚，故能调和腠理，下气散逆，止痛除烦，此其用也。盖其用之之道有六：曰和营，曰通阳，曰利水，曰下气，曰行瘀，曰补中。"麻黄与桂枝之别，《本草纲目》说："麻黄遍彻皮毛，故专于发汗而寒邪散，肺主皮毛，辛走肺也。桂枝透达营卫，故能解肌而风邪去，脾主营，肺主卫，甘走脾，辛走肺也。"

经方中直接用桂枝组方者达75方，方后加减者还有4方，共计79方，为我们临床应用积累了丰富的经验。据上述邹氏总结之要点，联系《本经》《名医别录》之论述，研究经方运用桂枝之规律，可概括六大功用，具体分析如下：

1. 解肌散邪　《名医别录》云桂枝能"出汗"，《伤寒论》曰"桂枝（汤）本为解肌"（16），可见桂枝辛甘温发散之性，能调和腠理，治疗邪气在肌表之证。

（1）治疗太阳中风表虚证：太阳中风表虚证因为已经出汗，故不宜强行发汗，应振奋胃气祛邪外出，从内达外，"微似有汗"者益佳，这就是桂枝汤的制方原理。方用桂枝辛温，解肌祛风；芍药酸寒，敛阴和营；生姜之辛，助桂枝解表；大枣之甘，助芍药和里；炙甘草味至甘补中，调和诸药。服药后必须喝粥、温覆，以充胃气、助药力而利于发汗也。仲景书针对太阳中风表虚证有一系列加减之方，例如：若表虚兼喘者，用桂枝加厚朴杏子汤；若表虚而兼项背强者，用桂枝加葛根汤；若表虚兼寒疝腹痛者，用乌头桂枝汤；若表虚兼阳虚漏汗者，用桂枝加附子汤；若表虚兼气营不足身痛者，用桂枝加芍药生姜各一两人参三两新加汤；若少阳与太阳合病者，用柴胡桂枝汤。另外，若表虚兼胸满脉促时，说明胸阳不振，芍药阴柔，非胸阳不振所宜，即桂枝去芍药汤，具有解肌祛风，消阴通阳之功。若胸满又见脉微恶寒，说明胸阳受损，可用上方加附子，兼以温经复阳，这便是桂枝去芍药加附子汤，具有解肌祛风兼以温经复阳之功。

（2）治疗太阳伤寒表实证：桂枝辛温通阳，能促进血行，但其发汗之力并不强大，遇有表实无汗之证时需与麻黄相互配合，相得益彰，可发表实之汗，这就是治伤寒主方——麻黄汤。以桂枝与麻黄配合为主治表实证为主的方剂还有：治疗表实兼内热烦躁之大青龙汤；治疗兼内饮咳喘之小青龙汤及小青龙加石膏汤；治疗表实兼项背强及太阳与阳明合病下利之葛根汤与兼呕吐之葛根加半夏汤；治疗风湿在表，表实无汗之麻黄加术汤等。上述七方，皆用桂枝协助麻黄发汗。

（3）治疗太阳病表郁轻证：表邪日久，邪气虽衰，但始终未得一汗或汗出不彻，邪气终不得去。此时不发汗则邪不得去，过汗又易伤正，两难之际，仲景用小剂量之桂枝既配麻黄，又伍芍药，方如桂枝麻黄各半汤，小发其汗。还有桂枝二麻黄一汤以及治疗兼有轻微内热的桂枝二越婢一汤，这些方剂都含有桂枝与麻黄相配之发散，又有桂枝与芍药相配之敛阴。三方分量极轻，是邪微无汗之良方。

上述之外，还有四类病证治方用桂枝：①治疗太阳痉病。用桂枝治疗太阳痉病的方剂有2个：一是治疗太阳表虚兼内热津伤之柔痉，方用桂枝汤加栝蒌根，解肌清热，敛阴生津。二是前面论及的葛根汤，亦治疗表实证之刚痉。②治疗黄疸病与黄汗病。两病均与脾湿有关。若黄疸病表虚证，黄汗病营卫失和证，仲景均使用桂枝加黄芪汤治疗，方取桂枝汤解肌调和营卫，与黄芪相配，走表逐湿之力更强，令湿从表去则黄汗、黄疸自愈。还有一个方证，因湿已有化热之势，故单用桂枝与芍药调和营卫，加黄芪走表逐湿，苦酒配合芍药泄营中之郁热，方名黄芪芍药桂枝苦酒汤。可见桂枝不仅能逐风寒之邪，配黄芪还能逐在表之湿邪。③治疗风热表证。风热之邪闭表，兼有阳气虚衰，正气欲脱者，仲景用竹叶汤扶正祛邪。该方主治"产后中风，发热，而正赤，喘而头病"（二十一·9）证候。尤在泾说："竹叶汤用竹叶、葛根、桂枝、防风、桔梗解外之风热，人参、附子固里之脱，甘草、生姜、大枣以调阴阳而使其平，乃表里兼济法。"再就是小柴胡汤方后曰："外有微热者，去人参，加桂枝三两，温覆微汗愈。"取桂枝与柴胡合用疏散外邪。④治疗其他病兼有外邪证。共有7首：一是桂枝人参汤，适用于脾虚下利兼有风寒表证者；二是厚朴七物汤，适用于素病腹满兼外邪者。还有，治"温疟……骨节疼烦"之白虎桂枝汤；"治大风四肢烦重，心中恶寒不足"之侯氏黑散；"治病如狂状，妄行，独语不休，无寒热，其脉浮"之防己地黄汤；治"虚劳诸不足，风气百疾"之薯蓣丸。五种方证，皆杂病兼风证，其病因病机复杂，制方用桂枝皆有深意存焉。

2. 温通化饮　《金匮要略》曰："病痰饮者，当以温药和之。"（十五·15）桂枝温通，振奋阳气，痰饮自然因之而化，故仲景治疗痰饮病的方中，多用及桂枝。

（1）治疗上焦痰饮证：胸膈部停有痰饮，主要表现为咳喘，用桂枝组方，治疗这类疾病的方剂有 3 首：其中小青龙汤与小青龙加石膏汤两方用桂枝除了协助麻黄发汗解表外，还可以协助干姜、细辛、半夏温阳化饮。用麻黄也不是单纯为表寒之证而设，同时可以宣肺利水定喘。临证以这两个方剂治疗痰饮咳喘不一定兼有表证。还有一方是泽漆汤，该方用于水饮重而致咳喘等症，其使用桂枝的目的，则是借其通阳散饮之力。

（2）治疗中焦停饮证：中焦停饮主要表现为心下痞坚，或上凌于肺而引起咳喘，或中阻于胃而见呕吐等，由于饮邪随气机升降而变化多端，故临床证候错综复杂。治疗中焦停饮的方剂归纳起来有 7 首：①木防己汤：适用于上为胸满喘息而心下痞坚，脉沉等。该方用桂枝配防己辛开苦降，化饮除痞，由于饮停阻遏阳气运行而化热，故加石膏以清之；久病正虚，故以人参补之。该方是一首散饮清热益气之剂。②木防己去石膏加茯苓芒硝汤：此为上方之加减方。因其证候凝结成实，痞坚难化，故加芒硝之咸以软坚破结（《名医别录》曰芒硝"利大小便……推陈致新"），加茯苓健脾利水。③茯苓甘草汤：适用于中焦停水，阳气被遏，表现为"厥而心下悸"（356）。方由桂枝配生姜、茯苓、甘草组成，桂枝配生姜温胃散饮，桂枝与茯苓相配又可通阳化饮，四药共奏温中化饮，通阳利水之功。饮化阳通，则厥除悸止。④苓桂术甘汤：适用于中焦脾虚停饮证候。方用桂枝配白术、茯苓、甘草补土制水。⑤茯苓泽泻汤：该方由苓桂术甘汤加生姜与泽泻而成。主治"胃反，吐而渴欲饮水者"（十七·18）。其成因：中焦停饮，影响于胃，胃气不降则胃反呕吐；影响及脾，脾虚不运，水津不能上奉则渴欲饮水等。⑥桂枝去芍药加麻辛附子汤：适用于阳虚寒凝较甚之中焦停饮证，表现为"心下坚，大如盘，边如旋杯，水饮所作"（十四·31）。该方取桂枝配合麻黄、细辛、附子、生姜助阳散寒，使寒凝之水饮得散。⑦柴胡桂枝干姜汤：主治少阳枢机不利，水饮内停证。该方用桂枝与干姜相配，温化水饮；柴胡、黄芩相合清解少阳之枢机；牡蛎、栝蒌根软坚泄热而养阴，共奏和解化饮，宣透郁阳之功。

以上 7 方，皆以桂枝治疗中焦停饮证，属于热饮者，可与防己、石膏相配；属于寒饮者，可与麻黄、细辛、附子为伍；饮凝成实者，加用芒硝软坚"利大小便"；欲散胃中之饮者，多与生姜或干姜相协；欲健脾者，宜合白术；欲通阳利水者，可合茯苓与泽泻；若属枢机不利者，须与柴胡、黄芩配合。

（3）治疗下焦停饮证：下焦停饮，主要表现为气化不行而小便不利之证。经方中用桂枝通利小便的方剂有如下 2 首：①茯苓桂枝甘草大枣汤：适用于心阳不振，不能镇摄下焦寒水，水气与阳气相搏，而见脐下悸，欲作奔豚等。该方用桂枝与茯苓、甘草、大枣四味相配，通阳培土制水。②五苓散：适用于太阳蓄水证，该方用桂枝与茯苓、猪苓、泽泻、白术配合，健脾通阳利水。

（4）治疗皮水证：仲景用桂枝治疗皮水证的方剂只有 1 首，即防己茯苓汤，主治"皮水为病，四肢肿，水气在皮肤中，四肢聂聂动者"（十四·24）。该方由桂枝、防己、茯苓、黄芪、甘草组成。尤在泾对方药之配伍解释的十分贴切，他说："防己、茯苓善驱水气，桂枝得茯苓则不发表而反行水，且合黄芪、甘草助表中之气，以行防己、茯苓之力也。"说明使用桂枝的目的在于配合茯苓通阳利水。

3. **温经通脉**　桂枝温经通脉，促进血行，故仲景亦将桂枝用于瘀血证，这是仲景对《本经》的充实与发展。如此功用的方剂有 5 首：①桃核承气汤：用于治疗太阳蓄血轻证，方用桂枝配桃仁、大黄、芒硝、甘草，取桂枝温通经脉以行瘀，增强桃仁、大黄等攻逐瘀热之功。②土瓜根散：适用于血瘀而致的"经水不利，少腹满痛，经一月再见者"（二十二·10）。该方用桂枝与土瓜根、芍药、䗪虫、酒相配，借桂枝温通经脉之功，以增土瓜根、䗪虫等活血化瘀之力。③桂枝茯苓丸：该方用桂枝与桃仁、丹皮、芍药、茯苓相配，炼蜜为丸，祛瘀而不伤正（胎），是治疗妇人癥病的一个传统有效的方剂。④温经汤：主治冲任虚寒兼瘀血之证。该方用药较多，其使用桂枝的目的有二：一是借其通经之功，协助方中川芎、丹皮活血化瘀；二是借其温散之用，增强方中吴茱萸、生姜温经散寒。⑤鳖甲煎丸：主治癥瘕疟母。该方用药 23 味之多，不做详细剖析。其使用桂枝的目的亦有二：一方面协助鳖甲、赤硝、桃仁、丹皮等化瘀散结；一方面又与柴胡配合祛其寒热邪气。

上述之外，还有 3 方：一是主治"手足厥寒，脉细欲绝"（351）的当归四逆汤；二是主治"若其人内有久寒者"（352）的当归四逆加吴茱萸生姜汤；三是主治"血痹……身体不仁"的黄芪桂枝五物汤。这三个方证均非瘀血证，但都是血气虚弱而为病，故方中皆用桂枝温经通脉，并有和营补虚之义。

通过对上述 8 首方剂分析可知，桂枝温经通脉之功，经适当配伍，既可用于实证、热证之蓄血，又可用于虚证、寒证之瘀血。由于桂枝性温，更适合用于虚寒性血瘀证。

4. **通利关节**　仲景根据《本经》所谓桂枝有"利关节"的功效，大加发挥，用以治疗多种痹证。用桂枝治疗风湿痹证的方剂，除上述麻黄加术汤外，还有治风湿病 2 方与治历节病 1 方。①桂枝附子汤：适用于风湿痹于体表而兼阳虚之证。方用桂枝配附子、生姜、甘草、大枣等，共奏温经助阳、祛风化湿之功。方中重用桂枝，重在祛除肌表之风（后文接着讲了风去湿减，改为"去桂加白术汤"）。②甘草附子汤：适用于风湿痹于关节，病情较桂枝附子汤证严重者，不仅在表之阳虚，而且里阳亦虚。所以，外见汗出，恶风，或身微肿，内见小便不利，短气。故方以桂枝配白术兼走表里，搜内外之风湿，配附子、甘草助表里之阳气。徐忠可说："前条（指桂枝附子汤证）风湿尚在外，在外者，利其速去；此条风湿半入里，入里妙在缓攻。"本方以甘草名之，为缓治之意也。③桂枝芍药知母汤：为针对历节病日久正虚邪痹者而设。

5. 通阳补虚　桂枝辛温通阳，甘可补虚，主治心阳不振、脾气虚馁及肾阳不足的证候。

（1）治疗心阳不振证：这样的方剂有4首：①桂枝甘草汤：主治"发汗过多，其人叉手自冒心，心下悸，欲得按者"（64），为误汗伤阳证。桂枝配甘草辛甘化阳，补助心阳而止心悸。本方采用一次顿服法，意在急复心阳，为温补心阳的基础祖方。②桂枝甘草龙骨牡蛎汤：主治"火逆下之，因烧针烦躁者"（118），即火逆复用下法所致的心阳虚，心神浮越之证。方用桂枝甘草汤补助心阳，加龙骨、牡蛎重镇潜阳而定其烦躁。③桂枝去芍药加蜀漆牡蛎龙骨救逆汤：适用于误用火劫所致心阳虚并痰浊扰心之"惊狂，卧起不安"（112）等。该方亦用桂枝甘草汤补助心阳，龙骨、牡蛎镇心安神，并用蜀漆除痰，因蜀漆伤胃，故以生姜、大枣安中，共奏助阳涤痰，镇心安神之功。④炙甘草汤：适用于"伤寒"之后心之气阴两虚所致"脉结代，心动悸"（177）等。该方是一首养血滋阴，益气通脉的方剂，本方使用桂枝的目的，在于配合炙甘草、人参、大枣等益气通阳行血，着重补助心之阳气；并用地黄、阿胶、麦冬、麻仁滋阴养血，意在补益心之阴血，全方共奏气阴并补之功。此外，四逆散方后曰："悸者，加桂枝五分", 亦取温通心阳之意; 理中丸方后曰: "若脐上筑者, 肾气动也, 去术加桂四两", 是取其强心以镇肾水。

(2) 治疗脾虚木困证: 邹澍论桂枝有一段令人省悟的话, 他说: "……'至补中'一节, 尤属义精妙而功广博, 盖凡中气之虚, 有自馁而成者, 有为他脏克制而成者。自馁者, 参、术、芪、草所主, 非桂枝可施; 惟土为木困, 因气弱而血滞, 因血滞而气愈弱者, 必通血而气始调, 气既调而渐能旺。此其所由, 又非直一补气可概也。" 如上所述的方证如下: ①小建中汤: 适用于脾虚营弱证, 在重用芍药与甘草、大枣、胶饴相合酸甘化阴, 以补益营阴的基础上, 又用桂枝配生姜、甘草辛甘化阳, 以补助阳气, 共奏调补阴阳气血而健中。②黄芪建中汤: 适用于"虚劳里急, 诸不足" (六·14), 该方证是由脾虚营弱证发展而来, 即营损及气, 脾气虚较甚者, 故在小建中汤基础上加黄芪益气补虚。③天雄散: 适用于脾肾阳虚的阳痿遗精证, 方用桂枝配天雄、白术温补脾肾之阳, 龙骨潜镇固摄, 共奏温肾暖脾涩精之功。

上述 3 方之外, 还有 4 方: ①桂枝加芍药汤: 适用于脾虚气滞络瘀之腹满时痛证。该方用桂枝配生姜、甘草、大枣补脾通阳, 重用芍药除血痹、和络止痛, 共成通阳和络之功。②桂枝加大黄汤: 该方即上方加大黄而成, 适用于脾虚气滞络瘀而兼大肠腐秽积滞者, 全方具有通阳泻实之功。③黄连汤: 适用于胃热脾寒之证。该方以桂枝与干姜、人参、甘草、大枣相配, 温脾止痛。④竹皮大丸: 适用于"妇人乳, 中虚, 烦乱呕逆" (二十一·10) 者, 即产后虚热内扰, 心中烦乱, 中虚呕逆等。该方用甘草七分与桂枝一分相合, 重甘微辛以补中益气, 另用石膏、竹茹、白薇清虚热以安中, 共奏"安中益气"之功。

(3) 治疗肾虚不足证: 《金匮要略》曰: "虚劳腰痛, 少腹拘急, 小便不利者, 八味肾气丸主之。" (六·15) 该方所治为肾之精亏气弱证。肾主藏精，凡肾之虚，首先肾之阴精亏损，阴损及阳，则肾阳亦虚，因而成为肾之阴阳两虚证。肾气丸重用干地黄直接补肾阴之虚，并用山茱萸、山药间接补肾，方中用小剂量桂枝、炮附子取"少火生气"之义，以助肾阳。肾主水，若肾虚而水湿内停，故方中用茯苓、泽泻淡渗利水。方中丹皮则清泄肾虚阳浮之虚浮之火也。

6. 通阳下气　桂枝本为升散之品，但亦可降冲，可知桂枝具有双向调节作用。仲景学宗《本经》言其治"上气"之功，以桂枝疗冲逆证。这样的方剂除前面已述之苓桂术甘汤适用于中焦停饮，气上冲胸证之外，还有如下4首方及一首加味方用桂枝治疗气上冲证候：①桂枝加桂汤：适用于心阳不振，不能镇摄阴寒之气，肾寒之气上冲而发为奔豚之证。该方重用桂枝佐以甘草、大枣、生姜，辛甘合化，助心阳而降冲逆，芍药益营和阴，共奏通阳平冲之功。②枳实薤白桂枝汤：适用于痰凝气结较甚之胸痹证。方用桂枝配枳实、薤白、厚朴、栝蒌，具有开结泄满降逆之功。其用桂枝的目的，一是协助薤白通胸中之阳气；一是取桂枝辛以散结而降逆气。③桂枝生姜枳实汤：适用于寒饮上逆所致的"心中痞，诸逆，心悬痛"（九·8）。该方用桂枝与生姜、枳实相合，通阳降逆。④桂苓五味甘草汤：适用于下焦真阳素虚，支饮上盛证候。该方用桂枝、甘草辛甘化阳，以平冲气；配以茯苓，引逆气下行；又以五味子收敛耗散之气，使虚阳不致上浮，四味相合，共奏敛气平冲之功。此外，防己黄芪汤方后曰"气上冲者加桂枝三分"，均说明桂枝有降逆气之效。

7. 其他　除上述六大类方证之外，还有3方用及桂枝：①治咽痛之半夏散及汤：适用于少阴客寒夹痰之咽痛证。该方由桂枝配甘草、半夏而成。其用桂枝的目的在于散寒通阳，这是《本经》言桂枝主"结气喉痹"的注脚。②治疝气之蜘蛛散：厥阴经抵少腹绕阴器，厥阴寒气痹阻，可出现疝气。"阴狐疝气者，偏有小大，时时上下，蜘蛛散主之"（十九·4）。该方蜘蛛破结通利，桂枝入厥阴通阳气而散寒邪，二味为散服之。③用为反佐药物：经方中还将桂枝作为反佐之品，即风引汤。风引汤本来适用于肝胃热盛动风之证，故重用苦寒重镇之品，清热潜阳息风，但为了防止苦寒太甚损伤阳气，故方中配用了桂枝与干姜辛温之品，使之反佐苦寒，达到攻邪不伤正的目的。

生姜 《本经·中品》

生姜在《本经》中附于干姜之后，《名医别录》将其单列，为辛温之品（气芳香而特殊，味辛辣）。"生姜所禀，与干姜性气无殊，第消痰、止呕、出汗、散风、祛寒、止泄、疏肝、导滞，则功优于干姜。"（《本草经疏》）"凡早行、山行宜含一块，不犯雾露清湿之气及山岚不正之邪。按方广《心法附余》云，凡中风、中暑、中气、中毒、中恶、干霍乱、一切卒暴之病，用姜汁与童便服，立可解散，盖姜能开痰下气，童便降火也。"（《本草纲目》）

生姜是经方中常用之药，直接用其组成的方剂达68首，还有2首方后加减用及此药，共70首。生姜于经方用为主药者，只是化饮止呕的几个方子，其他大多数方证用生姜为辅助药。归纳其五种功用如下：

1. 和胃止呕　经方将生姜用于各种性质的呕逆证，故药王孙思邈称赞生姜为"呕家圣药"。李东垣分析说："孙真人云，姜为呕家圣药，盖辛以散之，呕乃气逆不散，此药行阳而散气也。"这正是生姜治呕吐机制的最好说明。现代药理学证实，姜油能反射性地增加胃液分泌，增强胃肠蠕动，驱除秽气，调整胃肠功能而止呕。生姜治疗多种原因引发的呕吐，分述如下：

（1）治疗痰饮呕吐：如此功用者有4首：①小半夏汤：这是一首治疗呕吐的千古名方，适用于支饮呕吐证。该方用生姜配半夏，既能化饮止呕，又能解半夏之毒。②生姜半夏汤：适用于寒饮搏结胸中，闭郁胸阳证。该方与小半夏汤药物组成相同，但上方用生姜，本方用生姜汁；半夏的剂量由小半夏汤的一升减为半升，故其特点是"降逆之力少而散结之力多，乃正治饮气相搏，欲出不出者之良法也。"（《金匮要略心典》）③小半夏加茯苓汤：适用于心下停饮呕吐兼见水气上冲之眩悸证。该方用小半夏汤和胃降逆止呕，加茯苓健脾利水，引水下行。④茯苓泽泻汤：适用于饮停胃脘之胃反证。该方用生姜与茯苓、泽泻、桂枝、白术、甘草相配，具有健脾利水化饮之功，其用生姜的目的在于通阳散饮。

（2）治疗寒性呕哕：用生姜治疗寒性呕哕证的方剂有2首：①吴茱萸汤：适用于肝胃虚寒呕哕证。该方重用生姜配吴茱萸温肝暖胃，以人参、大枣补虚。②橘皮汤：适用于胃寒气滞呕哕证。该方用大剂量生姜半斤散寒止呕，只用橘皮四两理气和胃。还有两种虚寒性方证之方后注加生姜，一是理中汤方后曰"吐多者，加生姜二两"；二是通脉四逆汤方后曰"呕者，加生姜二两"。总之，生姜是治疗寒性呕吐的良药。

（3）治疗热性呕吐：用生姜治疗热性呕吐的方剂，在经方中有两种情况：一种是由少阳胆热犯胃引起的呕吐，为了加强生姜降逆止呕的作用，故与半夏相配，再以黄芩、柴胡清泄少阳之热，标本兼顾，这样的方剂有小柴胡汤、柴胡桂枝汤、柴胡加龙骨牡蛎汤，以及黄芩加半夏生姜汤。另一种情况是由胸膈之热引起胃气上逆，用生姜与栀子、香豉相配，清宣郁热，降逆止呕，方如栀子生姜豉汤。

（4）治疗虚性呕噫：生姜治疗虚性呕吐的方剂除上述治疗虚寒性呕吐之吴茱萸汤外，还有3首方剂：①干姜人参半夏丸：方用干姜、人参、半夏三味以"生姜汁糊为丸"，用意巧妙，全方具有益气温中，降逆化饮之功。②旋覆代赭汤：适用于脾胃虚弱，痰阻气逆所致的"心下痞硬，噫气不除者"（161）。该方用生姜、半夏相配，既能温胃化痰，又能加强旋覆花、代赭石降逆止呕之功，复用人参、甘草、大枣益气补虚。③橘皮竹茹汤：适用于脾胃虚热"哕逆者"（十七·23）。该方用生姜配人参、甘草、大枣、竹茹、橘皮，补虚清热，和胃降逆。上述可见，生姜亦可用于虚性呕吐，补虚一般配人参，有时亦加大枣与甘草。若虚寒性呕吐，宜配干姜、吴茱萸、半夏；虚热性呕吐，则与竹茹相合。

（5）治疗实性呕吐：这样的方剂有 2 首，即大柴胡汤与柴胡加芒硝汤，前方适用于正气不虚，以少阳胆腑邪热壅滞为主证；后方适用于正气已虚，以阳明肠腑燥结为主证，二方皆取生姜和胃止呕治标之功。

（6）治疗寒热错杂性呕吐：如生姜泻心汤，该方用生姜与干姜、半夏、黄芩、黄连相配，辛开苦降，调治寒热，恢复正常升降；人参、甘草、大枣益气补中。此方为小柴胡去其君药，加干姜、黄连而成。

综上所述，胃气上逆引发的呕吐成因颇多，可为痰饮之邪，或因寒、因热、因虚、因实，以及寒热错杂阻结于中。上述多种呕吐成因，皆可用治"呕家圣药"的生姜，常与半夏配合，再辨证配伍他药，可治疗多种原因所致的呕吐。

2. **解表散邪**　经方取生姜解表散邪常与桂枝相配，协助桂枝发汗，如此配伍的代表方剂是桂枝汤，以及用桂枝汤治太阳病的一系列加减之类方。经方用生姜还有一条规律，即多与大枣合用。邹澍曾总结说："《伤寒论》用生姜方凡三十有五，而协枣者至二十有九，《金匮要略》用生姜方，除经见《伤寒论》者，犹三十有二，其协枣者亦一十有八，统而言之，其不同枣用者仅十之三。"需要进一步明确，生姜之散表邪，不仅借其辛温发汗之力，而且与大枣相配，以行脾胃之津液。诚如成无己所说：

"姜、枣味辛甘，专行脾之津液而和营卫。药中用之，不独专于发散也。"现代药理学证实，姜油能促进周围血液循环，服后自觉全身温暖，故可发汗而散邪。

3. 通阳宣痹 经方治疗血痹之黄芪桂枝五物汤，治疗脉痹之炙甘草汤、当归四逆加吴茱萸生姜汤，皆以生姜为辅助药辛温通阳，和血宣痹。再就是治疗风湿病的防己黄芪汤、桂枝附子汤、白术附子汤与治疗历节病的桂枝芍药知母汤等，皆以生姜为辅助药外散风湿，且与甘草、大枣、白术之类药物相配，又能起到培土制湿的作用。正如《药性类明》所说："生姜去湿，只是温中益脾胃，脾胃之气温和健运，则湿气自去矣。"

4. 散寒止痛 经方用生姜散寒止痛功用者有下列三种病情：①治疗虚劳腹痛的小建中汤、黄芪建中汤及"产后腹中疠痛……腹中寒疝"的当归生姜羊肉汤，皆取生姜为辅助药散寒止痛。《医学入门》说："姜，产后必用者，以其能破血逐瘀也。"可见生姜能够散寒而通瘀止痛。②治疗太阴腹痛之桂枝加芍药汤与桂枝加大黄汤，用生姜为辅助药散寒止痛。③治疗冲任虚寒兼有瘀血之温经汤亦用生姜为辅助药温经止痛。

5. 宣化痰水 经方治疗痰饮咳喘的射干麻黄汤、泽漆汤、越婢加半夏汤，治疗水饮内停的茯苓甘草汤、桂枝去芍药加麻黄细辛附子汤、真武汤，治疗痰阻气滞的半夏厚朴汤与治疗脾虚痰阻气滞的厚朴生姜半夏甘草人参汤，以及治疗风水的越婢汤与治疗皮水的越婢加术汤等，皆取生姜为辅助药，既内化痰饮，又外散阴寒水湿之邪。此外，治胸痹轻证的橘枳姜汤与治"心中痞，诸逆，心悬痛"（九·8）的桂枝生姜枳实汤，因饮阻气结，皆配伍生姜取其化饮之功。

上述五大类方证用生姜之外，还有4方用生姜，即治疗奔豚气病的桂枝加桂汤与奔豚汤、治疗疮痈之排脓汤以及治疗失精家的桂枝加龙骨牡蛎汤。

生姜为药食同源、家庭厨房常用之品，认识到其专长，随时可用之。

大枣 《本经·上品》

大枣，甘温（气微弱，味香甜），甘甜可口，"煮食补肠胃，肥中益气第一"（孟诜）。大枣不仅补中，并且"善补阴阳、气血……一切虚损，无不宜之"（《本草汇言》）。任何一味药都有其功效特长，大枣"味浓而质厚，则长于补血，而短于补气。人参之补土，补气以生血也；大枣之补土，补血以化气也，是以偏补脾精而养肝血"（《长沙药解》）。

从《本经》《名医别录》所述可知，大枣是一味补中养脾，助正达邪，调和百药的佳品。《本经疏证》说大枣"和百药也，实与甘草之解百药毒殊，又与石蜜之和百药异矣"。

经方使用大枣的方剂 64 首，其应用要点，分析如下：

1. 甘润养营用于表证　邹澍《本经疏证》总结说："《伤寒论》《金匮要略》两书用枣者五十八方（笔者统计结果与此有差别），其不与姜同用者十一方而已。大率姜与枣联为和营卫之主剂，姜以主卫，枣以主营，故四十七方中，其受桂枝汤节制者二十四方，受小柴胡汤节制者六方，所以然者，桂枝、小柴胡俱调和营卫之剂也。桂枝汤治邪之轩轾（xuān zhì 宣至，车前高后低叫'轩'，前低后高叫'轾'。比喻邪在营卫'轻重'不同）于营卫，小柴胡汤治邪之出入于营卫。曰：'病常自汗出者，此为营气和，营气和者，外不谐，以卫气不共营气和谐故尔，复发其汗，营卫和则愈。'非邪之轩轾耶？曰：'本柴胡证，反下之，柴胡证仍在者，复与柴胡汤。此虽已下之，不为逆，必蒸蒸而振，却发热汗出而解。'非邪之出入耶？邪之轩轾，彼此轻重之谓也；邪之出入，则无彼此轻重，第不能御而阻之，任其欲来则来，欲往则往尔。其可同用姜、枣，何也？盖营者，荣养也；卫者，捍卫也。……"以上邹氏所论桂枝汤与小柴胡汤之不同功用，见解新颖，值得品味。上述二方功用虽有所不同，而用姜、枣调和营卫则一。调和营卫之剂用大枣使营阴得养，用生姜使卫阳得助，枣姜并用则养营助卫，以利祛邪外出。前论甘草调和诸药功用之一的"散剂"多为甘草、大枣、生姜三味药并用，以达安内攘外，助正祛邪，调和营卫之目的。由于涉及的方剂与甘草相类，详见甘草。

2. 培土固本用于里证 上面解析了邪气在表者，宜用大枣甘润养营以助正祛邪。若邪气在里而正气已虚者，则应用大枣培土固本之功、调和百药之能，以利除邪气，而愈诸病。《本经》明文大枣具有"治心腹邪气，安中养脾……和百药"等诸多功用，总之为助正气、和百药而祛邪气。经方治里证使用大枣起到如此功用的方剂，可归纳为以下两类：

（1）治内生病邪为主的方剂：如此方剂有三类：①用于水气病，如越婢汤、越婢加术汤、防己黄芪汤。②用于痰饮病，如桂枝去芍药加麻黄细辛附子汤、桂枝去桂加茯苓白术汤、茯苓桂枝甘草大枣汤、十枣汤。③用于咳嗽上气病，如越婢加半夏汤、射干麻黄汤、皂荚丸、葶苈大枣泻肺汤。

（2）治正气不足为主的方剂：如此方剂有七类：①用于血痹病，即黄芪桂枝五物汤。②用于虚劳病，如桂枝加龙骨牡蛎汤、小建中汤、黄芪建中汤、薯蓣丸。③用于心脏虚损病，如炙甘草汤、甘麦大枣汤、桂枝去芍药加蜀漆牡蛎龙骨救逆汤。④用于脾胃虚弱病，如麦门冬汤、橘皮竹茹汤、竹皮大丸，而旋覆代赭汤、吴茱萸汤亦属此类。⑤用于中虚寒热错杂病，如"三泻心汤"及黄连汤。⑥用于中虚腹痛证，如前所论及的小建中汤、黄芪建中汤之外，还有桂枝加芍药汤、桂枝加大黄汤、附子粳米汤。⑦用于血虚寒凝证，如当归四逆汤、当归四逆加吴茱萸生姜汤。

上述两大类方剂，或用大枣培土固本，或用大枣调和诸药，或二者兼之。有的方剂重用大枣，有的则枣膏为丸，其特殊效用为何？解析如下。

3. 用大枣特殊剂量、剂型方

（1）重用大枣的汤剂方：重用大枣有何特殊功用？列举4方：①炙甘草汤：用大枣三十枚，为何？一是重用之滋脾营而养心血以治虚损之病，二是取其甘温之性佐制方中重用的生地黄、麦冬寒凉滑肠之弊。②当归四逆汤、当归四逆加吴茱萸生姜汤：前方为桂枝汤去生姜，重用大枣二十五枚，加当归、细辛、通草而成。该方主治的"手足厥寒，脉细欲绝"为血虚寒凝证，故重用大枣"安中养脾，助十二经……补少气、少津液，身中不足"（《本经》）。后方治前方证兼"内有久寒者"，故加吴茱萸二升，生姜半斤以温通里寒，仍重用大枣二十五枚，既取上方之功用，又取其佐制吴茱萸之极苦、生姜之辛散也。③十枣汤：用"大枣肥者十枚"。肥者，即个大肉厚者。取之煮汁去滓，纳峻下逐水之芫花、大戟、甘遂三味药末适量服之。该方本为逐水之剂，以大枣名方者，是由于大枣具有顾护胃气、缓峻下、解药毒，令邪去而不伤正之特殊效用。④葶苈大枣泻肺汤：该方药仅两味，其泻肺而治肺痈、支饮咳喘之功全在于葶苈子，并以大枣名方者，以其甘缓护正不可忽视也。黄树曾说："葶苈气寒性滑利，寓巴豆、大黄二物之性，故极速降，能大泻肺中之痰饮、脓血，诚猛药也……协大枣者，恐葶苈太峻，将肺中之津液一并泻出，故以大枣抑之，藉以约束营气而存津液也，与十枣汤之用大枣、皂荚丸之饮以枣膏同义也。"皂荚丸之饮以枣膏法，见下文。

（2）大枣为丸及枣膏方：此类方剂有3首：①皂荚丸：主治"咳而上气，时时吐浊，但坐不得眠"（七·7）。此为痰浊黏肺，有胶固难拔之势，故以除痰之力最猛的皂荚扫除之，但此病虽痰浊盛而正气已虚，故皂荚"末之，蜜丸如梧子大，以枣膏和汤服三丸"，蜜与枣甘润顾护脾胃，使痰浊除而免伤正气。②薯蓣丸：主治"虚劳诸不足，风气百疾"（六·16）。此为虚劳病人气血虚损，易感外邪者。该方以补脾为主及补益气血药扶正气，并用祛风气及调气之药，共用药21味为末，以"大枣百枚为膏"及"炼蜜为丸"。如此枣膏、炼蜜为丸，补中养脾，缓以图之，盖王道无近功也。③竹皮大丸：主治"妇人乳，中虚，烦乱呕逆"（二十一·10）。此为妇人产后脾胃虚弱而虚热内扰证，法当"安中益气"。该方用小剂量的竹茹、石膏、白薇清虚热以"安中"；以甘草七分与桂枝一分之悬殊剂量，重甘微辛，并用枣膏和丸以"益气"。上述三方主治病证不同，而取枣膏甘润扶脾，以顾护后天之本则一。

最后综合探讨一下经方用大枣之剂量。汤剂诸方用大枣者，最少为四枚，如解表轻剂桂麻各半汤；最多者三十枚，如止哕清胃中虚热之重剂橘皮竹茹汤。那么，大枣在汤剂中的剂量有无规律可循呢？回答是：有。周岩说："仲景法，和营卫以生姜三两，大枣十二枚为相当之数。"确实如此，仲景治表证和营卫诸方姜枣并用，确实如周岩所说之剂量比例。但现代各地大枣的大小悬殊，汉代的大枣为多大呢？笔者曾参观过长沙马王堆出土的汉代墓葬品，其中大枣完好如初，其大小约为2cm×3.5cm。如此大小十二枚的重量（笔者称重）约72g。《长沙药解》深入分析大枣功用说："……其味浓而质厚，则长于补血，而短于补气。……凡内伤肝脾之病，土虚木燥，风动血耗者，非此不可。而尤宜于外感发表之际，盖汗血一也，桂枝汤开经络而泄荣郁，不以大枣补其荣阴，则汗出血亡，外感去而内伤来矣。故仲景于中风桂枝诸方皆用之，补泻并行之法也。十枣汤、葶苈大枣数方悉是此意。惟伤寒荣闭卫郁，义在泄卫，不在泄荣，故麻黄汤不用也。"以上所述使我们明确：大枣长于补脾养血，表证得之能益营血，配生姜则和营卫，适宜于外感病营卫不和，特别是营阴不足者，故麻黄汤不用大枣。内伤杂病用大枣的方子数量不一，以病情需要而定，一般十枚左右，少则六七枚，多者二三十枚。

芍药 《本经·中品》

芍药之性味，《本经》曰"苦，平"；《名医别录》曰"酸，微寒"。芍药古无赤白之分，六朝以后始分赤芍与白芍。经考察：二者为同一科属，白芍苦酸，微寒（无气，味微苦而酸）；赤芍苦酸，凉（气微香，味微苦涩）。赤白芍功用之别：白芍养血柔肝，缓中止痛，敛阴收汗；赤芍行瘀，止痛，凉血，消肿。近代本草学家张山雷分解赤白之功用，十分透彻，他说："《本经》芍药，虽未分赤白，二者各有所主，然寻绎其主治诸病，一为补血益肝脾真阴，而收摄脾气之散乱、肝气之恣横，则白芍也；一为逐血导瘀，破积泄降，则赤芍也。成无己谓白补而赤泻，白收而赤散，故益阴养血，滋润肝脾，皆用白芍；活血行滞，宣化疡毒，皆用赤芍药。"经方未分赤白，在临证时应据我们的治疗意向，或取白芍，或用赤芍，这样更能提高疗效。

经方中用芍药者54首，方后注加减法用芍药者3方，共计57首。其制剂有汤、丸、散三种。主要用于下列五个方面：

1. 和营调卫治时行寒热　《名医别录》曰芍药主"时行寒热"，即四时外感病。芍药何以能除时行寒热呢？令人费解，但求索经方之功用，便会有所领悟。

（1）治太阳中风表虚证：桂枝汤主治太阳中风表虚证，是《伤寒论》中的第一方，被后人誉为群方之冠。芍药在桂枝汤方中与桂枝配合，解肌祛风，调和营卫，是方中的君臣之药。《医宗金鉴》分析两药的配伍意义说："桂枝君芍药，是于发汗中寓敛汗之旨；芍药臣桂枝，是于和营中有调卫之功。"以桂枝汤为基础组成的十几个类方所用芍药之目的，均同属桂枝汤之例。

（2）治太阳伤寒表实变证：有下列四种情况：①本为伤寒表实证，应当用麻黄汤，由于发汗不当，或复感外邪，重新形成太阳病，因腠理已疏松而应改用桂枝汤治疗。如《伤寒论》曰："伤寒发汗，已解，半日许复烦，脉浮数者，可更发汗，宜桂枝汤。"（57）尤在泾说上述情况"不宜麻黄之峻剂，而宜桂枝之缓法，此仲景随时变易之妙也。"②太阳伤寒表实证而正气较虚者，由于体弱，亦经不起麻黄汤之峻汗，所以，也不得不使用桂枝汤。如《伤寒论》曰："太阳病，外证未解，脉浮弱者，当以汗解，宜桂枝汤。"（42）③太阳伤寒表实而兼项背强者，经方用葛根汤治疗，而葛根汤则是桂枝汤加麻黄与葛根而成。在该方中，芍药的作用主要在于与甘草、大枣相协，酸甘化阴，既可防止麻黄、桂枝、葛根、生姜发散太过，又可濡润失养之经筋。④太阳病应当小发其汗或微发其汗者，方用桂枝麻黄各半汤、桂枝二麻黄一汤及桂枝二越婢一汤3方，这些方剂均是芍药与麻黄、桂枝并用，防止麻、桂发汗太过，使之成为有制之师。以上治疗太阳伤寒表实变证用芍药的目的，均在于敛营固卫。

（3）治少阳病：少阳病"热结在里，复往来寒热者，与大柴胡汤……"（136）该方用芍药与大黄、枳实、黄芩等相合治重于里，清泄里热，则"往来寒热"自平。

现代药理研究揭示了上述之方用芍药治"时行寒热"机制，即芍药具有抗菌、抗病毒及解热等作用。

2. 养血止痛治多种痛证　《本经》明确指出芍药能"止痛"，仲景善用芍药止痛之功，治疗多种疼痛之证。现代药理学证明本品能解痉镇痛，并能镇静中枢神经，故有较好的止痛作用。经过适当配伍，芍药既用于不通则痛之实证，又用于不荣则痛之虚证。分别解析如下：

（1）治腹痛：《本经》曰芍药"治邪气腹痛"。确实，仲景对"肝木凌脾"的腹痛以芍药治之，而对于脾阴虚、脾阳虚的虚性腹痛亦用芍药。《本草正义》对腹痛应用芍药学贯古今做了深入分析，引录如下："芍药专治腹痛，仲圣之法，实即秦、汉以前历圣相传之法。说者每谓腹痛是肝木凌脾，芍药能助脾土而克肝木，故为腹痛之主药。要知肝秉刚强之性，非借阴液以涵濡之，则暴戾恣睢（suī 虽），一发而不可制，当其冲者，实惟脾土先蒙其害，凡心胃痛、腹满痛、胸胁刺痛、支撑胀闷，无一非肝木凌脾之病。宋、元以来，治此者多尚香燥气药，以刚济刚，气行而通则不痛，非不暂图目前之效，然愈燥而阴愈耗、肝愈横，频发加剧，卒至肝脾之阴两竭，而燥药且不可复施。此行气伐肝，适以变本加厉，非徒无益，而又害之矣。仲圣以芍药治腹痛，一以益脾阴而摄纳至阴耗散之气，一以养肝阴而和柔刚木桀鳌（jié ào 杰傲）之威，与行气之药，直折肝家悍气者，截然两途，此泻肝与柔肝之辨。而芍药所以能治腹痛胀满，心胃刺痛，胸胁胀痛者，其全体大用，即是此法，必不可与伐肝之剂作一例观也。仲景云：'太阴为病，脉弱，其人续自便利，设当行大黄芍药者，宜减之，以其人胃气弱，易动故也。'是指太阴虚证而言。可见凡腹痛之当用芍药者，皆太阴气滞，肝络郁结不舒为病，非属于虚寒一边，而中气虚寒，则又有建中法在，非芍药一味之所能治。"以下分四点谈经方治不同成因的腹痛。

先说治邪气腹痛。《伤寒论》曰："本太阳病，医反下之，因而腹满时痛者，属太阴也，桂枝加芍药汤主之；大实痛者，桂枝加大黄汤主之。"（279）如果说前者"腹满时痛"的成因有虚有实，那么，后者"大实痛"则纯为邪实无疑，故加大黄是为了泻实，而方中倍用芍药则是为了止痛。《伤寒论》之黄芩汤（黄芩、芍药、炙甘草、大枣）主治下利，以方测证，结合临床，此方证应有腹痛，邪气所致也。另外，小柴胡汤方后注："若腹中痛者，去黄芩，加芍药。"这可能属肝木凌脾，故以芍药柔肝和络止痛。

再说治脾阴虚腹痛。《金匮要略》曰："虚劳里急，悸，衄，腹中痛，梦失精，四肢酸疼，手足烦热，咽干口燥，小建中汤主之。"（六·13）综合《金匮要略》《伤寒论》其他有关小建中汤证的条文可知，小建中汤主治的证候虽多，而主症是腹中痛。其腹痛的成因为脾的营阴不足，不荣则痛。该方以桂枝汤倍芍药加胶饴，既益脾营之虚以治本，又止痛以治标，一药两用而标本兼顾。接着下一个条文曰："虚劳里急，诸不足，黄芪建中汤主之。"（六·14）该方证为脾阴不足，阴损及气，脾气虚衰证候，以小建中汤加黄芪补益脾气，仍重用芍药养脾阴止腹痛也。

三说治脾阳虚腹痛。《伤寒论》治疗少阴病虚寒重证的通脉四逆汤方后注："腹中痛者，去葱，加芍药二两。"凡用附子、干姜为主药组成的方子所治之病必是阳虚证候。接着下一条治疗阳郁四逆等症的四逆散方后注："腹中痛者，加附子一枚，炮令坼。"四逆散方为炙甘草、枳实、柴胡、芍药各十分组成。上述二方皆针对"腹中痛"，或加芍药，或加附子，结果都是芍药与附子并用以治腹痛，且这两个方证的主方中都有炙甘草，如此看来则是芍药、炙甘草、附子三味同用，这正是经方之一的"芍药甘草附子汤"。该方之母方是芍药甘草汤，《医学心悟》说芍药甘草汤"治腹痛如神"。因此，经方治阳虚腹痛以附子或姜、附并用治本，以芍药治标，合用之则标本兼治也。但还要强调说明，芍药苦酸而寒，属阴柔之品，阳虚宜慎用。如真武汤方后加减法曰："若下利者，去芍药，加干姜二两。"便为示例。

四说治胎前产后腹痛。《金匮要略》妇人妊娠病篇共11条，处方10首，有6首方用芍药，这6首方的3组方证有腹痛，即治疗阳虚寒盛的附子汤（炮附子二枚，茯苓、芍药各三两，白术四两，人参二两）；治疗肝脾不调的当归芍药散（当归三两，芍药一斤，川芎半斤，茯苓四两，泽泻半斤，白术四两）；治疗冲任脉虚的胶艾汤（川芎、阿胶、甘草各二两，艾叶、当归各三两，芍药四两，干地黄六两）。产后病篇治疗"产后腹痛，烦满不得卧，枳实芍药散主之。"（二十一·5）该方由枳实（烧令黑，勿太过）、芍药等份组成，治疗产后气血郁滞者。以上治疗腹痛的四个方证，既有虚证（阳虚、血虚），又有实证（肝郁、血滞）。由此可知，妇人诸病腹痛者，皆可在辨证处方中配伍芍药，或治疗腹痛之本，或标本兼治。

（2）治身痛：芍药治疗以身体肢节疼痛为主症的方剂有 4 方：①《伤寒论》曰："发汗后，身疼痛，脉沉迟者，桂枝加芍药生姜各一两人参三两新加汤主之。"（62）该方证为虚人发汗后营血亏损，经脉失养而身痛者，该方重用芍药养营止痛。②《伤寒论》曰："少阴病，身体痛，手足寒，骨节痛，脉沉者，附子汤主之。"（304）前面论阳虚寒盛之妊娠腹痛提及附子汤，此阳虚外寒而身痛者，亦用附子汤治之。③《金匮要略》曰："病历节，不可屈伸，疼痛，乌头汤主之。"（五·10）该方证为寒湿偏胜，阻痹肢节经脉，不通则痛。乌头汤（麻黄、芍药、黄芪、炙甘草各三两，川乌五枚以蜜煎之）中芍药虽非主药，但取其协助"止痛"是可以肯定的。④《金匮要略》曰："诸肢节疼痛……桂枝芍药知母汤主之。"（五·8）该方证为历节病日久正虚邪痹，虚实夹杂证候。方取芍药与诸药配合，以止痛为急务，以祛病为目的。上述四个方证，寒、热、虚、实不同，而身痛主症相同，故方中配伍芍药"止痛"亦相同。

（3）治脚挛急而痛：《伤寒论》第 30 条是一条随证变法处方的范文。其中曰："脚挛急……芍药甘草汤与之，其脚即伸……"（29）该方是由芍药、炙甘草各四两组成的小方，用之得当，治小腿部腓肠肌阵发性痉挛性疼痛，确有一二剂而解痉止痛之神效，这种功效机制已被现代药理证实。芍药甘草汤不仅治"脚挛急"而痛，并且对不同原因引起的身体各痉挛证或（和）痛证，以其原方或适当加味，都有良效（详见《伤寒杂病论研究大成》)。如果加以总结就会发现,上述治痛证诸方,多数是芍药与甘草合用。由此可以得出结论:芍药甘草汤酸(苦)甘化阴,养血止痛,是治疗多种痛证的基本方。

总之,白芍和血养阴,柔肝缓急,既补又泻,可散可敛,凡是阴血不足之病症悉可用之,对于里虚不足引发的诸种痛证,亦可配伍用之。

3. 活血行瘀治瘀血病证 《本经》曰芍药"除血痹,破坚积,寒热,疝瘕"。《名医别录》进一步曰"主通顺血脉……散恶血,逐贼血……消痈肿"。可知汉代及以前的医家已经认识到芍药有活血行瘀消坚之功。经方中使用芍药治瘀血病证如下:

(1)治妇人瘀血证:经方中使用芍药治疗妇人瘀血病的方剂有3首:①土瓜根散:主治经水不利腹痛,该方以芍药配土瓜根、䗪虫、桂枝四味为散,用酒送服,活血、化瘀、通经。②桂枝茯苓丸:主治妊娠宿有癥病而漏下者,该方以芍药配桂枝、丹皮、桃仁化瘀消癥,另加茯苓补益脾气,且制成蜜丸,从少量开始,提示祛邪勿伤及胎元。③温经汤:主治半产之后冲任虚寒兼有瘀血的病证,该方以芍药配丹皮、川芎、当归、阿胶养营化瘀,吴茱萸、桂枝、生姜温经暖血,人参、甘草等益气,这是一首治疗妇人血虚寒凝而瘀的良方,后人一直沿用不衰。

(2)治疟母证:经方中治疟母的主方鳖甲煎丸中用芍药,取其配合软坚散结化瘀之鳖甲、赤硝等共奏化瘀消癥之功。

(3)治疮痈证:疮痈的形成多是气滞血瘀肉腐所致。因此,及时地行气活血,未成脓者可使其消散;已成脓者,可促使脓液的排出,祛瘀生新,使其疮口尽快痊愈。芍药能和血化瘀,故可用来治疗疮痈,这样的方剂有2首:①王不留行散:用芍药配合王不留行等活血化瘀,故可治疗金疮肿痛。由于该方能消瘀止血镇痛,故小疮可外敷,大疮可内服。方后注:"产后亦可服",即产后瘀血性腹痛出血不止者,亦可用之。②排脓散:用芍药配枳实、桔梗、鸡子黄组成。该方取芍药除血痹，可以协助桔梗、枳实排脓，适用于疮痈成脓已溃者。

（4）治血痹虚劳病：《血痹虚劳病》篇处方7首中有5首用芍药，其中大黄䗪虫丸主治"内有干血"（干血为瘀血日久者），是一首去瘀生新为主的方子。该方将草木类活血药与虫类活血化瘀通络药并用，其中用芍药有养阴血与行瘀血二者兼顾之功。

4. **芍药"利小便"应重视**　最后特别指出，《本经》曰芍药"利小便"，后世多忽视之。独张锡纯重用白芍（45～180g）主治阴虚性水肿取得良效。可见《本经》记录字字真言也。那么，经方中有无用芍药"利小便"的方子呢？真武汤温阳利水治"水气"（316），该方中芍药是否取其"利小便"？仲景无言，而言在《本经》也。

5. **其他**　上述应用芍药的方证之外，还有许多方子用芍药，《伤寒论》有：治脾约证的麻子仁丸；治伤寒误下邪陷的麻黄升麻汤；治心肾不交的黄连阿胶汤；治血气虚寒而手足厥冷的当归四逆汤；治外寒内饮的小青龙汤等。《金匮要略》有：治痉病的栝蒌桂枝汤、葛根汤；治血痹的黄芪桂枝五物汤；治虚劳的桂枝加龙骨牡蛎汤、薯蓣丸；治奔豚病的桂枝加桂汤、奔豚汤；治黄汗的桂枝加黄芪汤、黄芪芍药桂枝苦酒汤；治血虚湿热胎动不安的当归散，以及防己黄芪汤方后注曰"胃中不和者加芍药"等。以上方证若细加分析，其用芍药的目的不外和营、养血、活血三个方面。

半夏 《本经·下品》

半夏，味辛（麻舌而刺喉）而温，燥湿化痰，降逆止呕，消痞散结，可用"开宣滑降四字"（张寿颐）总括之。《名医别录》曰半夏"堕胎"，因其"辛温有毒，体滑性燥，故堕胎也"（《本草经疏》）。

半夏在汉代应用已十分广泛，经方中使用半夏者达 42 首，方后加减用之者 3 首，共 45 首。这正如《本经疏证》所说："《本经》主治，惟'止汗'一语仲景无专方，余则悉相印合。"分述如下：

1. 调中气治寒热　半夏在小柴胡汤中之功用虽为止呕，但其辛散调中之性亦助柴胡、黄芩宣泄伤寒半表半里之寒热，故《本经》曰治"伤寒，寒热"。余如大柴胡汤、柴胡桂枝汤等方中皆用半夏，则皆有宣泄寒热之用。

2. 散结气消痞满　半夏辛散质滑，善于散结气，消痞坚，除满胀。对寒热互结，痰气交阻于心腹胸膈部所致的诸症皆可治之。所以《本经》曰半夏疗"心下坚""胸胀"；《名医别录》言其善"消心腹胸膈痰热满结……心下急结坚痞"。例如：

（1）治小结胸病：《伤寒论》曰："小结胸病，正在心下，按之则痛，脉浮滑者，小陷胸汤主之。"（138）小结胸病为痰热互结于心下较轻浅者，故该方以半夏与黄连、栝蒌实相伍，辛苦寒温并用，以取清热祛痰开结之功。

（2）治心下痞、心下痞硬：方如《伤寒论》半夏泻心汤、生姜泻心汤、甘草泻心汤 3 方，皆主治脾虚胃热互结于中所致心下痞硬，均取半夏消痞之功。旋覆代赭汤中亦用半夏，主治"心下痞硬，噫气不除者"（161），乃因脾虚痰湿阻滞，胃气上逆所致。另外，《金匮要略》小半夏加茯苓汤治"卒呕吐，心下痞，膈间有水，眩悸者"（十二·30），乃取半夏止呕、消痞、散饮之功，一药三用，方之精也。

（3）治心下坚满：《金匮要略》甘遂半夏汤治水饮久留所致的心下坚满。心下坚与心下痞不同，痞者为无形之气聚，坚者为有形之饮结，故该方以半夏配伍甘遂攻逐之。

（4）治腹胀满：《伤寒论》厚朴生姜半夏甘草人参汤主治"发汗后，腹胀满者"（66）。此因汗后脾虚，气滞不通，壅而胀满。方取半夏合厚朴、生姜，宣通阳气，开结除满。

（5）治胸痹：《金匮要略》治"胸痹不得卧，心痛彻背者，栝蒌薤白半夏汤主之。"（九·4）该方用半夏开胸中痰结阻塞。

3. 降胃气止呕吐　《本经》云半夏能"下气"，《名医别录》曰止"呕逆"。可知半夏具有降胃止呕之功。例如：《金匮要略》小半夏汤、生姜半夏汤治疗痰饮呕吐；半夏干姜散治中阳不足，寒饮内盛之"干呕，吐逆，吐涎沫"（十七·20）；大半夏汤治虚寒性"胃反呕吐"（十七·16）；干姜人参半夏丸治中虚胃寒之"妊娠呕吐不止"（二十·6）。《伤寒论》竹叶石膏汤配半夏则治伤寒余热未清，气阴两伤，胃气上逆之"气逆欲吐"（397）。还有，《伤寒论》治"太阳与阳明合病，不下利，但呕者，葛根加半夏汤主之。"（33）《金匮要略》竹叶汤方后注云："呕者，加半夏半升洗。"（二十一·9）厚朴七物汤方后注云："呕者，加半夏五合。"（十·9）上述都充分表明，半夏下气止呕有殊功。此外，《金匮要略》治疗奔豚气病的奔豚汤中用半夏，亦取其下气降逆之功。

4. 通腑气息肠鸣　《本经》云半夏治"肠鸣"。关于肠鸣之成因，《灵枢·五邪》篇曰："邪在脾胃，阳气不足，阴气有余，则中寒肠鸣腹痛。"《金匮要略》论半夏泻心汤证有"肠鸣"。张仲景又称"肠鸣"为"雷鸣"，即腹中肠鸣，如雷之声。方如《伤寒论》生姜泻心汤、甘草泻心汤及《金匮要略》附子粳米汤证均有腹中"雷鸣"一症。上述四方均用半夏"开宣滑降"之功，配合他药调理胃肠之气，以治肠鸣等证。

5. 化寒饮平喘咳　《本经》说半夏能疗"胸胀咳逆"；《名医别录》说能治"咳嗽上气"。因此张仲景将半夏广泛用于治疗咳喘之证。例如，《伤寒论》《金匮要略》治疗寒饮咳喘的小青龙汤、射干麻黄汤，治疗寒饮化热的小青龙加石膏汤、厚朴麻黄汤、越婢加半夏汤，以及治疗水饮内停、喘咳身肿的泽漆汤等，皆用半夏配合他药祛寒化饮，止咳平喘。

6. 祛痰饮治头眩 《金匮要略·痰饮病》篇曰："……支饮者法当冒，冒者必呕，呕者复内半夏以去其水。"（十二·38）这说明，《本经》曰半夏所治之"头眩"，即由痰饮上蒙清窍所致之冒眩。还有，《金匮要略》小半夏加茯苓汤所治"眩悸"（十二·30）等证，亦痰饮为患，故取半夏祛水饮以治头眩等证。

7. 开痰结利咽喉 《本经》说半夏疗"喉咽肿痛"。张仲景治疗喉咽病用半夏者有4方：①苦酒汤：主治痰火郁结而致咽喉生疮。《伤寒论》曰："少阴病，咽中伤，生疮，不能语言，声不出者，苦酒汤主之。"（312）②半夏散及汤：主治寒痰结于咽喉所致的"少阴病，咽中痛"（313）。③半夏厚朴汤：主治痰气凝结于咽喉之证。《金匮要略》曰："妇人咽中如有炙脔，半夏厚朴汤主之。"（二十二·5）上述三个方证均属于痰阻咽喉，3方均用半夏涤痰开结，一属痰热且已溃破，故君以苦酒清热消毒敛疮；一属寒痰，故臣以桂枝散寒；一属痰气，故臣以厚朴通降气机。④麦门冬汤：《金匮要略》中麦门冬汤主治肺胃阴虚，虚火上炎所致之"咽喉不利"（七·10）。方中重用麦门冬甘寒之性，润肺养胃，并清虚火，辅佐少量半夏"止逆下气"，开结利咽，两药用量悬殊，其配伍之妙应心领神会。

张寿颐总结说："后人知半夏为消痰主将，而《本经》乃无一字及于痰饮，然后知此物之长，全在于开宣滑降四字，初非以治痰专长，其所以能荡涤痰浊者，亦藉其开泄滑下之作用。《本经》主治，皆就其力量之所以然者而诠次之。"以上分析，将半夏之长归纳为"开宣滑降"四字"，明确了其要点，则上述诸多功效主治便都好理解了。

张寿颐还说："古无制药之法，凡方有半夏者，必合生姜用之，正取其克制之义。"张仲景使用半夏，除合用生姜外，多将半夏洗净直接入煎，或入丸散剂。现代临床用半夏多加以炮制，以减轻其毒性。但古今不少医家认为，半夏经过炮制，毒性是减轻了，可药效也减低了。故应沿用仲景用半夏之法，配合生姜用之，既解其毒，又协同增效。

干姜《本经·中品》

干姜，辛热（气芳香，味辛辣），"守而不走，凡胃中虚冷，元阳欲绝，合以附子同投，则能回阳立效，故书有'附子无干姜不热'之句，仲景四逆、白通、姜附汤皆用之。且同五味则能通肺气而治寒嗽，同白术则能燥湿而补脾，同归芍则能入气而生血。故凡因寒内入，而见脏腑痼蔽、关节不通、经络阻塞、冷痹寒痢、反胃隔绝者，无不借此以为拯救除寒。"（《本草求真》）"干姜干久，体质收束，气则走泄，味则含蓄，比生姜辛热过之，所以止而不行，专散里寒。……生姜主散，干姜主守，一物大相迥别。"（《药品化义》）

干姜是仲景最常用、最擅用的药物之一，经方中使用干姜者有43首，可以概括为如下五种功用：

1. 回阳救逆治危急重证　后文论附子组成的四逆汤类5方与干姜附子汤类3方，都是以生附子与干姜为主体药。两药皆大辛大热，而附子走而不守，干姜守而不走，如此不同专长相须为用，回阳救逆之功相得益彰也。且干姜与附子相配，既能减轻附子的毒性，又能使附子的作用增强，时间延长，真是绝妙之配伍。这8方详细内容见附子条。

伤寒病之危急重证阳虚寒盛者用生附子与干姜为主药组合成方，杂病重证阳虚寒盛者亦用之。如《金匮要略》曰"心痛彻背，背痛彻心，乌头赤石脂丸主之"（九·9）。此方为阳气衰微，阴寒痼结之心痛重证。该方用干姜温阳散寒之功，协同乌头、炮附子、蜀椒之大辛大热群体峻逐阴寒之气，复佐赤石脂固涩之性以防止辛散太过，全方逐寒止痛，以保护微弱之"太阳"生生不息。还有，《金匮要略》同一篇治胸痹病阳虚者，曰"人参汤亦主之"（九·5）。人参汤即理中汤之四味药组成（理中为炙甘草，此用甘草）。其针对病机："今阳虚知在上焦，所以胸痹、心痛者，以其阴弦故也"（九·1）。故该方"养阳之虚，即以逐阴"（尤在泾）。

2. 温肺化饮治咳逆上气　由于饮伏于肺，肺失肃降，气逆于上，故咳嗽、喘息及胸满等，此即《本经》中干姜所治之"胸满咳逆上气"也。仲景用干姜治疗寒饮咳喘常与细辛、五味子相合。干姜、细辛温肺化饮，再配五味子之酸收，散中有收，既可防止肺气耗散太过，亦可恢复肺之宣发肃降之功。具有此种结构的方剂有7首：①寒饮较重又兼感外寒者，多与麻黄、桂枝等配伍，即小青龙汤。由于寒饮内伏，又夹风寒外束，故咳喘尤为严重，可见"咳逆倚息不得卧"（十二·35）。小青龙汤用干姜配细辛、半夏温阳化饮，五味子收敛肺气，麻黄、桂枝于《本经》皆曰治"咳逆上气"，配合芍药调和营卫而解表寒，甘草调和诸药。②若饮郁化热出现烦躁者，可再加石膏清透邪热以除烦，方名小青龙加石膏汤。③若气滞胸满喘息较甚，且外寒束表者，可用小青龙加石膏汤的变方，即厚朴麻黄汤，此方以厚朴、杏仁、小麦易桂枝、芍药、甘草。④若属单纯内有寒饮，则单用干姜、细辛、五味子配茯苓、甘草，即为苓甘五味姜辛汤，适用于痰饮病服过小青龙汤后，痰饮已轻，但尚未尽化，仍见咳喘胸满者。⑤上证若兼呕吐者，加半夏降逆止呕，即桂苓五味甘草去桂加姜辛夏汤。⑥上证再兼水肿者，加杏仁宣肺利水，即苓甘五味加姜辛半夏杏仁汤。⑦上证再见胃热上冲熏面，面色如醉者，加大黄泻胃热，方名苓甘五味加姜辛半杏大黄汤。其次，小柴胡汤方后注："若咳者，去人参、大枣、生姜，加五味子半升，干姜二两"；四逆散方后注："咳者，加五味子、干姜各五分"；真武汤方后注："若咳者，加五味子半升，细辛、干姜各一两"。

以上可见，干姜是仲景治疗痰饮咳喘不可缺少的药物，多与细辛相配，共奏温化水饮之功，或再加半夏燥湿化痰以助其功，为防止辛散太过，并与五味子相伍，这是仲景治寒饮咳喘的独到之处，值得认真研究并加以继承。

另外，痰饮水湿之邪停于胁下，三焦气化不行，见胸胁满微结，小便不利，渴而不呕，但头汗出，往来寒热，心烦等症，仲景用柴胡桂枝干姜汤治疗，以干姜配合桂枝宣通气机，温化水饮，正合"病痰饮者，当以温药和之"（十二·15）之旨。此虽非咳逆之证，但因病机一致，异病同治，故亦用干姜治疗。

3. 温中散寒治中焦虚寒证　　干姜，《本经》曰其"温中"，《名医别录》云其"主治寒冷腹痛"，可见其善治中焦虚寒证。

（1）治中寒呕吐、吐涎沫：经方中用干姜治疗中焦虚寒呕吐的方剂，除后面要论述的适用于寒霍乱的理中丸（汤）以外，尚有如下 4 方：①甘草干姜汤。《金匮要略》曰："肺痿吐涎沫而不咳者，其人不渴，必遗尿，小便数，所以然者，以上虚不能制下故也。此为肺中冷，必眩，多涎唾，甘草干姜汤主之。"（七·5）此为上焦阳虚，肺中虚冷而痿，阳虚不能化气摄津而致频频吐涎沫。方用炮干姜温而不燥，配甘草温肺复气。该方是理中之半。《伤寒论》中则用该方治疗中阳虚引起的"烦躁吐逆者"。该方虽云温肺，实亦温脾，脾为肺母，脾为生痰之源，肺为贮痰之器，温脾亦即温肺，此乃补土生金法之源头。仲景此思想在《伤寒论》中亦有反映。《伤寒论》曰："大病差后，喜唾，久不了了，胸上有寒，当以丸药温之，宜理中丸。"（396）这是直接用温补中气的理中丸治疗"胸上有寒"。②半夏干姜散。《金匮要略》曰："干呕，吐逆，吐涎沫，半夏干姜散主之。"（十七·20）此为中阳不足，寒饮内盛而致呕吐等，方以干姜配半夏温中散寒，降逆止呕。③干姜人参半夏丸。《金匮要略》曰："妊娠呕吐不止，干姜人参半夏丸主之。"（二十·6）妊娠恶阻的原因颇多，本条所述乃胃虚寒饮而致。该方用干姜，一方面配合人参温中益气散寒；一方面协助半夏及生姜汁涤饮降逆。共奏温中益气，降逆止呕之功。④干姜黄芩黄连人参汤。该方主治"寒格"（358），即误治后阴寒格拒，拒食不纳。该方干姜、人参温补脾气以治本，黄芩、黄连清泄胃热以治标，共成苦寒清降，辛温通阳，标本兼治之功。

总之，干姜为治疗中寒呕吐之良药，夹虚者可与甘草、人参相配；寒热错杂者，可与芩、连配合；湿痰盛者，可配合白术、生姜汁或半夏。

（2）治中寒下利：除理中丸（汤）外，还有如下几方：《伤寒论》曰："伤寒，医以丸药下之，身热不去，微烦者，栀子干姜汤主之。"（80）柯韵伯说："以丸药下之，心中微烦，外热不去，是知寒气留中而上焦留热。"对如此中寒膈热证，故以干姜温中散寒，栀子清泄膈热，寒热并用，共奏清上温中之功。《伤寒论》曰："少阴病，下利，便脓血者，桃花汤主之。"（306）该方用干姜与赤石脂、粳米相配，温中涩肠固脱，既能止其下利，又可止其便血。再就是治蛔厥"又主久利"的乌梅丸（338）；治误治后上热下寒，中气大伤而阳气被郁所致"泄利不止"等证候的麻黄升麻汤（357）；四逆汤类方所治之下利，以及真武汤方后注"若下利者，去芍药，加干姜二两"等，皆是用干姜温中止利之功。

总之，干姜是治疗虚寒性下利的首选药物之一，多与人参、甘草、白术相配；寒甚者，可加附子等辛热之品；夹热者，可与芩、连为伍；若属滑脱不禁者，可适当配伍收敛固涩之品，如乌梅、赤石脂等。《本草正》说："下元虚冷，而为腹痛泻痢，专宜温补者，当以干姜炒黄连用之。"可资临床参考。

（3）治中寒腹痛：《名医别录》曰干姜"主治寒冷腹痛"。在经方中，明确提出腹痛而用干姜治疗的方剂为大建中汤。《金匮要略》曰："心胸中大寒痛，呕不能饮食，腹中寒，上冲皮起，出见有头足，上下痛而不可触近，大建中汤主之。"（十·14）此乃中阳虚寒为本，阳虚生内寒，寒气攻冲证，或为肠寒蛔虫扰动成团证候。该方用干姜、蜀椒、人参、饴糖组成，用干姜的目的，一是配合蜀椒温中散寒或杀虫，一是协助人参、饴糖温脾益气。诸药共奏温中补虚，缓急止痛之功。

（4）治脾寒与寒热互结心下痞：经方中使用干姜治疗心下痞的方剂有4首。其中半夏泻心汤、生姜泻心汤和甘草泻心汤3方均适用于心下痞并呕吐下利等，其组成基本相同，主要结构均是用干姜配半夏、黄芩、黄连辛苦通降以泻泄痞，"半夏、干姜之辛能散其结，黄连、黄芩之苦能泄其满"（尤在泾）。由于这些方证不但脾寒胃热，而且中气不足，故3方均用人参、甘草、大枣益气健脾，以恢复脾胃升降功能。还有一方，即桂枝人参汤，《伤寒论》曰："太阳病，外证未除，而数下之，遂协热而利，利下不止，心下痞硬，表里不解者，桂枝人参汤主之。"（163）桂枝人参汤实际是理中汤加桂枝，为素体脾胃虚寒又感受外邪的证候，其使用干姜的目的与理中汤相同。

（5）治寒性霍乱病：汉代所谓的霍乱，实际是指剧烈的吐利证，因来势急暴，挥霍缭乱，故名霍乱。如此病证是因中焦受邪，升降悖逆所致。干姜所治的霍乱证是由寒湿中阻者。这样的方剂有4首。《伤寒论》曰："霍乱，头痛，发热，身疼痛……寒多不用水者，理中丸主之。"（386）该方用干姜温中散寒，正与《本经》所曰"温中"相合；与人参、甘草相配，温中健脾；与白术相合，温中燥湿。理中丸温补中焦的疗效可靠，不仅用于霍乱吐利证，其他各种疾病，只要属于中焦虚寒者，均可使用。《伤寒论·辨霍乱病脉证并治》的治疗方剂，还有四逆汤、通脉四逆加猪胆汁汤、四逆加人参汤 3 方。以上四方均适用于霍乱病阳虚寒盛证，但理中丸证较轻，阳虚仅限于中焦，故只用干姜温中散寒。若阳虚涉及下焦，则必须配附子；若阳虚而兼液脱者，又须与人参相配；若出现格拒之时，则又当与猪胆汁为伍。

4. 温中助阳治血证　《本经》曰干姜能"温中止血"。干姜性温而入中焦，故重点用于中阳虚不能摄血所致的吐血便血证。又由于干姜之辛温能助阳行血，使离经之血，迅速消散，故干姜亦可用于瘀血证。经方中用干姜治疗血证的方剂，除治疗下利便脓血的桃花汤外，还有下述 3 方：①《金匮要略》曰："吐血不止者，柏叶汤主之。"（十六·14）该方适用于中阳虚不能摄血之证，由于吐血不止，既用干姜、艾叶温阳摄血，又配柏叶清降止血。方后注所用的马通汁改童便为宜。②《金匮要略》第十八篇治疗"金疮"的王不留行散方，取干姜温阳行瘀，促进离经之血的消散，达到止血的目的，同时有利于瘀肿的消除。③仲景据此还将干姜用于瘀血痰浊阻滞形成的癥瘕疟母证，方如鳖甲煎丸，即用干姜配伍大量破血软坚之品。

5. 其他

（1）用于肾着病：《本经》曰干姜能"逐风湿痹"。干姜辛热，主要适用于寒湿痹证，经方治肾着病的甘草干姜茯苓白术汤可以为证。尤在泾说：肾着"病不在肾之中脏，而在肾之外府，故其治法，不在温肾以散寒，而在燠土以胜水。甘、姜、苓、术辛温甘淡，本非肾药，名肾着者，原其病也"。可见本病使用干姜在于温阳散寒，通痹止痛。

（2）用于虚劳病：《金匮要略》曰："虚劳诸不足，风气百疾，薯蓣丸主之。"（六·16）该方证主因脾虚，进一步发展为气血诸不足，故该方重用薯蓣、甘草补脾为主药，并用大队的气血两补之品，其用干姜乃是温中健脾，脾气健运，则饮食增加，气血有源，虚劳自愈。

（3）用于中风病：《金匮要略》第五篇曰"侯氏黑散：治大风四肢烦重，心中恶寒不足者"。该方主治脾虚肝旺，外风引动内风之证候。方用干姜配合人参、白术、茯苓温补脾气。

（4）用于反佐药：仲景制方遣药，往往在主攻方中，加一些反佐之品，使方剂成为有制之师。干姜用于反佐药，如《金匮要略》第五篇风引汤。该方为"除热瘫痫"而设。方中应用了大黄与"六石"等寒凉重镇之品，但为了防止寒降过度，故以干姜为佐，起到温中护胃的作用，又起到"火郁发之"之功，令郁热得散而易于清泄。如此用药技巧，应当认真学习并加以继承发扬。

综上所述，以干姜为君、为臣、为佐组成的经方有 43 首，治疗的疾病既有少阴心肾阳气衰微所致的危急重证，又有太阴脾肺阳气不足所致的多种杂病。这些方剂有汤剂、丸剂、散剂。其内容之丰富，配伍之巧妙，令人称绝，值得学习和继承。

附带说明：干姜与生姜皆为仲景常用药，如何正确区别运用呢？简述如下：二者皆为姜科植物的根茎，生姜在夏季采挖，取鲜根茎；干姜则在冬季茎叶枯萎时挖取干燥根茎。《本经疏证》将干姜、生姜合论之，邹氏根据姜的生长环境等因素说："统而计之，则火者其禀，土者其体，金者其用，贯而属之，则具火性于土中，宣土用于金内，姜之能事尽矣。……姜有生者、干者之别……老而弥辣，干姜受气足，足则上达肺，下通大肠，外及皮毛，中镇沸逆；生姜受气微，微则仅能由中及上，故止散外感、止呕吐耳。……是生姜之走，干姜之守，系于老与嫩……干者与生者不特味有厚薄，即气亦有厚薄。《阴阳应象大论》曰：'味厚则泄，薄则通；气薄则发泄，厚则发热。'惟其发且通，斯能走；惟其泄且热，斯能守。……仲景于呕则或以干姜，或以生姜……干姜之治呕为兼及他证，而用生姜则专治呕。……《金匮要略》附方《千金》内补当归建中汤，'若无生姜，以干姜代之',是生姜、干姜可混用也。……由诸条核之,则调中可混用,解外不可混用。……总而绎之,则干姜可代生姜,生姜不可代干姜。其故何也? 夫调可常也,守可常也,散不可常也,走不可常也。呕者多用生姜,间亦用干姜;咳则必用干姜,竟不得用生姜,盖咳为肺脏病,肺主敛不主散也。"总之,生姜嫩而鲜,干姜老而干;皆辛温之品,但生姜气味薄,干姜气味厚;生姜偏于走散,干姜偏于温守;调中止呕干姜可代生姜,温肺不可以生姜代干姜;解外则宜生姜,不宜用干姜也。

附子 《本经·下品》

附子有大毒,气味辛甘而大热(盐附子,无臭,味咸而麻辣;黑附片,无臭,味淡;白附片,气味同黑附片),走而不守,为百药之长,是温经逐寒、彻内彻外、宣通气血之第一利器。关于附子功效,历代本草学家都有概括,如《本草经读》说:"附子味辛气温,火性迅发,无所不到,故为回阳救逆第一品药。《本经》云:风寒咳逆邪气,是寒气之逆于上焦也;寒湿痿躄拘挛,膝痛不能行步,是寒邪着于下焦筋骨也;癥坚积聚血痕,是寒气凝结,血滞于中也。……大意上而心肺,下而肝肾,中而脾胃,以及血肉筋骨营卫,因寒湿而病者,无有不宜。即阳气不足,寒自内生,大汗、大泻、大喘、中风卒倒等症,亦必仗此大气大力之品,方可挽回,此《本经》言外意也。"《本草正义》说:"附子本是辛温大热,其性善走,故为通行十二经纯阳之要药,外则达皮毛而除表寒,里则达下元而温痼冷,彻内彻外,凡三焦经络,诸脏诸腑,果有真寒,无不可治。但生者尤烈,如其群阴用事,汩没真阳,地加于天,仓卒暴症之肢冷肤清,脉微欲绝,或上吐下泻,澄澈不臭者,非生用不为功。而其他寒症之尚可缓缓图功者,则皆宜熟用较为驯良。"总之,凡阳气虚衰之病症,"无论表证、里证,但脉细无神,气虚无热者所

68

当急用"(《本草正》)，使"血肉得暖而合"(徐大椿)。

附子在汉代应用极为普遍，经方中用附子者 33 首，另有 4 首于方后加减法用附子。经方用附子者 37 首，可概括为六大功用，并为佐使引导药以及外用之，分述如下：

1. 回阳救逆治危急重病　回阳救逆剂乃用于救治危急重病，此类病症常常是心肾阳气虚衰，阴寒内盛，或内外俱寒，甚至表现内真寒外假热之阴盛格阳或戴阳证候。针对如此证候，经方必用附子，且必用辛热壮烈的生附子为主药而制方。经方中凡是用生附子的方剂，都是针对危急重病，具有回阳救逆之功。这样的方子有 8 首，可分为四逆汤类方证与干姜附子汤类方证，分析如下：

(1) 四逆汤类方证：本类有 5 首：①四逆汤：该方用附子一枚（生用，去皮，破八片），干姜一两半，炙甘草二两。并强调"强人可大附子一枚，干姜三两"。本方证在《伤寒论》涉及 10 条 (29、91、92、225、323、324、353、354、388、389)；在《金匮要略》共涉及 2 条（第十七篇第 14、36 条，这两条皆与《伤寒论》重复）。这些原文论述了许多证候，但总为阳虚寒盛者也。四逆汤以姜、附之大辛大热药并用，相得益彰，大力补助阳气，祛除阴寒之邪，以期收到回阳救逆之功效；炙甘草之甘缓为佐药。②四逆加人参汤：该方乃四逆汤加人参一两而成，主治"恶寒脉微而复利，利止亡血"(385) 证候。该方为回阳益阴之剂，"用四逆以复阳为急也。其所以用人参者，不特护持津液，兼阳药得之，愈加得力耳"(《张氏医通》)。③茯苓四逆汤：该方乃四逆加人参汤再加茯苓四两而成。主治"发汗，若下之，病仍不解，烦躁者"(69)。以方测证，此乃阴阳两虚，或兼有水气内停证候。该方亦以四逆汤为基本方，其"茯苓感太和之气化，伐水邪而不伤阳，故以为君；人参生气于乌有之乡，通血脉于欲绝之际，故以为佐……"(《医宗金鉴》)。全方助阳益阴，健脾利水，对阴阳两虚者可用，兼水气内停者更加适宜。④通脉四逆汤：该方即四逆汤三味药加重用量，生附子用大者一枚，干姜倍用至三两，而炙甘草还是用二两不变。主治"少阴病，下利清谷，里寒外热，手足厥逆，脉微欲绝，身反不恶寒，其人面色赤，或腹痛，或干呕，或咽痛，或利止脉不出者"（317）。方后注对"面色赤"以及或然症都有加减法，其中曰"利止脉不出者……加人参二两"。总览原文所述证候，为阳气大虚，阴寒内盛，格阳于外等危症，故以四逆汤加大剂量，量大力宏，谋求破阴回阳，通达内外之功更强。据方后注及名医临床经验，该方加人参大补元气为宜。⑤通脉四逆加猪胆汁汤：该方即通脉四逆汤原方剂量加猪胆汁半合而成。主治"吐已下断，汗出而厥，四肢拘急不解，脉微欲绝者"（390）。该方主治既有通脉四逆汤证候，又有阴液涸竭之证候，故加猪胆汁之苦寒滑润，益阴和阳，并有"甚者从之"之意。古人没有现今的输液法，只能谋求方药的最佳配伍以挽救危急重病。

（2）干姜附子汤类方证：本类方有3首：①干姜附子汤：该方由干姜一两，大附子一枚，二味水煎"顿服"。主治"下之后，复发汗，昼日烦躁不得眠，夜而安静，不呕，不渴，无表证，脉沉微，身无大热者"（61）。对于本条脉证，笔者联系上下数条原文综合分析，认为干姜附子汤证乃误治后，一时性阳气暴虚的善后调治法（详见《经方新论》干姜附子汤证新解），故以干姜附子汤之单捷小剂回阳救脱。正如徐大椿所说："此邪已退而阳气衰弱，故只用姜、附回阳。"（《伤寒论类方》）该方与四逆汤的区别，即不用炙甘草之甘缓，则急救回阳之功更为快捷。②白通汤：该方即干姜附子汤原方原量加葱白四茎而成。主治"少阴病，下利，脉微者……"（315）。注家一般认为，白通汤主治乃阴盛阳虚，虚阳上越之"戴阳证"。这是根据前述通脉四逆汤方后注曰"面色赤者，加葱九茎"而推断的。白通汤为破阴回阳，宣通上下之方。③白通加猪胆汁汤：该方即白通汤加人尿五合，猪胆汁一合。将白通汤三味水煮去滓后，纳入胆汁、人尿。曰"无胆，亦可用"。可知人尿应必用。人尿以 10 岁以下健康儿童之童尿为佳。本方证与白通汤证乃一个条文之上下文。主治"……利不止，厥逆无脉，干呕烦者，白通加猪胆汁汤主之。服汤，脉暴出者死；微续者生。"（315）该方主治证候为白通汤证进一步加重，不仅阳气衰微，并且阴液衰竭。故以白通汤破阴回阳，加人尿之咸寒，猪胆汁之苦寒，以引阳药入阴，使热药不致于格拒，亦取其滋阴补液之功。在不能"输液"的古代，童便是最为简便、随时随地可以获取的滋阴补液良品。《本草思辨录》说："人尿咸寒入血，不兼走气，能益阴清热消瘀……仲景白通加猪胆汁汤内有人尿，所以平呕烦，泻阴中之阳……惟系曾经腑脏输化之物，与人身阴气相得，非他物咸寒可比。"总之，"童子小便，最是滋阴降水妙品"（《重庆堂随笔》）。故阳气衰微，且阴液亦衰竭之白通加猪胆汁汤证用人尿。另外，通脉四逆加猪胆汁汤证，亦应加入人尿为宜。

请读者注意：除了上述治疗危急重病的 8 首方剂之外，《伤寒论》《金匮要略》治伤寒、治杂病以及治伤寒与杂病牵连之病的其他经方用及附子者，皆明确注明"炮，去皮，破八片"，即都用炮附子。

2. 温阳散寒治痹证

（1）治疗风寒湿痹证：风寒湿痹证主要表现为肌肉骨节疼痛，是由风寒湿之邪痹阻经络所致。经方中用附子治疗此种证候的方剂有 5 首，即桂枝附子汤、白术附子汤、甘草附子汤、附子汤及桂枝芍药知母汤。分述如下：①《伤寒论》（174、175）与《金匮要略》第二篇皆曰："伤寒八九日，风湿相搏，身体疼烦，不能自转侧，不呕不渴，脉浮虚而涩者，桂枝附子汤主之；若大便坚，小便自利者，去桂加白术汤主之。"又曰："风湿相搏，骨节疼烦，掣痛不得屈伸，近之则痛剧，汗出，短气，小便不利，恶风不欲去衣，或身微肿者，甘草附子汤主之。"上述 3 个方证，均为风湿病而阳气虚者，故皆以附子温阳散寒湿以止痛，由于具体病情不同，则配伍的药物也有所不同。②《伤寒论》曰："少阴病，身体痛，手足寒，骨节痛，脉沉者，附子汤主之。"（305）该方证为少阴阳气虚衰而寒湿留着于骨节者。该方以附子为君药，既能温经助阳以扶正，又能散寒除湿以祛邪，配伍人参、白术、茯苓益气健脾祛湿，用芍药和血缓急止痛。③《金匮要略》曰："诸肢节疼痛，身体尪羸，脚肿如脱，头眩短气，温温欲吐，桂枝芍药知母汤主之。"（六·8）该方证属于历节病日久正虚邪痹者。所谓正虚，为气血阴阳俱不足；所谓邪痹，为风寒湿热诸邪郁痹。如此杂合之病，需用杂合之方施治，故方中用附子温经助阳以除寒湿，配合麻黄、桂枝、防风、白术通阳祛风湿，又因久病邪郁化热，阴血亏损，则并用知母、芍药养阴清热，另用生姜、甘草调和中气。综上所述，仲景治疗风寒湿痹之证常采用附子助阳气、散寒湿、止痹痛。这是对《本经》所谓附子疗"寒湿痿躄拘挛，膝痛不能行步"的具体运用。

（2）治疗胸痹心痛病：这样的方剂有 2 首：①乌头赤石脂丸：用于"心痛彻背，背痛彻心"（九·9）以及四肢厥冷，面白唇青，冷汗不止等阴寒邪盛，阳气虚衰之急危证候。该方用附子配合干姜、蜀椒、乌头，皆大辛大热之药，逐寒止痛；为防止过于辛散，又佐以赤石脂，温里固涩。②薏苡附子散：适用于"胸痹缓急者"（九·7），即胸痹病急性发作时的救急方法。该方用薏苡仁宣痹除湿而缓挛急；附子温阳散寒，既可助薏苡除湿，又可助薏苡缓解挛急。以方测证，此方适宜于胸痹病寒湿阻络证候。上述一丸、一散，皆应提前制备，以便急用。当今救治冠心病心绞痛发作的西药硝酸甘油片、中药速效救心丸等，为古今同类之药也。

　　3. 温阳利水治水气病　　水气病而肾阳虚者，仲景往往选用附子，以振奋肾阳，温阳利水。这样的方剂共5首，即真武汤、栝蒌瞿麦丸、麻黄附子汤、桂枝去芍药加麻辛附子汤、肾气丸。①真武汤。《伤寒论》曰："少阴病，二三日不已，至四五日，腹痛，小便不利，四肢沉重疼痛，自下利者，此为有水气，其人或咳，或小便不利，或下利，或呕者，真武汤主之。"（317）该方适用于少阴阳虚，火不生土，脾肾阳虚，水气泛滥证。该方以附子为君，温振肾阳，散寒化水，与生姜配伍温阳散水，与茯苓、白术相配温阳健脾利水，与芍药相配，刚柔相济，辛温而不伤阴，诸药共奏温阳利水之功。②栝蒌瞿麦丸。《金匮要略》曰："小便不利者，有水气，其人苦渴，栝蒌瞿麦丸主之。"（十三·10）该方证很可能是"糖尿病日久合并肾病"之上有燥热残留而下则阳虚水停证候。该方用附子温阳化气，与瞿麦、茯苓相配而利水，因是证上有燥热，故又配栝蒌根、山药清热生津以止渴。③麻黄附子汤。《金匮要略》曰："水之为病，其脉沉小，属少阴；浮者为风。无水虚胀者，为气。水，发其汗即已，脉沉者宜麻黄附子汤……"（十四·26）。麻黄附子汤即由麻黄、附子、甘草组成，三药相合，温经发汗而散水。该方对水气病阳虚证复感风寒外邪证候者较适宜。④桂枝去芍药加麻辛附子汤。若阳虚阴凝，水饮积于心下，出现"心下坚，大如盘，边如旋杯，水饮所作，桂枝去芍药加麻辛附子汤主之。"（十四·31）该方为桂枝汤去芍药之阴柔，加麻黄、附子、细辛温经助阳，通彻表里，散内外之寒邪。全方七味，水煎"分温三服，当汗出，如虫行皮中，即愈"。可知本方具有温经通阳，宣散水饮之功。以上4方均属单纯肾阳虚之证。⑤肾气丸。对肾之阴阳两虚，水气内停者，仲景用八味肾气丸。该方证于《金匮要略》凡四见，其中痰饮病篇曰："短气有微饮，当从小便去之……肾气丸亦主之"（十二·17）。妇人杂病篇曰："妇人……转胞不得溺……肾气丸主之"（二十二·19）。上述可知，肾气丸是一个补肾利水的方子。该方用少量附子、桂枝加于补肾精及淡渗利水之药中，以"补阴之虚以生气，助阳之弱以化水"。另外，小青龙汤方后注："若噎者，去麻黄，加附子一枚，炮。"此乃里寒较盛，饮阻气道所致，加附子与桂枝等相配，温阳化饮，亦属于用附子治疗水气病的例子。

4. 助阳解表治阳虚外感证　这样的方剂有 5 首：①麻黄细辛附子汤与麻黄附子甘草汤，两方皆用于太少合病证。《伤寒论》曰："少阴病，始得之，反发热，脉沉者，麻黄细辛附子汤主之。"（301）又曰"少阴病，得之二三日，麻黄附子甘草汤微发汗，以二三日无里证，故微发汗也。"（302）麻黄细辛附子汤以麻黄、细辛发太阳之邪，附子温少阴之里。麻黄附子甘草汤证，其外邪较轻，故去发散之细辛，加甘缓之甘草。②桂枝加附子汤与桂枝去芍药加附子汤，两方皆用于太阳病误治后阳气损伤证。《伤寒论》曰："太阳病，发汗，遂漏不止，其人恶风，小便难，四肢微急，难以屈伸者，桂枝加附子汤主之。"（20）此为太阳病汗不得法，表证未去，却已成阳虚脱液之证。因液脱由阳虚卫外不固所致，故以桂枝汤但加附子，温经复阳，解肌祛风。《伤寒论》曰："太阳病，下之后，脉促胸满者，桂枝去芍药汤主之。"（21）又曰："若微恶寒者，桂枝去芍药加附子汤主之。"（22）该方证乃太阳病误下之后，胸阳损伤，故加附子温经扶阳，表邪有内陷之势，故桂枝汤去芍药之阴柔，只用辛甘温之品助阳气和营卫。③竹叶汤。主治"产后中风，发热，面正赤，喘而头痛"（二十一·9）等。该方证乃产后阳气不足，复感外邪的证候。该方用附子、人参扶助阳气，竹叶、葛根、桂枝、防风、桔梗、生姜、大枣、甘草诸药合用祛除外邪，共奏扶正祛邪之功。

上述 5 方均将附子与解表药共用，以奏助阳解表之功。因此可以领悟，凡阳虚之人感受外邪，或外感后治之不当，损伤阳气者，皆可用附子扶助阳气，以利于祛邪。

5. 扶阳固表治卫阳不足证　经方用附子治疗卫阳不足的方剂有2首：①附子泻心汤。适用于"心下痞，而复恶寒汗出者"（155）。心下痞乃胃热气壅所致，恶寒汗出由于卫阳不足，故该方用三黄泄热消痞，用附子扶阳固表。②芍药甘草附子汤。《伤寒论》曰："发汗，病不解，反恶寒者，虚故也。芍药甘草附子汤主之。"（68）该方用芍药甘草汤酸（苦）甘化阴，附子温经扶阳，共奏阴阳并补之功。以方测证，对于"脚挛急"而阴阳并虚者，宜用此方。另外，仲景治风水的越婢汤方后注："恶风者加附子"，其用附子亦有扶阳固表之意。

6. 温里助阳治中寒证　《本经》云附子能"温中"，经方用附子治疗中寒证有下述三种证候：

（1）治疗中寒腹满腹痛证：《金匮要略》曰："腹中寒气，雷鸣切痛，胸胁逆满，呕吐，附子粳米汤主之。"（十·10）此为脾胃虚寒，寒气攻冲所致诸症。该方以附子温中散寒止痛，配伍半夏降逆止呕，粳米、甘草、大枣健脾和中。经方治疗蛔厥之主方乌梅丸用附子与干姜、川椒、细辛、桂枝等辛温药温中散寒，并用黄柏、黄连苦寒清热，人参、当归补气和血。另外，《伤寒论》中还有两方于加减法用及附子，即理中丸方后注："腹满者，去术加附子一枚。"四逆散方后注："腹中痛者，加附子一枚。"前者是中寒致满，后者是中寒致痛，两方之加附子，皆为"温中"而设。

（2）治疗便血证：《金匮要略》曰："下血，先便后血，此远血也，黄土汤主之。"（十六·15）该方所治便血乃中寒阳虚，脾不摄血所致。方中附子配白术、黄土温中健脾摄血，地黄、阿胶滋阴养血止血，甘草缓中，黄芩反佐，共奏温中摄血之功。

（3）治疗寒实证：《金匮要略》曰："胁下偏痛，发热，其

75

脉紧弦，此寒也，以温药下之，宜大黄附子汤。"（十·15）此为寒实内结证候。该方用附子、细辛温经散寒止痛，配伍大黄泻下通便，方中三味寒温配伍，"则寒性散而走泄之性存"（尤在泾引述程氏说），共奏温下寒结之功。

7. 为佐使引导药 《金匮要略》治"肠痈之为病……肠内有痈脓，薏苡附子败酱散主之"（十八·3）。这是对肠痈热毒结聚，肉腐成脓的治疗。该方重用薏苡仁、败酱草清热解毒排脓，少用附子为佐药，尤在泾说"假其辛热，以行郁滞之气尔"。该方以附子为佐使引导之法对后世医家影响深远，如张元素说："湿病少加之引经"。朱丹溪说："气虚热甚者，宜少用附子以行参、芪，肥人多湿，亦少加乌、附行经。"虞抟说："附子禀雄壮之质，有斩关夺将之气，能引补气药行十二经，以追复散失之元阳；引补血药入血分，以滋养不足之真阴；引发散药开腠理，以驱逐在表之风寒；引温暖药达下焦，以祛除在里之冷湿。"李时珍说："乌、附毒药，非危病不可用，而补药少加引导甚捷。"以上四家将附子作为佐使引导药的具体运用，足供借鉴。

8. 外用治头风 《金匮要略》头风摩散，用"大附子一枚（炮），盐，等分，右二味，为散，沐了，以方寸匕，以摩疾上，令药力行。"《金匮要略》未载其主治之具体证候，该方亦见于《千金方》头面风门，及《外台秘要》头风头痛门，故知该方乃用于头风头痛之病。又据《本经》曰附子"主风寒"之说，故此头风头痛，当是风寒之邪侵犯头部经络而致。今人用附子研末，醋调外敷，治疗坐骨神经痛，取得疗效，即是本方的发展。

经方37首对附子的运用规律，笔者归纳为以上八个方面。再引述《本草经读》综合性简要归纳如下："误药大汗不止为亡阳，仲景用四逆汤、真武汤等法以迎之。吐利厥冷为亡阳，仲景用通脉四逆汤、姜附汤以救之。且太阳之标阳，外呈而发热，附子能使之交于少阴而热已；少阴之神机病，附子能使自下而上而脉生，周行通达而厥愈。合苦甘之芍、草而补虚，合苦淡之苓、芍而温固。仲景用附子之温有二法：杂于苓、芍、甘草中，杂于地黄、泽泻中，如冬日可爱，补虚法也；佐以姜、桂之热，佐以麻、辛之雄，如夏日可畏，救阳法也。用附子之辛，亦有三法：桂枝附子汤、桂枝附子去桂加白术汤、甘草附子汤，辛燥以祛除风湿也；附子汤、芍药甘草附子汤，辛润以温补水脏也；若白通汤、通脉四逆汤加人尿猪胆汁，则取西方秋收之气，保复元阳，则有大封大固之妙矣。"

附带说明：与附子同科"以气相属"的乌头（为母根，其旁生子根曰附子）在经方有5首用之。其功效专长如下：乌头有两种，即川乌与草乌，皆辛热，有毒，草乌毒性更大，功能祛寒湿，散风寒，温经，止痛。"乌头温燥下行，其性疏利迅速，开通关腠，驱逐寒湿之力甚捷，凡历节、脚气、寒疝、冷积、心腹疼痛之类并有良功"（《长沙药解》）。"乌头主治，温经散寒，虽与附子大略近似，而温中之力，较为不如。且长为祛除外风外寒之向导者。散外邪，是其本性。……用乌头者，取其发泄之余气，善入经络，力能疏通痼阴冱（hù，寒冷凝结）寒，确是妙药，但非真是寒湿者，不可妄用耳"（张寿颐）。乌头（附子）确有毒性，用之不当，危及生命！其中毒有何特点？如何解救？乌头详细的功效主治与用量"火候"如何？笔者主编的《仲景方药古今应用》第1版之附文中有专论。

另外，《金匮要略·虚劳病》篇有天雄散一方。天雄与乌头、附子科属相同，功效主治相类。《本经疏证》说："其初种之母为乌头，附乌头旁生者为附子……种而独生无附，长三四指为天雄。"目前已无天雄专品。

人参 《本经·上品》
（兼论党参、西洋参、太子参）

人参，味甘微苦，性微寒或微温（野山参、移山参、朝鲜人参皆气香浓厚，味甘微苦；园参由于加工方法不同而有七八种，多是气香，味甘微苦，有的气香而味微苦或苦），大补元气，补脾益肺，安神益智。"乃气中之血药也"（《张氏医按》）。为"补气生血，助精养神之药也"（《本草汇言》）。人参对"气虚、血虚俱能补，阳气虚竭者，此能回之于无何有之乡；阴血崩溃者，此能障之于已决裂之后。惟其气壮而不辛，所以能固气；惟其味甘而纯正，所以能补血。……第欲以气血相较，则人参气味颇轻而属阳者多，所以得气分者六，得血分者四，总之不失为气分之药；而血分之所以不可缺者，为未有气不至而血能自至者也。"（《本草正》）人参补气"能补肺中之气，肺气旺则四脏之气皆旺，肺主诸气故也。仲景以人参为补血者，盖血不自生，须得生阳气之药乃生，阳生则阴长，血乃旺矣。"（李东垣）故凡气虚、血虚及气血两虚所致诸多证候，凡"脉之浮而芤濡虚大、迟缓无力，沉而迟涩弱细、结代无力者，皆虚而不足，可用之；若弦长紧实、滑数有力者，皆火郁内实，不可用也。"（《月池人参传》）临证之时，"人参宜同诸药共用，始易成功。……然而人参亦有单用一味而成功者，如独参汤，乃一时权宜，非可恃为常服也。盖人气脱于一时，血失于顷刻，精走于须臾，阳绝于旦夕，他药缓不济事，必须用人参一二两，或四五两，作一剂煎服以救之，否则阳气遽散而死矣"（《本草新编》）。总之，人参应用，总为虚证。暴虚者可起死回生；久虚者能助弱康复；外感正虚者有扶正祛邪之功。用之得当，实为仙草。以下兼论党参、西洋参、太子参。

人参由于产地不同，性味略有差异，一般为味甘微苦性微寒

（辽参）或微温（高丽参），功能大补元气，起死回生。党参甘平（党参药材由于产地不同，有西党、东党、潞党三种：西党气特殊，味微甜；潞党气微，味甜），功用与人参相近，而性味平和，健脾益气，补助中州而滋养诸脏，虚损百病不需急投者，皆可以党参（性平价廉）代人参。西洋参味甘微苦性凉（气清香而浓，味微甜带苦），热病津气两伤与杂病气阴并虚者宜之。今太子参非古人用人参之小者，而是用石竹科之细条根茎，补益功力薄弱。需要明确，成书于秦汉时代，或年代更远的《本经》，或年代稍近的《名医别录》，所用人参之产地"生上党及辽东"。那时可能对五加科的人参与桔梗科的党参没有区分，但都是天然野生，饱含天地之灵气，用之得当，故有起死回生之功。而当今广泛栽培者，补力不及也。古代尚未与欧美遥远国家交流往来，不可能有西洋参，就是邻域朝鲜人参，即高丽参，亦是汉代以后之事矣。

人参是仲景常用药之一，用其组成的方剂37首，经方对人参的具体运用分析如下：

1. 大补气血救治危证　取人参益气生津之功，用治各种气阴两伤证。

（1）治亡阳液竭证：仲景治疗霍乱病出现"恶寒脉微而复利，利止亡血"（385）时，用四逆加人参汤。"恶寒脉微而复利"是少阴阳衰阴盛证，治宜四逆汤，而加人参，乃为"利止亡血"而设。李东垣云："仲景以人参为补血者，盖血不自生，须得阳气之药乃生，阳生则阴长，而血乃旺矣。"显然，仲景在此方是取人参益气补血之效。若属少阴格阳之证见有亡血者，则用通脉四逆汤加人参。通脉四逆汤方后注："利止，脉不出者，去桔梗，加人参二两。"此处的"利止"即是亡血的证据，但此亡血的程度较上证四逆加人参汤证亡血的程度更为严重，不仅"利止"，而且"脉不出"，故其加用人参之量为二两，比四逆加人参汤之人参量增加了一倍。从这里我们可以学到，用药之量要随证之轻重而增减。以上两证相当于西医学之休克，其所用之人参具有固脱抗休克之功，故应用五加科之人参为佳，后世急救回阳之参附汤即脱胎于此。另外，还有一首茯苓四逆汤，适用于少阴病阴阳两虚烦躁证，该方即四逆加人参汤再加茯苓而成。方中除用人参益气生血外，人参还能与茯苓相配，发挥其"安精神，定魂魄"的作用，协助茯苓健脾宁心止烦躁，所用人参一举两得，反映了仲景选药之精。

（2）治热盛气阴两伤证：《黄帝内经》曰："壮火食气"，又曰："阳盛则阴病"，说明邪热过于亢盛，可以造成气阴两伤。在这种情况下，仲景也使用人参益气生津，方如白虎加人参汤。本方以白虎汤清热护阴，加人参益气生津。适用于阳明里热炽盛而兼见"背微恶寒"，"时时恶风"，"大烦渴不止"，"欲饮水数升"等津气两伤证。由于本方能清热益气生津，故不仅用于阳明热证，亦可用于中暍、消渴而见胃热气阴两伤之证。若为伤寒热病后期，余热未清，气阴已虚而见"虚羸少气，气逆欲吐"（397）时，可用竹叶石膏汤治疗，该方由人参配竹叶、石膏、麦冬、半夏、甘草、粳米所组成。若纯属虚火上逆而见"火逆上气，咽喉不利"（十·10）等症时，可用上方去清热之竹叶、石膏，加大枣，重用麦冬，即麦门冬汤。这两方所用人参的目的相同，一方面与麦冬相合，益气生津；一方面与半夏为伍，健脾和胃，或降逆或止呕。这些都是仲景用人参治疗热病气阴两伤的方剂。

（3）治心之气阴两虚证：用人参治疗心之气阴两虚的方剂是大家熟知的炙甘草汤，本方适用于"脉结代，心动悸"（177）等。此乃由心之阴血亏损，不能充养心脏；心之阳气不足，无力宣行气血而致。此方用人参之功用：一方面协助桂枝、甘草、生姜、大枣益气助阳，既可强心阳以行气血，又可补中气以资气血生化之源；另一方面配合麦冬、生地、阿胶、麻仁益气生津，填补已虚之阴血，以发挥其安神止惊悸之功。临床实践证明，人参是本方治疗"脉结代，心动悸"不可缺少的药物，用与不用，效果大不一样。

总之，人参益气生津，既可用于急症阳虚液竭，又可用于热盛气阴两伤，还可用于阴阳两虚证。阳虚液竭及热盛气阴两伤往往是疾病预后吉凶转折的关键时刻，人参起着举足轻重的作用。其用人参除可益气生津充脉之外，尚能加强回阳或清热养阴方药的功效。但应明确，人参为益气生津之品，非纯为养阴，如果没有气虚的表现，人参则不宜用，应当用栝蒌根、麦门冬等养阴之品。

2. 健脾益气治中虚升降失调证　人体之气在不停地进行着升降出入的运动。中焦是其升降运动的枢机，中焦气旺则升降有序，中气虚弱而无力斡旋，升降就会失常。人参具有健脾益气之功，能恢复中焦斡旋之力，以调整气机的升降。经方中使用人参健脾益气，斡旋升降，主要用于如下几种病证：

（1）治寒热互结心下痞证：寒热互结于心下胃脘部，必然影响气机的升降运转。升降呆钝，中气壅滞则心下痞满；浊气不降反上逆则呕吐；清阳不升反下陷则下利。仲景治疗此证是从两方面来着手的：一是用辛开苦降之药，升清降浊以泄心下之痞满，药用干姜、半夏、黄芩、黄连；一是健脾益气恢复中焦升降之枢的功能，药用人参、甘草、大枣。前者治标，后者治本，标本兼顾，这就是被后人推崇的半夏泻心汤。若于方中加生姜减干姜用量，就是生姜泻心汤；若半夏泻心汤重用甘草为君，就是甘草泻心汤。三方使用人参的目的相同，都是扶正顾本，恢复中焦升降之职。

（2）治上热下寒证：升降呆钝除了表现为寒热互结心下证外，还可以表现为上热下寒证。升降源于脾胃，脾主乎升，升之不足因于脾。脾属阴脏而其位在下，故升之不足多从寒化而生下寒；胃主乎降，降之无力因于胃，胃属阳腑而其位在上，故降之不足多从热化而生上热。寒热分居上下的证候特点是呕吐与下利并见。用人参治疗上热下寒（即胃热脾寒）的方剂有3首。一是黄连汤；二是干姜黄芩黄连人参汤；三是乌梅丸。三方证由于寒热的轻重程度不同，或还有兼症，故其清上温下的药物不同，然三方相同之处是均配伍人参健脾益气，以增强中焦斡旋的功能。

（3）治霍乱吐利：霍乱以剧烈的吐利为主症，其致病原因很多，但其基本的病机是中焦升降紊乱。经方治疗霍乱的方剂理中丸（或汤），适用于中阳不足寒湿内盛者。方用干姜、白术温中健脾燥湿，人参、甘草益气补中，以恢复中焦升降之职。

（4）治虚性呕哕：中焦斡旋无力，升降失司，还可以表现为升多降少。升多降少往往引发胃气上逆。经方中用人参治疗胃气上逆的方剂共5首：①大半夏汤：适用于脾阴胃阳两虚之胃反证。该方用半夏开结降逆止呕，白蜜润燥，人参补中，恢复其升降之常。②干姜人参半夏丸：适用于中阳不足，寒饮上逆之呕吐。该方以半夏、生姜汁涤饮降逆，人参、干姜温补脾阳以复升降。③吴茱萸汤：适用于肝胃虚寒呕吐气逆证。该方用人参、大枣益气补中以复升降，吴茱萸、生姜温肝暖胃降逆。④旋覆代赭汤：适用于中虚痰阻气滞之"心下痞硬，噫气不除者"（161）。该方用旋覆花、代赭石消痰降逆，配合半夏、生姜和胃化痰，四药并用降气止噫之力更强，更用人参、甘草、大枣益气补虚，恢复中焦斡旋升降之功。⑤橘皮竹茹汤：适用于胃虚有热的"哕逆"证，方用橘皮、生姜理气和胃，竹茹清热止逆，人参、甘草、大枣益气补虚，目的仍是恢复中焦升降之常。上述五种方证，虽表现不同，但其病机均属中虚而升多降少所致。前四方证属虚寒，后一方证属虚热，可见人参益气和中止呕，虚寒或虚热均可使用。虚寒者一般与半夏相配或再配干姜；兼饮者与姜汁相合；气逆者合旋覆花与代赭石；兼肝寒者配吴茱萸；虚热者与竹茹为伍。

（5）治脾虚下利：中虚斡旋无力，升降失司，还可以出现升少降多的情况，因脾主升，故升少降多则表现为脾虚下利之证。经方中用人参治疗脾虚下利证的方剂有2首：①理中丸（汤）：该方由人参、甘草、白术、干姜组成，具有温中益气，健脾燥湿之功。仲景用其治疗霍乱吐利，但本方主要为下利而设。这从方后加减法可以得到印证，方后注："吐多者，去术加生姜三两"，可见若以吐为主时，方药组成还要适当加减。②桂枝人参汤：适用于协热下利证，即脾虚下利而兼表证。该方即理中汤加桂枝，用理中汤温中补脾，燥湿止泻；桂枝后下，取其发散风寒表邪。

（6）治湿阻中焦脘腹胀满：中焦升降失司，脾失健运，胃中湿浊不化，留湿生痰，气机升降愈加受阻，遂生腹满腹胀之症，仲景用厚朴生姜半夏甘草人参汤治疗。本方证脾虚为本，湿阻为标，但标急于本，故重用厚朴、生姜、半夏化湿理气泄满，少佐人参、甘草益气补脾，体现了急则治标，缓则治本的原则。

3. 扶正气除邪气

（1）用于体虚外感表证：体虚感受外邪，用人参可以扶正祛邪，这样的方剂有3首：①竹叶汤：用于产后中风兼阳气不足之证。该方中重用竹叶、葛根，配防风、桔梗、桂枝疏散风热；人参、附子益气扶正；生姜、大枣和营卫，甘草调和诸药。②薯蓣丸：适用于"虚劳诸不足，风气百疾"（六·16），即体虚外感者。该方用人参配合山药、甘草、当归等补益气血为主，并用柴胡、桂枝、防风等疏散风邪。③侯氏黑散："治大风四肢烦重，心中恶寒不足者"（六）。该方重用菊花与13味药配伍，"去风除热，补虚下痰之法具备"（尤在泾），方中用人参补虚也。以上三方用人参皆为扶正祛邪而设。《本草经疏》说："邪气所以久留不去无他，真气虚不能敌，故留连而不解也，兹得补而真气充实，则邪自不能容。"此正是三方加用人参的道理之所在。

（2）用于少阳病正气已虚：小柴胡汤是治疗少阳病的千古名方。关于本方用人参，汪苓友说："倘其病初伤本经，或初自太阳、阳明传变，邪气方盛，人参一味，断不可用。若其病过经不解，或本经有留邪未尽，正气已虚，人参一味，方可加也。"小柴胡汤应用范围甚广，除治疗少阳病外，还可治阳微结、热入血室、产后郁冒、发黄等，其用人参的目的，皆在于扶正。其次，柴胡加龙骨牡蛎汤、柴胡桂枝汤、柴胡加芒硝汤，皆用人参扶正气。此外，经方治疗疟母的主方鳖甲煎丸，其用人参配阿胶补益气血，亦属扶正之例。

此外，经方中用人参治疗痰饮证的方剂有2首，即治疗咳嗽上气病正虚邪盛之痼疾的泽漆汤与治疗痰饮病膈间支饮的木防己汤，皆取其扶正以祛饮邪。

4. 补体虚而止痛　人参补虚可以治疗因虚所致之痛证。

（1）治疗身痛：用人参治疗身痛的方剂有2首：①桂枝加芍药生姜各一两人参三两新加汤：适用于气营亏损造成的身体疼痛等。该方用桂枝汤调和营卫，重用芍药和血，重用生姜宣通阳气，加人参益气和营，使营卫调和而身痛自止。《医宗金鉴》说："桂枝得人参，大气周流，气血足而百骸理；人参得桂枝，通行内外而益卫阳，表虚身痛未有不愈者也。"②附子汤：适用于少阴元阳虚衰，寒湿留滞之身体疼痛等。该方由附子、人参、白术、茯苓、芍药组成，其用人参，既可与附子配合大补元阳，又可增强白术、茯苓健脾燥湿之功。阳气充足，充溢周身，寒湿消散，身痛自止。

（2）治疗胸痹：经方中使用人参治疗胸痹的方剂为人参汤。

本方适用于中阳不足，浊阴上逆而致之胸痹病。人参汤即理中汤，只是炙甘草改为生甘草，易名人参汤意在强调人参在方中的作用，它既能增强干姜、甘草温中益气通脉的作用，又能使白术健脾燥湿行浊之力更加强大，阳气恢复，阴霾四散，胸痹自愈。

（3）治疗腹痛：由人参组成治疗腹痛的方剂有2首：①温经汤：适用于冲任虚寒兼有瘀血的崩漏等。该方取人参益气养营，一方面加强吴茱萸、生姜、桂枝温经散寒之功；一方面加强当归、川芎、丹皮养血化瘀之力。气血充盈，寒散瘀通，则腹痛自愈。②大建中汤：适用于脾阳虚衰，寒气上逆所致的腹中痛等。该方人参，既可与饴糖相助温中补虚，缓急止痛；又可增强蜀椒、干姜温中益气而散寒。理中丸方后注："腹中痛者，加人参，足前成四两半。"亦属此例。可见人参对于气虚或血虚引起的各种疼痛，经过适当的配伍，都可以应用。气为血帅，气壮可以冲决一切阻滞，正所谓"大气一转，其气乃散"。

综上所述，人参大补元气确可救治危急重症，而慢性病取其益气扶正之功，可协调升降，燮（xiè，谐和，调和）理阴阳寒热，并且能化痰饮、驱外邪、止疼痛。人参价格昂贵，除急救外，一般可以党参代替。

关于剂量，前文说过，若急救用独参汤，"必须用人参一二两，或四五两"，即30g以上，而复方用之，少者三五克，多者一二十克，若以党参代之，应适当加大剂量。

茯苓 《本经·上品》

茯苓，甘淡平（气味无，嚼之黏牙），功能利水渗湿，健脾宁心。"淡能利窍，甘以助阳，除湿之圣药"（《用药法象》）。"伐肾邪，小便多能止之，小便涩能利之，与车前子相似，虽利小便而不走气"（《汤液本草》）。"仲景利小便多用之"（《本草衍义补遗》）。茯苓分赤白两种，白茯苓偏于补心脾，赤茯苓则偏于清利膀胱湿热而治淋。其皮名茯苓皮，则专于利尿，无补益作用。另有茯神之名，偏于"开心益智，养精神"（《名医别录》）。

茯苓是经方中常用药物之一，有33首用茯苓，方后加减用茯苓者4首，共37首。其功用可归纳为如下四类方证：

1. 健脾利水治水饮所致诸病　《名医别录》曰茯苓治"大腹淋沥，膈中痰水，水肿淋结"，所述皆水饮为患；又曰茯苓"开胸府，调脏气，伐肾邪"。总之，茯苓既能淡渗利水以去已成之饮，又能健脾益气以绝生饮之源，故仲景将茯苓广泛用于痰饮与水气所致证候。

（1）治疗支饮咳喘：《金匮要略》曰："咳逆倚息不得卧，小青龙汤主之。"（十二·35）该方主治即支饮咳喘证。此证以小青龙汤为主方，一般不使用茯苓，只是在体虚者服小青龙汤以后，病情变化了，随证变法时，才使用茯苓。如此随机应变而加减之方法有如下五种：首先是饮邪上盛，下焦阳虚，"气从少腹上冲胸咽"（十二·36）等证候，宜急予敛气平冲，用桂苓五味甘草汤，该方用桂枝、甘草辛甘化阳以平冲气；配茯苓导水下行为佐；并以五味子收敛耗散之气，使虚阳不致上浮。若"冲气即低，而反更咳、胸满者"（十二·37），即咳嗽、胸满再度上升为主要矛盾时，是支饮又有加重之势，治当除饮治咳，方用桂苓五味甘草汤去桂枝加干姜、细辛，以增强其温阳化饮之功，方名苓甘五味姜辛汤。若此支饮上逆，出现口不渴、眩冒、呕时，可"复内半夏以去其水"（十二·38）而止呕，方名桂苓五味甘草去桂加姜辛半夏汤。若"水去呕止，其人形肿者"（十二·39），即上证呕止出现表闭形肿时，再加杏仁宣肺利水，方名苓甘五味加姜辛半夏杏仁汤。若上证兼见"面热如醉，此为胃热上冲熏其面，加大黄以利之"（十二·40），方名苓甘五味加姜辛半杏大黄汤。上述5方，皆重用茯苓为主药，取其淡渗化饮并能健脾之功。

（2）治疗皮水：水与饮，异名而同类，水饮停留一处者曰痰饮，如《金匮要略·痰饮病》证治；水饮泛滥周身者曰水气，如《金匮要略·水气病》证治。经方治疗痰饮病除了上述5方之外，还有苓桂术甘汤、肾气丸、木防己汤去石膏加茯苓芒硝汤、小半夏加茯苓汤、五苓散，以及附方《外台秘要》茯苓饮6方皆用茯苓。这些方都体现了"病痰饮者，当以温药和之"（十二·15）的法则。治疗水气病的十来首方子，只有治疗皮水的防己茯苓汤一方用了茯苓。原文曰："皮水为病，四肢肿，水气在皮肤中，四肢聂聂动者，防己茯苓汤主之。"（十四·24）该方重用茯苓六两，防己、黄芪、桂枝各三两，甘草二两。尤在泾解释得好，他说："防己、茯苓善驱水气，桂枝得茯苓，则不发表而反行水，且合黄芪、甘草，助表中之气，以行防己、茯苓之力也。"

（3）治疗梅核气：痰湿与水饮，皆阴寒之物，但稠者为痰，稀者为饮。《金匮要略》之半夏厚朴汤治疗"妇人咽中如有炙脔"（二十二·5）之证，方中使用茯苓的目的是健脾利湿，以绝生痰之源。

（4）治疗胸痹：《金匮要略》曰："胸痹，胸中气塞，短气，茯苓杏仁甘草汤主之……"（九·6）该方所治胸痹乃由饮气阻塞胸肺所致，方以杏仁宣肺利水，茯苓淡渗利水，少量甘草和中。

（5）治疗厥冷：茯苓所治之厥冷，乃因饮邪阻遏阳气所致，这样的方剂有2首。《伤寒论》曰："伤寒厥而心下悸，宜先治水，当服茯苓甘草汤……"（365，方见73）。本方证乃水饮闭阻阳气而手足厥冷，水停于胃则心下悸。该方用茯苓配合桂枝、生姜、甘草温胃化饮，通阳利水。这体现了"通阳不在温，而在利小便"之法。《金匮要略》曰："寒气厥逆，赤丸主之"

（十·16）。该方证病机，当为脾肾阳虚，水饮内盛，寒气夹水饮闭阻阳气所致腹痛、肢冷等。该方用茯苓伍半夏化饮止呕，乌头、细辛散沉寒痼冷，四味研末，炼蜜为丸，朱砂为衣，具有镇逆之功。该方中三味药皆有毒（后世于金元时期，始将乌头与半夏列为"十八反"之列），作为丸散服之，应慎用。

（6）治疗心下痞满：茯苓所治之心下痞满乃饮停中焦所致。茯苓健脾利水，导水下行，水去则痞满自除。这样的方证有四，即桂枝去桂加茯苓白术汤、苓桂术甘汤、木防己去石膏加茯苓芒硝汤、小半夏加茯苓汤。

（7）治疗呕吐：茯苓所治之呕吐，亦是停饮所致，由于饮停于胃，胃气不降而上逆，遂发生呕吐。治之方剂，除上述之小半夏加茯苓汤外，还有3首：①猪苓散：主治"呕吐而病在膈上……"（十七·13）因饮停而呕吐。该方用茯苓、猪苓、白术三味等份为散，健脾利水。②茯苓泽泻汤：主治"胃反，吐而渴欲饮水者"（十七·18）。此乃一时性停水而引起的呕吐，与大半夏汤所治"脾伤则不磨，朝食暮吐，暮食朝吐，宿谷不化"（十七·5）之"胃反呕吐者"（十七·16）不同。该方重用茯苓配白术、甘草、泽泻、桂枝、生姜和胃以止呕。③五苓散：适用于下焦蓄水，水气上逆，以及中焦停水之水逆证所致之呕吐。

（8）治疗悸动：悸包括心悸、心下悸及脐下悸三种情况，皆由饮邪停蓄而致。①治心悸。上述治疗"卒呕吐，心下痞，膈间有水，眩悸"（十七·30）之小半夏加茯苓汤证，其中"眩悸"之"悸"即心悸，为水气凌心也，加茯苓者，取其健脾利水以宁心。②治心下悸。除了前述的茯苓甘草汤治疗"厥而心下悸"外，真武汤亦治"心下悸"。③治脐下悸。有2方：一是《伤寒论》曰："发汗后，其人脐下悸者，欲作奔豚，茯苓桂枝甘草大枣汤主之。"（65）该方重用茯苓半斤先煮之，利水之力更专。二是《金匮要略》曰："假令瘦人，脐下有悸，吐涎沫而癫眩，此水也，五苓散主之。"（十二·31）该方证为膀胱气化不利，水无出路，反逆而上泛证候，故用五苓散化气利水治之。此外，理中丸方后曰："悸者，加茯苓二两。"此与上述5方相同，亦取茯苓利水定悸之功。

上述八点，痰饮、水气所致诸多病症，或支饮在肺之咳喘，或水气在皮肤之水肿，或痰气交阻在咽之异物感，或饮阻于胸之气塞、短气，或水阻阳气不行之厥冷，或饮停中焦之痞满、呕吐、心下悸，以及水气凌心之心悸与水动于下之脐下悸等，皆以茯苓甘淡之性，健脾利水，如此健脾与利水兼顾之功，真乃"圣药"也。

2. 健脾益气治脾虚湿盛证　《名医别录》曰茯苓能"长阴，益气力"，即具有健脾益气之功。脾主运化水湿，脾虚则生湿，湿盛伤脾则脾更虚，所以脾虚与湿盛互为因果。茯苓既能健脾益气，又能利湿健脾，故可用于脾虚湿盛所致以下病症：

（1）治疗脾虚证：经方用茯苓治疗脾虚的方剂有2首：一是薯蓣丸，主治"虚劳诸不足，风气百疾"（六·16）。该方用扶正与祛邪药21味，其中就有后世所谓的"四君子汤"成分，即以茯苓与诸药并用健脾益气。另一方是桂枝茯苓丸，主治"妇人宿有癥病"（二十·2）而下血者。该方于桂枝、丹皮、芍药、桃仁之化瘀而止血的组合中用茯苓，乃利湿健脾以扶助正气。

（2）治疗脾湿证：用茯苓治疗脾虚湿停证的方剂亦有2首：一是当归芍药散，主治"妇人怀娠，腹中疞痛"（二十·5）。即妇人妊娠肝脾不和的腹中痛证。所谓肝脾不和，是在胎孕期间肝郁血虚与脾虚湿盛两端。该方用茯苓、白术、泽泻健脾渗湿，芍药、当归、川芎养血疏肝，全方两调肝脾。另一方是侯氏黑散，适用于肝旺脾虚湿盛之体，受外风侵扰而引动内风之证，该方用茯苓及人参、白术等益气健脾化湿。

（3）治疗寒湿痹证：用茯苓治疗寒湿痹证的方剂亦有 2 首：一是附子汤，适用于少阴元阳大虚，气机运行无力，寒湿留滞所致"身体痛，手足寒，骨节痛，脉沉者"（305）。该方重用附子二枚，佐以芍药，刚柔相济而温阳止痛，茯苓、白术健脾利湿，人参补益元气。另一方是甘草干姜茯苓白术汤，适用于寒湿侵袭于腰部的"肾着之病，其人身体重，腰中冷……腰以下冷痛"（十一·16）等特点。该方四味"不在温肾以散寒，而在燠土以胜水"（尤在泾），即四药合用有温中健脾祛湿而治肾着之功。

3. 通利小便治小便不利　《本经》曰茯苓"利小便"，故仲景常用其治疗小便不利。小便不利之成因复杂，经方用茯苓通利小便所治的病证如下：一是治膀胱气化不利之方五苓散。二是治黄疸病小便不利之方茵陈五苓散。三是治阳明热盛伤阴，或少阴热化伤阴，水热互结小便不利之方猪苓汤。四是治上焦燥热、下焦阳虚寒水不化所致小便不利之栝蒌瞿麦丸。五是治"妊娠有水气，身重，小便不利，洒淅恶寒，起则头眩"（二十·8）之葵子茯苓散。六是治肾虚小便不利之肾气丸。此外，小柴胡汤方后曰："心下悸，小便不利者，去黄芩，加茯苓四两"；小青龙汤方后曰："若小便不利，少腹满者，去麻黄，加茯苓四两"；四逆散方后曰："小便不利者，加茯苓四分"等，均取茯苓利小便之功。所谓小便不利，指小便量少或排尿不畅。多因三焦气化不利，水停于下，甚则泛滥周身。取茯苓甘淡之性，健中源，益脾气，利小便。

4. 健脾宁心治心神不安　《本经》曰茯苓治"忧恚，惊邪，恐悸……久服安魂魄，养神"。经方中有 2 首取如此之功：①酸枣仁汤：主治"虚劳虚烦不得眠"（六·17），其失眠乃因虚所致。虚证之因，无非阴血虚与阳气虚两端。该方以酸枣仁为君药养血安神，川芎为血中气药，知母养阴清热，可见该方证以阴血虚为主，而茯苓与甘草皆味甘健脾，补气血生化之源以利养心安神。②茯苓四逆汤：主治"发汗，若下之，病仍不解，烦躁者"（69）。顺文解义，病因误用发汗外虚阳气，又因误下内伤阴液，阴阳俱虚，水火不济，故生烦躁。该方以四逆汤扶阳，茯苓、人参救阴。若深入分析，整体把握，《伤寒论》许多方证乃"病痼疾，加以卒病"（一·15）之慢性久病与新病并病之证候。第69条所述很可能是如此证候。该方以茯苓为君药，盖取其补益为主。

综上所述，经方中用茯苓者37首，主治脾虚湿盛所致的许多病证，所入剂型包括丸、散、汤剂。由于茯苓药性平和，治重病用之为君时，应适当加大剂量，才能显示其标本兼治之功用。

大黄《本经·下品》

大黄，其性寒凉，味虽苦（只微苦而不涩，嚼之发黏者佳，有油性）而带清香之气，入气分亦入血分，善治一切里实热证。临床用之，"凡蕴热之症，脏腑坚涩，直肠火燥而大便秘；痈肿初发，毒热炽盛而大便结；肥甘过度，胃火盛而大便结；纵饮太盛，脾火盛而大便结，必用苦寒，以大黄可也。至若跌扑损伤，血有所瘀，闭而不行，用桃仁、红花之剂，必加酒炒大黄。又有阳明胃火，痰涎壅盛，喉闭乳蛾，腮颊肿痛连及口齿，用清痰降火之剂，必加姜制大黄。若光明科以之治目，在时眼初发时，以之泻火可也；疮肿科以之散热拔毒，在红肿时解毒可也"（《本草切要》）。大黄"欲速者生用，泡汤便吞；欲缓者熟用，和药煎服"（《本草正》）。其内服、外用可治疗各科多种病证。

经方有31首用大黄，另有1首在加味法中用及。这32首方对《本经》所述大黄的主治功效运用得丰富多彩。归纳起来，述其要点，即"推陈致新"《本经》四个字；分而言之，则为"六大功用"，分析如下：

1. 荡涤肠胃　仲景以大黄"荡涤肠胃"者有5方，著名的大、小、调胃三承气汤是对《本经》所谓大黄"荡涤肠胃"的绝妙运用，主治邪热转属阳明与肠间糟粕互结所形成的"胃家实"（180）证，后人称为阳明腑实证。三方皆以大黄"荡涤肠胃"为主。其中大承气汤配伍枳实、厚朴疏通气机，并用芒硝软坚泻下，四药相合，其攻下实热，荡涤燥结之力最为迅猛，主治大便燥结，甚者热结旁流，脐腹胀痛，潮热谵语，手足濈然汗出等阳明腑实重证。若大承气汤减去芒硝，名曰小承气汤，适用于阳明腑实证中气滞较甚者。若大承气汤减去枳、朴，加甘草，名曰调胃承气汤，适用于阳明腑实证中燥结较甚者。另外，以小承气汤加麻仁、杏仁、芍药，变汤剂为蜜丸，名曰麻子仁丸，变攻下之方为润下之剂，适用于胃热津亏所致的大便坚，小便数之脾约证。对于邪热蕴结少阳胆腑证，仲景以大柴胡汤主之，该方用大黄者，使胆腑邪热假道阳明泻之可也。上述可见，仲景对于大黄"荡涤肠胃"的灵活运用可谓高妙！

2. 通利水道 《本经》曰大黄"通利水谷"，其通谷道之功已如上述，而利水道为何?《素问·灵兰秘典论》曰："三焦者，决渎之官，水道出焉。"张景岳解释说："决，通也；渎，水道也。上焦不治，则水泛高原；中焦不治，则水留中脘；下焦不治，则水乱二便。三焦气治，则脉络通而水道利，故曰决渎之官。"张仲景以大黄利水道有下列4方：①大陷胸汤：由大黄、芒硝、甘遂组成，三药共奏破结逐水之功。主治水与热邪互结于上中二焦或波及下焦所致的"结胸热实，脉沉而紧，心下痛，按之石硬"，或"有潮热，从心下至少腹硬满而痛不可近者"。②大陷胸丸：由大陷胸汤加葶苈子、杏仁、白蜜组成。此方改汤为丸，并加入葶苈子、杏仁宣泻肺气，白蜜缓和泻下之性。适用于结胸证邪结高位兼见"项亦强，如柔痉状"。③厚朴大黄汤：由厚朴、大黄、枳实组成，三药相合，泻实涤饮。主治"支饮胸满者"。④己椒苈黄丸：由防己、椒目、葶苈、大黄组成，蜜和为丸，疏通二便。主治"肠间有水气"证。上述可知，大黄即通大便，又利小便。其通利水道之功应引为重视。

3. **下瘀血、血闭**　仲景对《本经》所谓大黄"下瘀血、血闭"的运用达到炉火纯青的境界。分述如下：

（1）治"太阳随经瘀热在里"的蓄血证：《伤寒论》中治疗蓄血证的 3 个方剂均使用了大黄：一是桃核承气汤，该方由大黄与桃仁、桂枝、芒硝、甘草相配，适用于少腹急结，其人如狂之蓄血轻证；二是抵当汤，该方由大黄与桃仁、水蛭、虻虫相合，适用于少腹硬满，其人发狂，脉沉涩有力，或见身黄之蓄血重证；三是抵当丸，即抵当汤减少水蛭、虻虫用量，加大桃仁用量，其大黄用量不变，改汤为丸，变峻攻为缓攻之剂。

（2）治湿热疫毒深入血分的"瘀热"发黄证：《金匮要略》中治疗黄疸病有 3 个方剂用及大黄：一是茵陈蒿汤，该方由大黄与茵陈、栀子相配，主治"瘀热以行"（十五·1）所致的"寒热不食，食即头眩，心胸不安，久久发黄为谷疸"（十五·15）者。二是栀子大黄汤，方由大黄与栀子、枳实、豆豉相合，主治"酒黄疸，心中懊憹或热痛"（十五·15）等证。三是大黄硝石汤，该方由大黄与硝石、栀子、黄柏相伍，主治"黄疸腹满，小便不利而赤，自汗出"（十五·19）等瘀热重证。三方所治，虽病因、病机及病情有所不同，但以大黄通利二便，攻除瘀热则一。

（3）治肠痈瘀热证：《金匮要略》治疗热壅气滞，营血瘀结于肠中所致的急性肠痈，证见振寒发热，"少腹肿痞，按之即痛"（十八·4），甚至拘急而痛甚拒按等，以大黄牡丹汤主之。该方由大黄、牡丹皮、芒硝、桃仁、瓜子（冬瓜仁）组成，共奏泄热逐瘀之功。

（4）治妇人瘀血病：《金匮要略》中治疗妇人杂病及产后病用大黄者有 3 方：一是抵当汤，主治"妇人经水不利下"（二十二·14）而属于瘀结实证者；二是大黄甘遂汤，该方以大黄破瘀，甘遂逐水，阿胶补虚养血，攻补兼施，主治产后"水与血俱结在血室"（二十二·13）而表现为"少腹满如敦状"等症；三是下瘀血汤，该方中大黄、桃仁、䗪虫三药相合，攻血破瘀之力颇猛，用蜜为丸，缓其攻破之性，主治产后"腹中有干血著脐下"（二十一·6）所致的"腹痛"等症；该方"亦主经水不利"因瘀血者。产后多为虚证，但亦有虚实夹杂证或以实证为主者。仲景以攻逐之方治产后之病，可见其辨证（病）论治的求实精神和胆大心细的医疗作风。

4. 破癥瘕积聚 仲景以大黄"破癥瘕积聚"《本经》者有2方：一是大黄䗪虫丸，该方以大黄与䗪虫、虻虫、水蛭、桃仁等逐瘀药和干地黄、芍药、甘草等补虚药相配伍，主治五劳七伤，正虚久瘀所致的"内有干血"（六·18）之病证。二是鳖甲煎丸，该方以鳖甲软坚散结为主，配大黄、桃仁、䗪虫、蜣螂等破瘀药与人参、阿胶、芍药等补虚药并用，攻补兼施，扶正祛邪，主治疟病日久不愈，反复发作，正气渐虚，假血依痰，居于胁下，"结为癥瘕，名曰疟母"（四·2）之病证。

5. 调中去宿食 若宿食为病，《金匮要略·宿食病》篇以大承气汤主治。《伤寒论》曰："大病差后，劳复者，枳实栀子豉汤主之。"（393）方后注："若有宿食者，内大黄如博棋子大五六枚，服之愈。"这是仲景运用大黄"荡涤肠胃"或"调中化食"《本经》以除"宿食"的最好注脚。

6. 治邪实寒热 大黄苦寒，治病以泻实为主，故《本经》所谓大黄治"寒热"者，乃指邪热壅实而言。例如：大陷胸汤证之"日晡所小有潮热"（137）者，乃水热结实所致也；大承气汤证之"潮热"（208、209、212）者，乃腑气壅实所致也；大柴胡汤证之"往来寒热"（136）者，乃"热结在里"所致也；抵当汤（丸）之"有热"（126）者，乃"瘀热在里"（124）

所致也；茵陈蒿汤证之"寒热"（十五·13）者，乃湿热疫毒深入血分，"瘀热以行"（十五·1）所致也；大黄牡丹汤证之"时时发热，自汗出，复恶寒"（十八·4）者，乃邪热瘀结于肠中所致也；大黄附子汤证之"发热"（十·15）者，乃寒实内结阳被寒郁所致也；苓甘五味加姜辛半杏大黄汤证之"面热如醉"（十二·40）者，乃"胃热上冲熏其面"所致也。上述八种方证，无一非里实热证，故诸方配伍大黄通里泻实，内脏调和，则体表之振寒发热自愈。《黄帝内经》反复告诫："治病必求于本"，此之谓也。

7. 推陈致新，安和五脏　人的生命活动就是一个新陈代谢，吐故纳新的过程。大黄的上述种种功用，可归纳为"推陈致新"。邪实得去，正气自安，故云"安和五脏"《本经》也。

总之，大黄之功至大至广，神奇之药也！既可救治危急重证，如"良将"之勇，一战成功；又可调治慢性痼疾，如"良相"之谋，安抚八方。临证运用之时，全在于灵活变通，神明善变，则大黄出将入相之功发挥无遗矣。

术《本经·上品》

术，古人不分苍术、白术，《本经》与《名医别录》均记载为"术"。故仲景书中白术之白字，显系后人所加。我们在使用经方时，不应拘泥于书中之白术，而应据具体情况，分别选用白术或苍术。盖"苍术苦辛气烈，白术苦甘气和"（《本草纲目》）。"白术守而不走，苍术走而不守，故白术善补，苍术善行"（《玉楸药解》）。由于苍术苦温而辛（气芳香，味微甘而辛苦），辛烈开腠，则燥湿发汗之功胜于白术；白术苦温而甘（气香，味甜微辛，略带黏液性），甘缓健脾，则补中除湿之力胜于苍术。白术"既能燥湿实脾，复能缓脾生津……为脾脏补气第一要药"（《本草求真》），为"安脾胃之神品"（《本草经疏》）。

白术之治，总不离脾虚与湿盛两个方面，脾旺健运则湿自化，湿化亦有利于脾气的恢复，这实际是一个问题的两个方面。

经方中用术之方有29首，还有1方后加味法中用之，共计30首。这些方中用术，后人多习称白术。但临证时应如上所述之区别，或用白术，或用苍术，分析如下：

1. 健脾益气治失摄证 脾能摄津统血，脾虚不摄可以造成吐利、遗泄、失血等证，术功擅健脾，故能治之。

（1）治霍乱吐泻：《伤寒论》曰："霍乱，头痛，发热，身疼痛，热多欲饮水者，五苓散主之；寒多不用水者，理中丸主之。"（386）此为霍乱兼表证两种情况的治法。前者里虚不甚，故表里同治；后者里虚为重，故先里后表。五苓散与理中丸的组成中均有白术，前者属于气化不利，水湿偏渗胃肠而致，故用白术配桂枝、茯苓、猪苓、泽泻通阳化气，淡渗利湿，兼解表邪；后者属中阳不足，因寒湿内盛所致，故以白术配人参、干姜、甘草温中健脾，益气燥湿。应当明确，若脾气虚寒，清阳不升、浊阴不降，既可吐逆，又可泻利。治病求本，或吐或泻，适当配伍，皆可用白术。比如理中丸方后加减法曰："……吐多者去术加生姜三两，下多者还用术。"此乃健脾止泻之法。当归生姜羊肉汤方后注："……痛多而呕者，加橘皮二两，白术一两。"此理气健脾止呕之法。

（2）治下利：治疗脾虚下利的方剂除上述之五苓散和理中丸外，还有3首方剂用及白术：①桂枝人参汤：适用于脾虚下利而兼风寒表证者。该方实际上是理中汤加桂枝，用理中汤健脾燥湿止泻，用桂枝解散表寒，其用白术的目的与上方理中丸相同。②麻黄升麻汤：此方适用于肺热脾寒证。肺热故见"喉咽不利，唾脓血"（357）；脾寒故见"泄利不止"。其用白术为脾寒下利而设，因属脾寒，故白术与干姜、桂枝、茯苓、炙甘草配合温脾散寒化湿止利，又因有肺热，故方中用了升麻、石膏、知母等清透的药物。③真武汤：适用于脾肾阳虚湿盛之少阴病下利等证。该方由白术配附子、生姜、茯苓、芍药所组成，具有温脾肾之阳而利水之功。总之，白术是治疗脾虚湿泻的首选药物，经方一般与淡渗利湿药茯苓、泽泻等相配，若虚甚者可加配人参、甘草；中寒者加配干姜；肾阳不足者，与附子相配。

（3）治遗精：《金匮要略》天雄散缺少主治证候。《方药考》认为"此为补阳摄阴之方，治男子失精，腰膝冷痛"。《外台秘要》亦用该方治疗男子失精证。天雄散重用白术与天雄、桂枝、龙骨相配，健脾补肾，固精止遗。这说明，白术经过适当配伍可以起到固精止遗之功。

（4）治便血：《金匮要略》黄土汤治疗脾虚便血证，这是经方家在《黄帝内经》"脾统血"理论指导下创立的著名方剂。该方用白术协助灶心黄土并配附子温中健脾，恢复了脾统血的功能，血自归经；还以地黄、阿胶、黄芩养血宁血止血，标本兼顾，故疗效肯定。

2. 健脾运湿治小便不利　水液在体内代谢的最终产物形成小便，经由膀胱排出体外。水液在体内代谢的过程相当复杂，其中脾主运化水湿，是十分重要的一环，所以后人说脾制水。因此，脾虚可以直接或间接影响水液的代谢，从而引起小便不利。白术具有健脾运湿的功能，为治疗小便不利的常用药。经方中用白术治疗小便不利的方剂有如下7首：①五苓散：该方证乃太阳经腑受邪，气化不畅，小便不利者。②茵陈五苓散：该方证乃黄疸病，湿盛，小便不利者。③真武汤：该方证乃脾肾阳虚，导致水气泛滥，小便不利者。④越婢加术汤：该方证乃水气病由于脾虚不能运化水湿，肺失宣肃不能通调水道、下输膀胱而小便不利者。治宜越婢汤（麻黄、石膏、生姜、大枣、炙甘草）清宣郁热，加术协助越婢汤健脾利水。⑤《伤寒论》曰："服桂枝汤，或下之，仍头项强痛，翕翕发热，无汗，心下满微痛，小便不利

97

者，桂枝去桂加茯苓白术汤主之。"（28）此为脾失健运小便不利兼营卫不和证，故该方以白术配茯苓健脾利水，以桂枝汤去桂（水饮内停所致营卫失和，故去桂）调和营卫。⑥茯苓戎盐汤：该方乃针对淋病之劳淋而设，方以白术配茯苓健脾渗湿，并用戎盐引药入肾，此为缓以治本的原则。⑦甘草附子汤：若风寒湿痹骨节疼痛，且表里阳气俱虚，表现汗出恶风，小便不利，或身体微肿等，用甘草附子汤治之，方中白术与桂枝、附子、甘草配合助阳化湿，外散内利。

上述 7 首方剂，所治病证病因病机不同，但证候特点皆有小便不利，而小便不利与脾病有关，故处方中皆配伍白术补气健脾、运化水湿。现代药理表明：白术有明显而持久的利尿作用。如此功用，乃通过健脾，恢复了脾之运化水湿的功能而利水也。但必须辨证用之，适当配伍，才能药尽其用。

3. 健脾化饮治饮停证 水与饮者，异名而同类也。仲景书将痰饮病与水气病分为两篇，以痰饮病多为饮邪停留局部，水气病则多为水邪泛溢周身，二者成因既有相同之处，又有所不同，故治当具体病情具体分析，使所处方药更加切合病情，才能取得最佳疗效。经方使用白术治疗痰饮病的方剂共 5 首：①枳术汤：该方证乃饮停中焦，阻遏升降之机，证见"心下坚，大如盘，边如旋盘，水饮所作"（十四·32），治用白术健脾化饮与枳实行气散结相合，即枳术汤。后世补土派之集大成者李东垣将该方改为丸剂，治疗脾虚停食证，效果颇佳，可谓师古而不泥古之典范。②泽泻汤：该方证乃饮停中焦，水气上乘清阳而见眩晕之证者。方中重用泽泻利水消饮，少佐白术健脾利水。高学山形象地比喻说："泽泻利水而决之于沟渠，白术培土而防之于堤岸。"③苓桂术甘汤：该方证乃饮停中焦兼水饮上逆而现胸胁支满，气上冲胸，目眩等症者。方用白术配桂枝、茯苓、甘草通阳健脾，利水降冲。④茯苓泽泻汤：该方证乃胃有停水而表现"吐而渴欲饮水者"（十七·18）。该方即苓桂术甘汤加和胃止呕的生姜与导水下行的泽泻，则降逆利水之功更强。⑤猪苓散：治脾虚水津不布而"思水者"（十七·13），方用白术、猪苓、茯苓三味等分为散，健脾利水，使脾气健旺则能升清止渴。

4. 健脾养胎治胎动不安　妇人妊娠后，所需营养增加，脾胃的负担必然加重，营养一旦匮乏，胎儿就难保全。白术能益气健脾，故常被用来安胎。经方中安胎用白术的有 3 首：①白术散：该方用白术与蜀椒、牡蛎、川芎相配而成，共奏温中健脾燥湿之功，适用于脾虚湿盛而致胎动不安者；②当归散：该方由白术配当归、川芎、芍药、黄芩组成，具有健脾清热，养血疏肝之功，适用于血虚湿热胎动不安者；③当归芍药散：该方由白术配茯苓、泽泻、当归、川芎、芍药组成，具有养血调肝，健脾利湿之功，适用于肝脾不和，血虚脾湿所致的胎动不安，以及妊娠腹痛与"妇人腹中诸疾痛"（二十二·17）。仲景首开白术安胎之先河，后世效法之取得良好效果，故白术被后人称为"安胎圣药"。

以上所述治疗脾虚之失摄证、小便不利、停饮、胎动不安四种病证所用之"术"，应当用"守而不走……善补"的白术为宜，不宜使用苍术。

5. 健脾祛湿治痹证　痹者闭也，多因风、寒、湿三气杂至而为病。苍术功擅祛湿，适宜痹证以湿邪为著者。经方用术治疗下列痹证，可酌情选用苍术或白术。

（1）治湿痹于表：经方用术治疗湿痹于表的方剂有 2 首：①麻黄加术汤：该方主治湿痹于表之表实证。《金匮要略》曰："湿家身烦痛，可与麻黄加术汤发其汗为宜，慎不可以火攻之。"（二·20）该方用麻黄汤发散风寒，加术祛湿。②防己黄芪汤：该方用白术配防己、黄芪、甘草益气固表除湿，少加生姜、大枣和营卫，适用于湿痹于表之表虚证。前方取其发散，可用苍术；

后者兼取益气固表，似应以白术为佳。

（2）治阳虚湿痹肢节：用白术治疗这类病证的方剂有4首：①白术附子汤：适用于风湿病服了桂枝附子汤之后，风去湿减者善后调理之方。该方用白术配伍附子温经祛湿，姜、枣调和营卫，甘草调和诸药。②甘草附子汤：该方证前已论述。前乃治水，此为治湿，以《本经》曰术"治风寒湿痹"，《名医别录》又曰术"消痰水，逐皮间风水结肿"。③附子汤：该方证乃少阴元阳大虚，寒湿留滞而身体骨节疼痛之证。方中用白术配附子、人参、茯苓、芍药，大补元阳，祛湿通痹。④桂枝芍药知母汤：该方适用于风湿久痹，气血已衰，身体瘦弱，关节肿大而疼痛等。方中用白术配附子、麻黄、桂枝、防风、生姜散表里之湿而助阳，配芍药、知母清热养阴，甘草调和诸药，共奏祛风除湿、温经宣痹、养阴清热之功。

上述4首方证，皆痹证因阳气已虚，虽有兼风者，亦不宜过度发散。其配伍特点是：阳气已虚，故均与附子相伍，少佐甘草；若属少阴元阳大虚，甘草缓不济事，必须加用人参；若兼风者多配桂枝，需要宣痹者还可加用麻黄、防风与生姜；若阴血已伤者配知母与芍药，以滋阴清热。总以切合病情为要。

（3）治湿痹腰部：经方还有1方，即甘姜苓术汤，又称肾着汤，主治寒湿痹阻于腰部。其突出的证候特点是身重腰冷，腹重如带五千钱等。方用白术配茯苓、干姜、甘草，健脾温中祛湿。对于此方之方义，尤在泾解释贴切，他说：此方"不在温肾以散寒，而在燠土以胜水"。尚应特殊说明，《名医别录》曰术能"利腰脐间血"，如此功用，有待深究。

上述之外，还有两个大方之中用白术补脾之功，一是主治"大风"的侯氏黑散，用药14味；二是主治"虚劳诸不足，风气百疾"（六·16）的薯蓣丸，用药21味。皆不做详解。

麻黄 《本经·中品》

麻黄，味辛微苦而性温（气微香，味微苦涩，以苦涩者为佳），为发汗解表、止咳平喘主药，并有宣化痰饮、宣肺利水、宣湿通痹、发汗透黄等多种功效。邹澍《本经疏证》总结说："麻黄气味轻清，能彻上彻下，彻内彻外，故在里则使精、血、津液流通，在表则使骨节、肌肉、毛窍不闭，在上则咳逆、头痛皆除，在下则癥坚积聚悉破也。"

经方中有 29 方用及麻黄，主治病证与功效如下：

1. 发汗解表　《本经》曰麻黄"治中风伤寒头痛"，又曰"发表出汗"，说明麻黄功擅发汗解表，"为治感第一要药"（《本草正义》）。仲景深谙于此，将麻黄与不同药物配伍，应用于表实证或伴有兼证。

（1）治疗太阳伤寒表实证：经方中使用麻黄治疗太阳伤寒表实证，一般与桂枝相配，这样可以增强其发汗解表之力。《本草正义》指出："以麻黄与桂枝并行，乃为散寒之用，若不与桂枝同行，即不专主散寒发汗矣。"再与杏仁、甘草相配，即麻黄汤，适用于太阳伤寒表实证。若太阳伤寒表实证兼有经输不利而项背强几几，可用麻黄与葛根相配，加入桂枝汤内，即葛根汤。由于葛根汤能发汗解表，疏利经输，兼能升阳止利，故又治疗太阳与阳明合病而见下利者。若太阳与阳明合病"不下利，但呕者"，可用葛根汤加半夏和胃止呕。若太阳伤寒留恋日久，正虚邪微者，可用麻黄汤与桂枝汤各取三分之一的量，方名桂枝麻黄各半汤，轻散外邪，小发其汗。若邪气更加轻微，可再减麻黄汤之量，即是桂枝二麻黄一汤。这两方充分说明，经方药量的大小应随病情之轻重而定。有些人以为药量大是经方的特点，有失偏颇。

（2）治疗伤寒表实兼内热烦躁证：若内有蕴热复感风寒，

或风寒之邪闭郁，邪气入里化热，便形成外有伤寒表实之无汗、身疼痛、脉浮紧等，内有阳郁之烦躁等，此乃表寒里热俱重的大青龙汤证。大青龙汤以麻黄汤为基础，外散郁闭之风寒；加石膏清内热之烦躁，因担心石膏寒凉伤胃，故又加了生姜、大枣护中。若表寒里热俱轻证，可用桂枝二越婢一汤治之，此方较大青龙汤少杏仁加芍药，并减其量，可视为大青龙汤变方，微发其汗，兼清其热。

（3）治疗伤寒表实兼内饮证：外有风寒束表，内有寒饮停蓄，可用小青龙汤治疗。小青龙汤既用麻黄配桂枝、芍药解表调营卫，又用干姜、细辛、半夏、五味子等温阳化饮，成为治疗外寒内饮的祖剂良方。

（4）治疗太少两感证：即太阳与少阴两经同时受邪而发病。由于少阴阳气较虚，外袭肌表的风寒之邪直入少阴，遂成两感之证。该证可见恶寒发热无汗，而脉反沉。若病程较短，表实较甚而阳虚较轻者，可用麻黄细辛附子汤，方以麻黄散太阳之表寒，附子温少阴之里虚，细辛搜剔太阳少阴表里之寒。若病程较久，表邪轻而少阴之阳虚较甚者，可用麻黄附子甘草汤，甘草外可缓麻黄发散之性以防伤正，内可合附子辛甘化阳，以助少阴之里。

综上所述，经方中用麻黄解表发汗的方剂共11首。其配伍特点是：专为发汗者，多与桂枝相配，陶弘景说麻黄"用疗伤寒解肌第一"，即指此配伍而言。若兼项背强几几或下利者，配葛根；兼呕吐者，加半夏；兼内热烦躁者，与石膏配伍；兼阳虚者，多与附子配伍；兼内有寒饮者，常配合干姜、细辛、半夏、五味子。

2. 止咳平喘 《本经》明确指出麻黄能"止咳逆上气"，所以经方多用麻黄宣肺止咳平喘。这样的方剂共有7首：①麻黄汤：适用于风寒袭表，皮毛闭塞，肺气失宣之咳喘证。该方用麻黄配桂枝重在散寒，并用杏仁宣降肺气，炙甘草为佐。②麻黄杏仁甘草石膏汤：适宜于邪热壅肺咳喘证。该方由麻黄汤易桂枝为石膏以清热。二方仅一味之差，变辛温解表之方为辛凉清肺透邪之剂，真乃神圣之笔。③小青龙汤：该方所治证候特点是外感风寒，内夹寒饮。方中用麻黄既与桂枝温散表寒以发表，又与干姜、细辛、半夏温化寒饮以治咳喘。该方在临床应用时，不兼表证者亦可应用，只是应当适当减少麻黄用量。④小青龙加石膏汤：适用于寒饮化热者，以小青龙汤温化寒饮，加石膏清透内热。⑤厚朴麻黄汤：该方即小青龙加石膏汤去桂枝、芍药、甘草，加厚朴、杏仁、小麦而成，适宜"咳而脉浮"，胸满闷甚者。厚朴为表里兼治药，详见"厚朴"解。⑥射干麻黄汤：适用于"咳而上气，喉中水鸡声"（七·6），即寒饮咳、喘、哮而以哮为主症者。该方用麻黄配生姜、细辛、五味子、冬花、紫菀宣肺化饮止咳，并用善治"咳逆上气，喉痹，咽痛"（《本经》）的射干为君药之一消痰开结利咽喉。⑦越婢加半夏汤：适用于肺胀病热饮闭肺之咳喘证。该方用麻黄、石膏辛凉相配，发越水气，兼清里热而止咳喘；生姜、半夏散水降逆，甘草、大枣安中，调和诸药。此外，由于麻黄能宣发肺气，故可治肺气郁闭之"咽喉不利、唾脓血"之证，方如麻黄升麻汤。

　　综上所述，用麻黄治咳喘配伍的特点是：平喘与杏仁相配；止咳配紫菀、冬花；寒者加桂枝，热者合石膏；需利咽喉时配伍射干；需"解百毒"（《本经》），治"喉痛口疮"（《名医别录》）时配合升麻；需化饮者配以干姜（或生姜）、细辛、半夏；胸满者合用厚朴。仲景发现麻黄有极好的平喘作用，有时单用一味平喘，方如防己黄芪汤方后注："喘者加麻黄"。

　　现代药理学实验证明，麻黄确能解除支气管痉挛，且作用缓和而持久，故能使呼吸平顺而止喘。但应注意，麻黄治喘效果虽然确实，但持续长时间服用后效力大减，所以慢性咳喘一般不宜久服，可采用间断用药法。

3. 宣化痰饮　痰饮多为阳虚不运，津液凝聚而成，麻黄辛温发散，可以宣化痰饮。

（1）治疗寒饮证：用麻黄治疗寒饮的方剂有 2 首：一是寒饮停于心下，证候较轻，仅见"心下悸者"（十六·13），用半夏麻黄丸，方以"半夏蠲饮气，麻黄发阳气"（尤在泾）。二是阳虚寒凝，气结水聚而成"心下坚，大如盘，边如旋杯"（十四·31）者，可用桂枝去芍药加麻辛附子汤治疗，该方汇集了麻黄、桂枝、细辛、附子、生姜等众多辛散之品，故能破痰饮痞块，此即《本经》说麻黄"破癥坚积聚"的真实含义。历来为《本经》注释者，或不解此义，乃不彻悟经方之故也。

（2）治疗热饮证：用麻黄治疗热饮方亦有 2 首：一是治疗溢饮的大青龙汤。该方用麻黄配桂枝、石膏、杏仁等发散外饮并兼清透内热。二是治热邪较甚，口渴欲饮之文蛤汤。该方即大青龙汤去桂枝加文蛤，其清热利水之功更增。

4. 宣肺利水　仲景书说的水气病的一部分内容即今之水肿病。水肿病的产生与肺、脾、肾三脏关系最为密切。肺失宣降，不能通调水道，即可形成水肿。麻黄宣肺通调水道，故经方亦用其治疗水肿。

（1）治疗寒水证：经方用麻黄治疗寒水之病的方剂有 2 首：一是甘草麻黄汤：该方以麻黄四两与甘草二两相合宣肺利水，为主治"里水"（十四·25）方之一。《医宗金鉴》说"里水之里字，当是皮字"。二是麻黄附子汤：该方即《伤寒论》治少阴病受寒之麻黄附子甘草汤，但在《金匮要略》中用于治疗肾阳虚复感外寒的水气病。

（2）治疗水热互结证：麻黄治疗水热互结证的方剂亦有 2 首：一是治疗风水化热的越婢汤。该方用麻黄配石膏、生姜等散水清热，以治疗"风水恶风，一身悉肿，脉浮不渴，续自汗出，无大热"（十四·23）者。二是治邪结较深，形成皮水的越婢加术汤。该方即越婢汤加上白术健脾治水，全方外散内利，治一身表里之水，以治疗"一身面目黄肿，其脉沉，小便不利"（十四·5）者。上述可见，麻黄宣肺利水之功，无论寒证与热证均可配伍应用。现代药理研究证明，本品确能利水消肿。

5. **宣湿通痹**　仲景思路敏捷，大胆实践，借麻黄发散之力，首开宣湿通痹之用。

（1）治疗风湿在表证：用麻黄治疗风湿在表之证的方剂有2首：①麻黄加术汤。该方主治"湿家身烦疼"（二·20）等症。该方"麻黄得术，则虽发汗不致多汗，而术得麻黄，并可行表里之湿"（喻嘉言）。如此配伍，正合"若治风湿者，发其汗，但微微似欲出汗者，风湿俱去也"（二·18）之原则。②麻黄杏仁薏苡甘草汤：该方适用于风湿在表已化热之证。方以麻黄汤去桂枝之辛温，加薏苡仁之甘淡微寒，变辛温发汗之方为辛凉透湿之剂。

（2）治疗风湿历节病：如此用麻黄者亦有2方：①乌头汤：该方适用于寒湿历节以"不可屈伸疼痛"（五·10）为主症者。该方麻黄配乌头，温经宣痹，散寒止痛；配芍药、甘草和血缓急止痛；方中黄芪一药两用，既能益气而助麻、乌温经止痛，又可固表而防麻黄发散太过；以白蜜煎乌头解其毒。②桂枝芍药知母汤：该方适用于历节病日久，正虚邪痹而"诸肢节疼痛，身体尪羸，脚肿如脱"（五·8）等证候。该方用麻黄配桂枝、附子、防风、白术散寒祛风化湿；又因风、寒、湿邪化热伤阴，故用芍药、知母清热养阴；甘草调和诸药。

6. **发汗透黄**　《伤寒论》曰："伤寒，瘀热在里，身必黄，麻黄连轺（连翘根）赤小豆汤主之。"（262）该方证为湿热疫毒瘀于血分之里，而营卫失调于表。应认识到：黄疸病初起，可见类似太阳表证之恶寒（实为振寒）发热等。诸如《金匮要略》所述"黄疸之为病，寒热……茵陈蒿汤主之"（十五·13）之

"寒热"，亦属于邪盛于里而影响于表之类伤寒证候。该方用麻黄、杏仁、生姜之辛温宣发，从表透黄；连翘根、赤小豆、生梓白皮之苦寒清热利湿，从里泄黄；炙甘草、大枣和中。《金匮要略·黄疸病》篇附方之《千金》麻黄醇酒汤主"治黄疸"，即一味麻黄用清酒煎服。

综上所述，经方以麻黄发汗解表、止咳平喘、宣化痰饮、宣肺利水、宣湿通痹、发汗透黄六大功用，皆麻黄宣发流通之力也。

黄芩 《本经·中品》

黄芩，苦寒（无臭，味苦），其苦味逊于黄连。可"治诸热"（《本经》），为清胎热专药。"《主治秘诀》云，其用有九：泻肺经热，一也；夏月须用，二也；上焦及皮肤风热，三也；去诸热，四也；妇人产后，养阴退阳，五也；利胸中气，六也；消膈上痰，七也；除上焦热及脾湿，八也；安胎，九也"（《医学启源》）。如此详述黄芩功用，便于临床具体运用。《滇南本草》亦总结说，黄芩能"上行泻肺火，下行泻膀胱火；（治）男子五淋；女子暴崩，调经清热；胎有火热不安，清胎热；除六经实火实热"。分析《本经》《名医别录》所载黄芩主治诸多病证，皆为热邪或湿热之邪为患，故黄芩能够清除多脏腑之火热、湿热。

经方用黄芩的方剂 26 首，仲景用其治疗多种热证如下：

1. 清透少阳胆经邪热 《本草纲目》载"杨士瀛《直指方》云：柴胡退热不及黄芩，盖亦不知柴胡之退热，乃苦以发之，散火之标也；黄芩之退热，乃寒能胜热，折火之本也。"《本草汇言》说："解肌退热，柴胡最佳，然无黄芩不能凉肌达表。"这都说明黄芩是清解少阳之热不可缺少之品，其代表方剂是小柴胡汤。该方的制方大法是祛邪（柴胡、黄芩）、和胃（半夏、生姜）、扶正（人参、炙甘草、大枣）三法并用。方中柴胡与黄芩相须为用，清少阳邪热假道太阳从肌表汗出而去，即《伤寒论》所谓"……与柴胡汤，必蒸蒸而振，却发热汗出而解"（101）。另外，柴胡桂枝干姜汤、柴胡加龙骨牡蛎汤、柴胡桂枝汤及柴胡加芒硝汤四方，均使用黄芩，亦均取其与柴胡相须为用，以清透少阳胆经邪热。这些方剂，有的兼去阳明之里实，如柴胡加芒硝汤；有的兼破结去饮，如柴胡桂枝干姜汤；有的兼去痰热镇惊，如柴胡加龙骨牡蛎汤；有的兼解太阳之表，如柴胡桂枝汤。

2. 清泄少阳胆腑邪热　《伤寒论》曰："太阳病，过经十余日，反二三下之，后四五日，柴胡证仍在者，先与小柴胡汤；呕不止，心下急，郁郁微烦者，为未解也，与大柴胡汤，下之则愈。"（103）又曰："伤寒十余日，热结在里，复往来寒热者，与大柴胡汤……"（136）综合分析可知，大柴胡汤证是少阳胆腑证（详见《仲景医学心悟八十论》之大柴胡汤证是少阳腑证论）。大柴胡汤为小柴胡汤去人参、甘草，加芍药、枳实、大黄而成，总为清泄在里之热，假道阳明下之而去。"热结在里"为何？少阳胆腑之热蕴结也。胆热从何而去？以胆管开口于肠，故胆腑之热只能假道阳明而去。还有，主治"太阳与少阳合病，自下利"之黄芩汤（黄芩、芍药、炙甘草、大枣），以及兼"呕"的黄芩加半夏生姜汤，皆为胆热内迫肠（下利）胃（呕吐）证候，故皆以黄芩为主药清泄少阳胆热。这就是《本经》所曰黄芩主治"肠澼、泄利"之意。后世将黄芩汤称为治痢之祖方。刘完素《素问病机气宜保命集》创制的治疗湿热痢之芍药汤（芍药、黄芩、黄连、当归、槟榔、木香、甘草、大黄、官桂），即师法于黄芩汤。

需要探讨和明确的是：上述黄芩汤所治"下利"，实为肠热下利；虽曰"太阳与少阳合病"，其实是病在内（肠）影响于外而表现振寒发热、周身酸楚等"状如太阳病"。仲圣透过现象抓本质，治病求本，用黄芩汤清里热，不用治太阳病之药。

3. 治肠热下利　大肠有热则逼迫津液及糟粕下奔而成下利，清其热邪，即可坚阴止利。《伤寒论》中的葛根黄芩黄连汤即其代表。此方适用于表证误下，热邪内陷大肠所致的肠热下利证。该方黄芩与黄连相配，清热于里；与葛根相合，取之辛凉解肌于表；甘草调和药性并安中。该方所治"为表里并受之病，故其法亦宜表里两解之法"（尤在泾）。

4. 治肝热证　用黄芩治肝热者有 2 方：①奔豚汤：该方证乃肝郁化热，冲气上逆所致，故该方以善治奔豚的甘李根白皮为主，清热降冲，配黄芩、葛根协助其清热平肝，合当归、芍药、川芎养血润肝。②侯氏黑散：适用于肝旺脾虚痰湿素盛，外风引动内风之证。该方用黄芩配合菊花清肝热而息风。

5. 治肺热证　《滇南本草》说黄芩"上行泻肺火"，此说可能源于经方。经方用黄芩清泻肺火的方剂有 2 首：①麻黄升麻汤：适用于肺中郁热而"喉咽不利，唾脓血"（357）及脾虚下利的上热下寒证。该方用黄芩的目的就是配合石膏、知母等清肺热。因为是郁热，故又与麻黄、升麻发越郁阳之药相伍，正合"火郁发之"之意。②泽漆汤：适用于肺中伏饮痼疾并正气亏虚，饮郁化热之咳喘证。该方用黄芩的目的，自然也是清泻肺热，但本为饮郁化热，治病必求其本，故治之重在消痰逐水，以泽漆为君药也。

6. 治胃热证　《本经》说黄芩"治诸热"，《名医别录》特别指出能治"胃中热"，说明黄芩清胃热的功效颇佳。经方中用黄芩清胃热的方剂最多，达 6 首：大黄黄连泻心汤：宋本原版此方无黄芩，但林亿等考证后认为此方应有黄芩，从临床上来看，本方加黄芩后清热之力更好，故林亿之说可从。该方中"三黄"用沸水浸渍，浊药轻投，清热降火治"心下痞"。此外，还有附子泻心汤、干姜黄芩黄连人参汤、半夏泻心汤、生姜泻心汤、甘草泻心汤五方皆用黄芩清胃热，这在后文"黄连"条中论及。

7. **治心火证**　黄芩用于清心火的方剂是黄连阿胶汤，亦于"黄连"条中详论述。

8. **治血热证**　《金匮要略》治疗血热迫血妄行所致"吐血、衄血"之泻心汤用了黄芩，亦于"黄连"条中论及。

9. **治瘀热证**　瘀血的成因复杂，对瘀血化热者，仲景往往喜用黄芩能清血分之热，这样的方剂有 2 首：①治疗癥瘕疟母的主方鳖甲煎丸。该方中用黄芩清热，并用柴胡、半夏、人参等，寓有小柴胡汤之意，所谓治疟不离少阳也。方中并用鳖甲、赤硝、丹皮、芍药、䗪虫等软坚活血之品，以去血热凝结之痞块。②治疗"内有干血"（即瘀血日久），正气亏损证候之大黄䗪虫丸。该方用黄芩配大黄清血中之热，用桃仁、水蛭、䗪虫、虻虫、干漆、蛴螬等破血化瘀，并且用芍药、干地黄、杏仁等甘润养阴药，炼蜜为丸，峻药缓攻，渐消瘀血。二方均取黄芩清血分之瘀热。

10. **治胎热证**　《金匮要略》对于妇人妊娠而血虚湿热者，治用当归散。该方中当归、芍药补肝养血，川芎舒气血之滞，白术健脾除湿，黄芩清热坚阴，合而用之，可以养血健脾，清化湿热，以奏安胎之效。朱丹溪说："黄芩、白术乃安胎圣药，俗以黄芩为寒而不敢用，盖不知胎孕宜清热凉血，血不妄行，乃能养胎，黄芩乃上、中二焦药，能降火下行，白术能补脾也。"

11. **为反佐药**　《金匮要略》用为反佐药者有 2 方，一是治疗中气虚寒，不能摄血而便血的黄土汤用黄芩，可能取其制约附子温热之性，为反佐药。二是治疗金疮（"身有疮，被刀斧所伤"）失血的王不留行散用了黄芩，亦可能取其反佐之功。这两方用黄芩是否还有特殊效用，有待研究。

关于黄芩的经方配伍，《本经疏证》概括说："仲景用黄芩有三耦（音义同"偶"，双、对也，跟"奇"相对）焉，气分热结者，与柴胡为耦（小柴胡汤、大柴胡汤、柴胡桂枝干姜汤、柴胡桂枝汤）；血分热结者，与芍药为耦（黄芩汤、大柴胡汤、黄连阿胶汤、鳖甲煎丸、大黄䗪虫丸、奔豚汤、王不留行散、当归散）；湿热阻中者，与黄连为耦（半夏泻心汤、甘草泻心汤、生姜泻心汤、葛根黄芩黄连汤、干姜黄芩黄连人参汤）。以柴胡能开气分之结，不能泄气分之热；芍药能开血分之结，不能清迫血之热；黄连能治湿生之热，不能治热生之湿。譬之解斗，但去其斗者，未平其致斗之怒，斗终未已也。故黄芩协柴胡能清气分之热；协芍药能泄迫血之热；协黄连能解热生之湿也。"邹氏上述归纳总结，切中要点，这是对"对药"相须为用的精细解析。经方之黄芩配伍除了上述"三耦"外，还可补充总结如下：黄芩与姜、夏相配，能辛开苦降清热和胃；与麻黄相配，能清解肺中郁热；与大黄相配，能泄热消痞；与当归、芍药相配，可养血清肝；与甘李根白皮相配，能清肝降逆而平冲；与白术相配，可清热燥湿而安胎；与阿胶、鸡子黄相配，能交通心肾而安神。

综上所述，经方中用黄芩组成的方剂26首，其治疗的病证有热性病发展过程中之少阳病、内科杂病诸多脏腑之热证，以及妇人妊娠胎热、外科金疮等，故《本经》曰黄芩"治诸热"也。

杏仁 《本经·下品》

杏仁，味苦性温（味苦，有特殊的杏仁味），祛痰止咳，平喘，润肠。"凡仁皆降，故（杏仁）功专降气，气降则痰消嗽止。能润大肠，故大肠气闭者可用之。考杏仁之性似无辛味，似乎只有润降之功，而无解散之力，但风寒外束，肺气壅逆，不得不用此苦降之品，使气顺而表方得解，故麻黄汤用之，亦此意耳。桃仁、杏仁，其性相似，一入肝经血分，一入肺经气分。"（《本草便读》）杏仁应为肺经气分之药，其性既升且降，善于开提肺气，畅胸快膈，从而达到祛痰止咳、降气平喘、润肠通便、宣肺利水之功用。

经方中直接用杏仁组方者 19 首，另有一方加减用之，共计 20 首。主要用于下列诸证：

1. 肃降肺气

（1）肃肺治咳喘：《本经》曰杏仁"治咳逆上气"。经方有 4 首将杏仁用于肺气上逆之咳喘证：①麻黄汤：适用于风寒表实之咳喘证。该方用杏仁配麻黄以辛开苦降，宣肃肺气而止咳平喘，桂枝配麻黄开腠发汗，甘草调和诸药。②桂枝加厚朴杏子汤：适用于中风表虚兼咳喘证。该方用杏仁配厚朴肃肺下气消痰，再用桂枝汤解肌祛风，调和营卫，是表虚咳喘之良方。上述二方皆适用于外感病之咳喘，但前者属表实，故以杏仁配桂枝、麻黄；后者属表虚，故以杏仁配桂枝、芍药。③麻黄杏仁甘草石膏汤：适用于邪热壅肺之咳喘证。该方即麻黄汤去桂枝加石膏而成，变温肺散寒定喘之功为清宣肺热定喘之效。二方仅一药之差，却寒热判然而别，经方用药之妙，全在于此。④厚朴麻黄汤：适用于外邪内热夹饮上迫于肺所致之咳喘证。该方由杏仁配麻黄、石膏、厚朴、半夏、干姜、细辛、五味子组成，具有清宣肺热化饮之功。此外，小青龙汤方后曰："若喘，去麻黄加杏仁半升，去皮尖"，则是寒饮迫肺而无热象之咳喘的治疗方法。综上所述，杏仁是肃肺降气治疗咳喘的常用药，归纳上述 4 方用杏仁之配伍：表实兼喘与麻、桂相合；表虚兼喘与桂、芍相配；肺热者配石膏；寒饮者配细辛、干姜、五味子；胸满腹胀者配厚朴。

（2）肃肺解表邪：杏仁肃肺，而肺主皮毛，故杏仁能够协助发汗药解除在表的风寒之邪。这样的方剂除上述麻黄汤外，尚有下列 5 方：①大青龙汤：适用于风寒束表兼内热躁烦证。该方以麻黄汤为基础，加石膏、生姜、大枣组成。本方证风寒郁闭较甚，故麻黄用量加倍；加石膏辛凉之性，与麻黄相协清透内热；因喘息不重，故杏仁减量。②麻黄连轺赤小豆汤：适用于伤寒表实而内蓄湿热之发黄证。该方用杏仁，既配合麻黄、生姜宣散表邪，又协助连轺、生梓白皮、赤小豆清泄湿热。由于肺为水之上源，肺气肃降，水湿便易于下行，故杏仁肃降肺气能协助清泄湿热。③治疗表邪轻证的桂枝麻黄各半汤、桂枝二麻黄一汤与治疗虚劳兼外感的薯蓣丸三方均使用了杏仁，都有协助表散之药，祛除在表之邪的用意。

（3）肃肺治风湿：杏仁肃肺利气，气行则湿邪易化，故仲景亦将杏仁用于风湿病，如此方剂有二：①麻黄加术汤：适用于寒湿在表的身烦痛等。该方中杏仁既可配合麻、桂发散风寒，又能协助白术行气化湿。②麻黄杏仁薏苡甘草汤：适用于风湿在表已有化热趋势之证。该方四味相合，微发其汗，清化湿热。

（4）肃肺化水饮：由于杏仁具有肃肺利气之功，有利于痰饮水气之证的消除，故仲景亦用其治疗痰饮病，这样的方剂共计6首：①大青龙汤：适用于溢饮夹热证。《黄帝内经》曰"邪在表者，汗而发之"，故风寒在表化热证与水溢肌表夹热证，皆以大青龙汤治之。②文蛤汤：适用于水饮病里热盛表寒轻之证，该方实际是大青龙汤去桂枝加文蛤，加强了清热利水之功，其用杏仁功用同上。③茯苓杏仁甘草汤：适用于胸痹轻证而见"胸中气塞，短气"（九·6）者。该方用杏仁宣利肺气，配合茯苓、甘草健脾利水化饮，共奏化饮理肺之功。④大陷胸丸：适用于水热互结之大结胸证偏上而见"颈亦强，如柔痉状"（131）。该方用杏仁宣通肺气，以加强大黄、芒硝、甘遂、葶苈泻热破结逐水之功。⑤苓甘五味加姜辛半夏杏仁汤与苓甘五味加姜辛半杏大黄汤：这两方均适用于支饮变证，但前者兼见"形肿"（十二·39），后者兼见"面热如醉"（十二·40）。皆用杏仁宣肺利水，皆用苓甘五味姜辛半夏汤温肺化饮，因后者兼胃热上冲而加大黄以利之。

2. 润燥、行气及反佐　杏仁质润，故经方还将它用于燥热证，这是仲景对《本经》的发展。如此方剂有 3 首：①大黄䗪虫丸：适用于干血劳证。该方用杏仁宣肺理气，气为血之帅，气行则血行，故杏仁一方面能加强大黄、䗪虫、桃仁等破瘀行血之功，另一方面可加强地黄、芍药等养阴润燥之用。②麻子仁丸：适用于脾约证。该方用杏仁降肺气而润肠道，能够加强麻仁、芍药、白蜜润燥通便之功。③矾石丸：适用于妇人湿热白带之证。该药丸用杏仁与矾石"末之，炼蜜和丸枣核大，内脏中"（阴道内），是一种外用药。该方取杏仁之滋润佐矾石之干燥，是为反佐之用。

枳实《本经·中品》

枳实、枳壳，一物也。枳实为幼果，其形小，其性较烈；枳壳为将成熟之老果，其形大，其性较缓。枳实与枳壳功用大同小异，皆性味苦酸辛而寒（气香，味酸苦），长于降气破结，主治胸膈脾胃肠气机壅滞所致之病证。运用之区别：病重势急用枳实，病轻势缓用枳壳。仲景书方中所用只言枳实。《本经》及《名医别录》所载枳实主治证候，皆属脾胃痰食积滞之患。本品破结降气，气降则痰食积滞得去。

在经方中有 17 方用及枳实，可治疗如下几种疾病：

1. 破结消胀治阳明腑实证　《名医别录》谓枳实能"破结实，消胀满"，经方用枳实治疗阳明腑实证的方剂有 3 首：①大承气汤：适用于阳明腑实重证、急证，证见潮热、谵语、便秘、手足濈然汗出等。因其证情较急，痞满燥实坚俱备，故用枳实与大黄、厚朴、芒硝相配，共奏攻下热实，荡涤燥结之功。②小承气汤：适用于阳明腑实轻证，且以气滞腹胀为主症，故用枳实配大黄、厚朴，共奏泻热通便、消滞除满之功。该方较上方不仅减去了芒硝，而且减轻了枳实、厚朴之用量，属泻下阳明腑实之轻剂。③大柴胡汤：方以枳实配大黄通腑降气；柴胡、黄芩治少阳之邪；生姜、半夏降逆止呕；白芍益阴和营，缓急止痛；大枣补中调和诸药。该方证乃少阳胆腑邪热壅实，而假道阳明泻下之法。

2. 行气除满治腹满 由于枳实能消胀满，故仲景常将枳实用于腹满、心下痞证。如上面提到的大承气汤，《金匮要略》曰："腹满不减，减不足言，当须下之，宜大承气汤。"（十·13）又曰："按之心下满痛者，此为实也，当下之，宜大柴胡汤。"（十·12）两方均用枳实消除腹满。经方中除上述两方之外，还有以下4个方证用及枳实：①厚朴三物汤：适用于宿食病化热化燥成实，腑气闭塞证候。该方与小承气汤方药组成相同，唯重用厚朴、枳实行气除满，可见其气滞为甚也。②厚朴七物汤：该方除用厚朴三物汤行气泻实除满外，另以桂枝、生姜、甘草、大枣解表和营，是腹满而兼表证的治疗方法。③枳实栀子豉汤：适用于劳复，余热复聚胸膈，兼见胃热气滞心下痞满者。该方用枳实宽中下气，配栀子、豆豉清热除烦。④栀子厚朴汤：适用于热壅中、上二焦，气滞腹满，卧起不安者。该方中用枳实、厚朴消胀满，栀子清热除烦。

3. 行气消痰除饮 《名医别录》说枳实能"除胸胁痰癖，逐停水"，所以经方常用枳实治疗痰饮病。

（1）治疗痰饮所致的胸痹心痛病：胸痹心痛产生的原因之一，是阳虚痰浊不化阻闭胸阳。仲景用枳实治疗胸痹心痛的方剂有3首：①枳实薤白桂枝汤：适用于痰饮凝聚，阻塞胸阳之胸痹，证见"心中痞，气结在胸，胸满，胁下逆抢心"（九·5）等。该方用枳实、厚朴理气消痞除满，配桂枝、栝蒌、薤白宽胸通阳豁痰。②橘枳姜汤：适用于"胸痹，胸中气塞，短气"（九·6）等。该方用枳实、橘皮、生姜三味相合，行气散结宣痹。此方与上方所治皆为胸痹，但前者较重而此轻，故方药有别。

③桂枝生姜枳实汤：适用于"心中痞，诸逆心悬痛"（九·8）等。该方三味相合，通阳气，降逆气。本方与橘枳姜汤仅一味之差，前方重在理气散结，此方以桂枝易橘皮，是加强通阳降逆之功。

（2）治疗支饮证：经方中用枳实治疗支饮证的方剂是厚朴大黄汤，适用于"支饮胸满（尤在泾认为是'腹满'）者"（十二·26）。该方用枳实四枚，厚朴一尺，大黄六两，共奏行气泻实涤饮之功。

（3）治疗水气病：经方中用枳实配白术，名枳术汤，适用于水气痞结于心下，而见"心下坚，大如盘，边如旋盘"（十四·32）等症。该方用枳实行气破结，白术健脾利水。

从以上诸方可以看出，枳实是仲景治疗痰饮的常用药之一。由于饮停部位不同，其表现或为胸痹，或为局限性心中痞塞（心中与心下病位不同，心中很可能是胸痹心痛之不典型病变），或为支饮，或为心下坚，治之均取枳实行气破结导痰之功。

4. 行气和血　经方中用枳实治疗因气郁而导致血郁的证候有3种：

（1）阳厥：各种病因导致"阴阳气不相顺接"（337），都可以表现为厥证。若阳气郁结，气郁不伸，阳气不能达于四末，故手足厥逆。主治方是《伤寒论》治阳郁"四逆"（318）的四逆散，该方用枳实合柴胡调气，芍药配甘草和血，共奏调畅气血，以达通阳解郁之功。

（2）产后腹痛：《金匮要略》曰："产后腹痛，烦满不得卧，枳实芍药散主之。"（二十一·4）该方证为产后气血郁滞，方用枳实"烧令黑，勿太过"以行血中之气，芍药和血，大麦粥和胃气，共奏行气和血以治腹痛。

（3）治痈脓：《金匮要略》第十八篇之排脓散，方用"枳实十六枚，芍药六分，桔梗二分，右三味，杵为散，取鸡子黄一枚，以药散与鸡子黄相等，揉合令相得，饮和服之，日一服。"此方重用枳实行气，全方配合排脓之功有待研究。

除上述四类方证之外，经方中用枳实者还有2首：一是栀子大黄汤，主治"酒黄疸，心中懊憹或热痛"（十五·15）。该方重用枳实五枚，只用大黄一两，如此配伍，意在通胃肠之积滞，并合用栀豉汤清热除烦。二是麻子仁丸，主治胃热津枯所致的脾约证。该方用枳实配大黄、厚朴通腑气，以麻仁、杏仁、芍药润肠燥，以蜂蜜为丸，共奏润肠滋燥，缓通大便之功。

综上所述，枳实在经方中主要取其行气破结之功。常与厚朴、大黄配合行气通腑；与栝蒌为伍，可通胸痹；与白术相合，能化水气；配合栀子，可行气除烦；配伍柴胡，能行气开郁；与橘皮相协，能行气和胃。

现代药理学研究证实，枳实、枳壳皆能兴奋胃肠道平滑肌，使其蠕动增强而有节律，为其行气破积提供了依据。有些医家还据此用枳实治疗胃下垂，取得了满意的疗效，为枳实的应用另辟了新径。另外，实验证明枳实还能兴奋子宫，故孕妇应慎用，但也为医家使用枳实治疗子宫脱垂提供了依据。必须明确：枳实本为行气泻实之药，故胃下垂、子宫脱垂应辨证用之，不可犯"虚虚"之戒。

当归《本经·中品》

当归，甘辛而温（气清香浓厚，味甘微苦辛），为和血良药，长于调经止痛，润燥通便。"其味甘而重，故专能补血，其气轻而辛，故又能行血，补中有动，行中有补，诸血中之气药，亦血中之圣药。"（《本草正》）先贤总结当归之"用有三：心经本药，一也；和血，二也；治诸病夜甚，三也"（《医学启源》引录《主治秘诀》）。"诸病夜甚者，血病也，宜用之"（《本草汇言》）。

诸家本草著作对当归功效之解说有三：一是区分药用部位而论之者，如《汤液本草》说："当归……头能破血，身能养血，尾能行血，用者不分，不如不使。"这是强调归头、归身、归尾皆入血而功效不同。二是不分部位而论之者，即全当归集归头、身、尾之全功，既行血破血，又养血补血，混合功效，可用"和血"两字概之。三是将当归与其他药合用论之者，即当归和血之功，会随经方配伍不同而功用不同。

经方中使用当归者共计 16 方，方药配伍不同，功效各异，分述如下：

1. 和血养肝　人体血液，源本于脾，主导在心，贮藏于肝。肝主藏血，肝血不足，仲景多用当归，并与芍药、川芎相配，和血养肝。

（1）治奔豚气病：肝郁化热导致的奔豚证，仲景用奔豚汤治疗。肝郁化热必然要伤及肝血，故奔豚汤用当归与芍药、川芎相配，补血调肝，协助甘李根白皮、黄芩、葛根、半夏等清肝降逆制冲。

（2）治胎动不安：《金匮要略》曰："妇人妊娠，宜常服当归散。"（二十·9）该方适用于血虚湿热而胎动不安证。胎靠血养，肝血不足则胎失所养，加上湿热扰之，故而胎动不安。当归散用当归配芍药、川芎和血补肝，白术、黄芩健脾清热。该方对肝血虚而兼夹湿热之胎动不安者颇为合适。

（3）治妊娠腹痛：《金匮要略》曰："妇人怀娠，腹中疠痛，当归芍药散主之。"（二十·5）该方证乃肝脾不和所致的妊娠腹痛。方中当归、芍药、川芎养血和血以调肝，茯苓、白术、泽泻健脾渗湿以和脾。该方养肝而不碍湿，祛湿而不伤血，配伍颇为得宜，是后世常用的一首方剂。

2. 和血止血　《本经》说当归主"妇人漏下"。当归并非止血药，若用之得当，却有和血以止血功用。

117

（1）治漏下：用当归治疗漏下的方剂有 2 首：①胶艾汤：该方所治的漏下等"三种下血"证为何？尤在泾说："冲任脉虚而阴气不能守也，是惟胶艾汤为能补而固之"。该方重用干地黄配合芍药、阿胶、艾叶等，补益冲任而摄血，其用当归有两个目的：一可助地黄补血，二可与川芎相配行血中之气。当归如此和血之功，使全方补阴止血而不留瘀。②温经汤：适用于气血两虚，冲任虚寒，瘀血凝滞所致之漏下等证。方中当归功用有四：一是与吴茱萸、生姜、桂枝温冲任而散血中之寒；二是合川芎、丹皮活血化瘀；三是配合芍药、阿胶、麦冬补血养阴；四是与人参、甘草相伍，又可益气以养血。总之，制方之妙在于适当配伍，合力以增效也。

（2）治便血：《金匮要略》曰："下血，先血后便，此近血也，赤小豆当归散主之。"（十六·16）该方所治下血，乃大肠湿热蕴结而迫血下行。方中用赤小豆配合当归，清利湿热，和血止血。

上述可知，当归治血虚阴不内守而下血者，与地黄相配；血寒而瘀者，与吴茱萸、桂枝为伍；血热夹湿者，则与赤小豆相合。

3. 和血散寒　当归辛甘温而气味俱厚，故仲景将当归用于血虚寒凝之证。血虚受寒，必然血流迟滞。气为血帅，血为气母。气主煦之，血主濡之。血流迟滞，经络脏腑失去气血的温煦与濡润，故出现肢体欠温与胁腹挛痛等内外病候。治应温养气血以散寒。

（1）治手足厥寒：《伤寒论》曰："手足厥寒，脉细欲绝者，当归四逆汤主之。"（351）该方证乃素体不足，血气虚寒，与少阴病阳虚不同。其主要区别为"脉细欲绝"，而非"脉微欲绝"。尤在泾说："脉细欲绝者，血虚不能温养四末，并不能营于脉中也。"该方以当归为君药，全方诸药共奏养血通脉，温经散寒之功。血盈寒散，气血流畅则厥寒自温。后人在此方启迪下，用以治疗冻疮、脉管炎、雷诺氏征等都取得了较为满意的疗效。《伤寒论》承接上条曰："若其人内有久寒者，宜当归四逆加吴茱萸生姜汤。"（352）李荫岚说："久寒不但滞在经络，而更滞在脏腑，故用吴萸、生姜，直走厥阴经脏，以散其久滞之陈寒也。"笔者常以该方治疗血气虚寒性痛经，多获良效。另外，乌梅丸用当归，亦取其与桂枝、细辛、附子、干姜等相配，温煦阳气并调和血脉。

（2）治寒疝腹痛：《金匮要略》曰："寒疝腹中痛，及胁痛里急者，当归生姜羊肉汤主之。"（十·18）又曰："产后腹中疗痛，当归生姜羊肉汤主之；并治腹中寒疝，虚劳不足。"（二十一·4）该方所治腹痛发生于产后，其为血虚无疑；所治寒疝之成因，系血虚寒凝于里之证候，正如尤在泾所言："此治寒多而血虚者之法，血虚则脉不荣，寒多则脉绌急，故腹胁痛而急也。当归、生姜温血散寒，羊肉补虚益血也。"《名医别录》曰当归能"温中止痛"，正是指此而言。实验证明，当归确有镇静止痛之功。

上述可知，当归和血散寒，适用于体表经络与内部脏腑多种病变。

4. 和血治疮　《本经》曰当归治"诸恶疮疡"，说明当归能祛血中蓄毒。经方取如此之功者有三：①治阴阳毒的升麻鳖甲汤。不论阴毒还是阳毒，都是疫毒侵入血分，血热蓄毒伤及阴血则血滞难行。该方用当归协助鳖甲滋阴养血而散瘀。②治狐惑病日久的赤小豆当归散。该方证亦为血热蕴毒所致，由于热盛湿郁，瘀血不散酿而成脓。该方用当归活血化瘀，祛瘀生新，配合赤小豆渗湿清热，解毒排脓，两药相合，清除瘀热，消肿排脓。临床报道以本方为基础，治疗阴部溃疡取得了满意的疗效。③治"喉咽不利，唾脓血"（357）等症的麻黄升麻汤。该方重用当归为主药之一，是否取其和血益阴之功，以资麻黄发汗之源，即《名医别录》所谓当归治"汗不出"者耶？

5. **和血补虚** 仲景借当归和血之功，还用于治下列病证：①用于妊娠病。《金匮要略》曰："妊娠，小便难，饮食如故，当归贝母苦参丸主之。"（二十·7）该方证乃怀孕之后，血虚有热，气郁化燥影响膀胱气化者。该方以当归为君和血润燥。由于当归具有通润大便的作用，故该方亦可用于血虚肠燥便秘。还有"妇人妊娠"可服用的当归散，前已述及。②用于气血两虚证。当归是一味良好的和血药，与益气之品相配，可用于气血两虚之证。经方中用当归治疗气血两虚证的方剂，除前边讲的温经汤方寓有气血并补之义外，还有薯蓣丸与侯氏黑散2个大方，均用当归与补气药配合，以补益气血。

综上所述，当归和血之功广泛，配伍得当，可用于治疗内、妇、外科诸般病证。

石膏 《本经·中品》

石膏，诸家本草曰辛甘性寒，其实味淡无臭。言其辛者，谓其能解肌透热；《名医别录》言其大寒，乃曰疗大热之证，非此不可；《本经》言其微寒者，乃谓清大热非重用之不可。外感邪热，内生蕴热，凡需清之透之者，石膏为首选要药。张锡纯善用石膏，他说："石膏，凉而能散，有透表解肌之力。外感有实热者，放胆用之，直胜金丹。……是以愚用生石膏以治外感实热，轻症亦必至两许；若实热炽盛，又恒重用至四五两或七八两，或单用或与他药同用，必煎汤三四茶杯，分四五次徐徐温饮下，热退不必尽剂。如此多煎徐服者，欲以免病家之疑惧，且欲其药力常在上焦中焦，而寒凉不至下侵致滑泻也。"张氏经验诚为可贵，足供效法之。

经方中使用石膏者共计15方，其功用大略可归纳为下列六种：

1. 清里透表　《本经》曰石膏"味辛，微寒，无毒。主中风寒热"；《名医别录》曰其能治"皮肤热……解肌，发汗"，可知石膏辛寒之性既能清又能散，可用于风寒表证而兼见里热之症，但与解散风寒之药相配伍为宜，诸如大青龙汤、桂枝二越婢一汤、文蛤汤及白虎加桂枝汤。其中大青龙汤与桂二越一汤以表证为主，故石膏与麻桂相合。文蛤汤原为"吐后，渴欲得水而贪饮者"（十七·19）而设，然其方实际为大青龙去桂加文蛤，功效与大青龙汤类同，因而仲景指出本方兼主"微风、脉紧、头痛"之症。白虎加桂枝汤用于"温疟者，其脉如平，身无寒但热，骨节疼烦，时呕"（四·4）等证候，以邪热为主也。

2. 清阳明（气分）**邪热**　《名医别录》曰"石膏味甘，大寒，无毒。主除时气头痛、身热、三焦大热、皮肤热、肠胃中膈热……咽热"等，皆热邪内盛证候。仲景深谙石膏辛甘寒清透之功用，以其主治伤寒温病热在气分，亦即足阳明胃经邪热炽盛证候，后世概括为壮热、汗出、口渴、脉洪大四大症。如此证候，既可由太阳病入里化热而成，亦可因直接感受温热之邪而成。用石膏配知母、甘草、粳米，即古今医家推崇备至的白虎汤。若热盛气阴两伤者加人参，即白虎加人参汤。中暍或肺胃热盛消渴病皆宜使用该方。如原文曰："太阳中热者，暍是也，汗出恶寒，身热而渴，白虎加人参汤主之。"（二·26）又曰："渴欲饮水，口干舌燥者，白虎加人参汤主之。"（十三·12）若热病之后余热未清，胃阴亏损，胃气上逆者，以白虎加人参汤去知母，加竹叶、麦冬、半夏，即竹叶石膏汤，主治"伤寒解后，虚羸少气，气逆欲吐"（397）。

3. 清宣肺热　《本经》曰石膏治"喘"；《名医别录》曰除"暴气喘息"，所述皆因邪热壅肺所致。经方对肺热壅盛而见咳喘者，以石膏配麻黄、杏仁、甘草，即麻杏甘石汤。此方具有良好的清宣肺热之功，至今仍为肺热咳喘的首选方药。

4. 清饮结化热 石膏还是经方治疗痰饮水气与热相结的要药，如《金匮要略》曰："膈间支饮，其人喘满，心下痞坚，面色黧黑，其脉沉紧，得之数十日，医吐下之不愈，木防己汤主之。"（十二·24）该方证乃饮与热互结证候。叶天士说湿热证去其湿，则热势孤。而饮结化热之邪，祛其热则饮邪易化，故木防己汤方中配石膏，化饮与清热并施。从经方中可以发现：凡饮结化热者，多以石膏与麻黄相配，清宣肺气以利于化痰饮。诸如越婢汤、越婢加半夏汤、大青龙汤、文蛤汤、小青龙加石膏汤、厚朴麻黄汤所治，都是痰饮、水气病具有化热证候者。其中大青龙汤治溢饮；厚朴麻黄汤治咳嗽上气；越婢加半夏汤与小青龙加石膏汤治肺胀；越婢汤治风水。

5. 清热息风 《金匮要略》风引汤主"除热瘫痫"。风引汤用药较多，其中用石膏显然是为了清热。现代药理证明，石膏既能解热，又能镇静，为治疗热极生风之要药。

6. 亦清虚热 《本经》明曰石膏"主……产乳"。妇人在哺乳期，乳汁去多，阴血不足，中气亦虚。气阴不足，虚热扰心则心中烦乱；中气不足，胃失和降则呕逆。仲景对"妇人乳，中虚，烦乱呕逆"（二十一·10）者，治用竹皮大丸。该方甘草七分与桂枝一分合用，重甘微辛，枣肉和丸，着意补中之虚；以少量石膏、竹茹、白薇甘寒清热，止呕除烦。由此方可知，用石膏不可拘于"胎前宜凉，产后宜温"之说。

综上所述，石膏具有清透邪热之功。由于配伍不同，可用于外感热病之表证未解而里已化热、气分热盛证及肺热壅盛证，亦可用于内科杂病与妇人产后热病证候。

需要强调的是：石膏用于实热证，一般配伍甘草、粳米之类以顾护中气。若兼虚弱证候者，则应适当配伍补虚药，如加人参。石膏入汤剂应打碎入煎，内服必须用生石膏，外用可用煅石膏。

厚朴 《本经·中品》

厚朴，苦辛而温（气香，味苦辛微甜，有油性，嚼之无残渣者佳），长于行气，以治胸膈痞满胀痛等症，又善解表通里，以治表里同病之病症。患脾胃病"及脾胃壮实之人，偶感风寒，气实人误服参、芪致成喘胀，诚为要药"（《本草经疏》）。《伤寒》《金匮要略》两书中用枳实之方17首，用厚朴之方14首，而枳、朴联用者8首。枳实与厚朴功用有同有异，联用有相须之妙。枳实苦寒而略带酸辛之味，善于泄降下行，"宜于热或宜于燥"证；厚朴苦温而微带甘辛，长于宣泄散结，"宜于寒或宜于湿"证。两药皆能行气，而有性寒性温之不同，故同用有中和之功。临床根据病情需要，或两药联用，或用其一，用之亦有为君为臣及剂量大小之别，全在制剂时全盘考虑。

《本草经疏》解析《本经》《名医别录》说："厚朴……其味苦，其气温。……气味俱厚，阳中之阴，降也。入足太阴、手足阳明经。其主中风伤寒，头痛寒热，气血痹，死肌者，盖以风寒外邪，伤于阳分，则为寒热头痛；风寒湿入腠理，则气血凝涩而成痹，甚则肌肉不仁，此药辛能散结，苦能燥湿，温热能祛风寒，故悉主之也。《名医别录》又主温中、消痰、下气，疗霍乱，及腹痛胀满，胃中冷逆，胸中呕不止，泄痢，心烦满者，莫非肠胃气逆壅滞，及痰饮留结，饮食生冷所致。得此下泄开通，温热暖胃，则诸证不求其止而止矣。至于淋露，虽属下焦为病，然多因胃家湿热下流；三虫亦肠胃湿热所生，苦能燥湿杀虫，故亦主之也。《本经》又主惊悸，及《名医别录》除惊去留热者，皆非其所宜。惊悸属心虚，于脾胃绝无相干，气味大温之药，又岂能去留热哉？至益气厚肠胃，盖亦指邪气去正气自益之谓，积滞消肠胃自厚之意耳，非消散之外，复有补益之功也，用者详之。"以上引录，意在深刻理解厚朴功用。

《本经》所载厚朴的功能主治，皆赖其温散之力也。可惜仲景之后，《本经》所载厚朴之主治特点似乎失去魅力，有重新认识的必要。《本经》首曰厚朴"主中风伤寒，头痛寒热"，此正是三阳表证。厚朴是表药吗？为何独推其治表为首功呢？刘潜江说："草木或四时不凋者，或得于纯阴，或得于纯阳。如厚朴则所谓纯阳者，故取木皮为用，而气味苦辛，色性赤烈也。夫味之苦者，应于花赤皮紫，是味归形也；形色紫赤者，应于气温，是形归气也。苦能下泄，然苦从乎温，则不下而为温散。若苦从乎寒，则直下泄，如枳实是已。"（《本经疏证》）如此分析，法乎自然物化之性，本草气味形色相合之妙，此理不明，如何明析《本经》主治？如何理解经方之本义？明白于此，才能正确理解部分经方用药之正义。诸如《伤寒论》之桂枝加厚朴杏子汤证、厚朴生姜半夏甘草人参汤证，《金匮要略》之厚朴麻黄汤证、厚朴七物汤证4个方证，具有一个共同特点，即均为表里同病。如此方证，为何以厚朴为君，或加用厚朴呢？《本经疏证》做了解答："此厚朴不必治伤寒、中风，而伤寒、中风内外牵连者，必不可无厚朴，此所以推为首功欤！"真是一语中的。当然，厚朴不仅适应于表里同病证候，据《名医别录》所述，厚朴还适应于里病气机壅实证。

经方有14首使用厚朴，分析如下：

1. 解表兼通里 这样的方证有四：①桂枝加厚朴杏子汤：相关原文有两条：一曰"喘家作，桂枝汤加厚朴、杏子佳。"（18）一曰"太阳病，下之微喘者，表未解故也，桂枝加厚朴杏子汤。"（43）前后互参，显然是表里同病。方以桂枝汤解肌祛表邪，加厚朴与杏仁，皆苦辛而温之药，既取其辛温宣散以助桂枝汤解表，又取其苦温降泄以温肺平喘。一药二用，何等巧妙！②厚朴生姜半夏甘草人参汤：主治"发汗后，腹胀满者"（66）。

发汗后，表证解否？有表证已解与表证未解两种可能。判断解或未解，需要以方测证，以药析方。此方重用厚朴（半斤）为君，生姜（半斤）为臣，二味皆辛温而散，可治表邪，而厚朴苦泄，可下气除满，亦一药二用也。其他三味药用量比较少（半夏半升，炙甘草二两，人参一两），显然为辅助药，半夏辛温，助厚朴除腹部胀满，甘草、人参味甘，补脾之虚。如此分析可知，该方主治乃发汗后表邪未解，并有脾虚气滞证。③厚朴七物汤：主治"病腹满，发热十日，脉浮而数"（十·9）者，这无疑是既有表邪，又有里病，方以桂枝汤去芍药意在解表，厚朴、枳实、大黄并用，行气泻实除满以治里，显然是表里同病的证治。该方以厚朴重用为君，很可能取其兼顾表里之功。④厚朴麻黄汤：主治"咳而脉浮者"（七·8）。本条"脉浮"与下条"脉沉者，泽漆汤主之"（七·9）之方证相对比，可知厚朴麻黄汤主治肺有伏饮，复感外邪，郁而化热之证候。该方以厚朴冠于麻黄之前为方名，无疑取其与麻黄及杏仁相合，既治表邪，又兼顾宣利肺气，另用干姜、细辛、五味子、半夏温肺化饮止咳，还用石膏清热，小麦助正气。总之，《本经》与经方皆以厚朴兼治"内外牵连"病之专长不可忽略。

2. 利气治腑实　《名医别录》说厚朴能治"腹痛胀满"。从经方来看，仲景主要将厚朴用于阳明腑实证。由于病情轻重不同，病机有异，故使用厚朴的配伍组方及制剂亦有不同。这样的方剂有5首，即大承气汤、小承气汤、麻子仁丸、厚朴三物汤、栀子大黄汤。前3方大家已熟知，故从略，着重解析后2方。第一，厚朴三物汤：该方药物组成与小承气汤相同，均有行气泻实通便之功，但小承气汤重用大黄，故其主要作用为泻实；本方则重用厚朴与枳实，故其主要作用在于行气。仲景讲述厚朴三物汤的适应证为"痛而闭"，这一"闭"字，点出了其病机特点是腑气不通而致腹胀满痛及大便闭结。第二，栀子厚朴汤：适用于无形邪热充斥胸腹，而见"心烦，腹满，卧起不安"（79）之症。方用厚朴配枳实行气泄满，加栀子清胸膈之热而除烦。以上5个方证前4者皆属有形之邪，故均用大黄以泻实，最后之方证为无形之热邪，故不用大黄泻实，但用栀子清热。

3. 下气消痰饮　《名医别录》说厚朴能"消痰下气"，所以仲景也将厚朴用于治疗痰饮引起的多种病证。例如，前面讲到的桂枝加厚朴杏子汤证、厚朴麻黄汤证，都有痰饮咳喘之内因病证。因痰饮所致的病证用厚朴的还有以下三方：①主治"支饮胸满"（十二·26）的厚朴大黄汤；②主治"胸痹，心中痞，气结在胸，胸满，胁下逆抢心"（九·5）的枳实薤白桂枝汤；③主治"妇人咽中如有炙脔"（二十二·5）的半夏厚朴汤。三方用厚朴，皆取其利气之功以助消痰之力。

4. 行气通血痹　《本经》曰厚朴主"气血痹，死肌"，说明厚朴能宣通气血，而适用于气血阻痹之证。厚朴的这一功能，可从经方中找到其踪迹：一是主治癥瘕疟母的鳖甲煎丸。该方用厚朴宣通气血，配合鳖甲、赤硝、桃仁等软坚化瘀消痰之品，以化其癥。二是主治"金疮"（十九·6），即治外伤之王不留行散。外伤之后容易导致瘀血，该方用厚朴配合王不留行等化瘀药，以增强其行气化瘀止痛之功。王不留行散方后注曰："小疮即粉之，大疮但服之，产后亦可服。"可知该方"合治之为散"，首先用于外伤出血之止血。其配厚朴宣通气血，以防血止而留瘀之弊。

总之，厚朴苦辛而温的性味特点，适宜于表里同病证候。并长于行气，故与枳实相配，可以泄痞除满；与大黄相配，可以泻实除满；配伍半夏，能行气消痰；配伍杏仁、麻黄，可宣利肺气；配伍栝蒌、薤白，可用于胸痹以宽胸通阳。张锡纯说："独叶香岩谓'多用则破气，少用则通阳'，诚为确当之论。"故治胸痹方中厚朴只用四两。

126

黄连 《本经·中品》

黄连，味极苦（黄连与苦参皆味极苦，但黄连之苦能止呕，而苦参之苦则可导致恶心）性寒，善于清泄火热，或清心泻火，或清胃热而止呕消痞，或清肠热而止利（古人谓"厚肠胃"），或疗湿热交结之疮疡。"黄连治目及痢为要药"（《本草纲目》）。"下痢胃热噤口者，用黄连、人参煎汤，终日呷之，如吐，再强饮，但得一呷下咽便好。"（朱丹溪）诸病胃热呕吐，皆可仿此。"凡药能去湿者必增热，能除热者，必不能去湿，惟黄连能以苦燥湿，以寒除热，一举两得，莫神于此。"（《本草经百种录》）总之，"黄连大苦大寒，苦燥湿，寒胜热，能泄降一切有余之温火，而心、脾、肝、肾之热，胆、胃、大小肠之火，无不治之。上以清风火之目病，中以平肝胃之呕吐，下以通腹痛之滞下，皆燥湿清热之效也。又苦先入心，清涤血热，故血家诸病，如吐衄溲血、便血淋浊、痔漏崩带等证，及痈疡、斑疹、丹毒，并皆仰给于此。"（《本草正义》）

经方中用及黄连的方剂 15 首。其中黄连粉一方已佚，现存 14 方，或清胃热，或清肠热，或清心火，或疗疮疡，功专清热燥湿，泻火解毒，主治湿热或邪火所致之病患。

1. 清胃热　《本经》曰黄连治"热气"，《名医别录》曰黄连能"调胃"，二者结合起来，说明黄连具有清胃热之功。经方中用黄连清胃热的方剂有 10 首，主要用于下列几种病证：

（1）**胃热呕吐**：胃气以通降为顺，胃中有热，则可引起胃气上逆出现呕吐。仲景借黄连清胃热的作用，以治疗胃热呕吐。这样的方剂有 3 首：①干姜黄芩黄连人参汤：《伤寒论》曰："伤寒本自寒下，医复吐下之，寒格，更逆吐下，若食入口即吐，干姜黄芩黄连人参汤主之。"（359）陆渊雷说："食入即吐者责其胃热，胃热故用芩、连，本方证胃虽热而肠则寒，故芩连与干姜并用。"②黄连汤:《伤寒论》曰:"伤寒,胸中有热,胃中有邪气,腹中痛,欲呕吐者,黄连汤主之。"(173)此亦属胃热肠寒证,文中所言"胸中"与"胃中"为相对位置而言,胸中实指胃脘,胃中实指腹部肠腑,此证与上证相似,以下寒为重,故但以黄连清胃热,配半夏降逆,使清中有降;下寒为重,故用干姜配桂枝温下寒;人参、甘草、大枣补中益气,恢复中焦斡旋升降之功。③乌梅丸:该方证由于胃热肠寒,故肠中之蛔虫上窜入胃,引起胃气上逆,可出现吐蛔。乌梅丸用黄连配合黄柏清胃热,用干姜、附子、桂枝、细辛、蜀椒温肠寒,人参、当归补益气血,重用乌梅为君味酸安蛔。柯韵伯说:"蛔从风化,得酸则静,得辛则伏,得苦则下。"以苦酸辛制蛔,是仲景的创造发明。以上三方均属寒热分居上下之证,其热均在胃。胃之热轻者,可单用黄连清之;热重者,可黄连与黄芩或黄柏并用;下寒可用干姜温之,寒之较重者可再加桂枝,更甚者附子、细辛、蜀椒亦可加入。为加强黄连降逆止呕的作用,亦可与半夏相配苦辛通降,其效更佳。

(2)胃热痞满:胃热壅滞,气机痞塞,可致心下痞满,仲景治之用黄连的方剂有如下6首:①大黄黄连泻心汤:主治"心下痞,按之濡,其脉关上浮者"(154)。该方之妙,在于不用煎煮,而用麻沸汤浸渍,这样可以变沉降为轻扬,既取黄连、大黄清热泻痞的效果,又不致直走肠道而药过病所。这就是浊药轻投法,即《素问·阴阳应象大论》所云"味厚则泄,薄则通"之义。②附子泻心汤:主治"心下痞,而复恶寒汗出者"(155)。该方所治证候,既内有胃热壅滞而致痞,又外见阳虚畏寒而汗出。故处方用黄连、大黄、黄芩与附子相配,其中三黄泄热消痞,亦取"浊药轻投"之法;附子别煮取汁,取其醇厚之性,助阳而固表。如此煎服法,寒热之药并行不悖,各奏其功,如此玄妙,令人叹服!③小陷胸汤:主治"小结胸病,正在心下,按之则痛，脉浮滑者"（138）。所述证候乃痰热凝聚所致的心下痞满，按之则痛（"胃炎"多见此等特点）。虽云小结胸，但"正在心下"，故其病仍在胃中。该方以黄连之苦寒与半夏之辛降合用清热涤痰，又取甘寒滑润之栝蒌实开结除痰，共建其功。④半夏泻心汤、生姜泻心汤和甘草泻心汤3方：均用黄连清胃热而泻痞，皆适用于寒热互结心下，痞满兼见呕吐下利等。其中以半夏泻心汤为基础，方以黄连配黄芩清其胃热；半夏、干姜温脾寒而化痰饮；用人参、甘草、大枣补中益气以固本。仲景治心下痞的5个泻心汤均有黄连，可见黄连清热消痞之功确实可靠，与黄芩并用可加强疗效；若兼脾虚痰湿者，又与干姜（生姜）、半夏、人参、甘草、大枣相配，以健脾温中化痰湿。

（3）胃热吐血：《金匮要略》曰："心气不足，吐血衄血，泻心汤主之。"（十六·17）所述吐血、衄血之成因，为肺胃热盛，迫血妄行，胃络伤则吐血，肺络伤则衄血。该方以黄连、黄芩苦寒清热泻火，倍用大黄，三味共煮之泻血中之邪热，导火热下行，热去则血自止。若失血过多必致心血不足，气随血失，则心气亦不足，故表现面白、汗出、少气、肢冷等证候。但邪热为因，"心气不足"为果。泻心汤乃治病求因之法也。

2. 清肠热　大肠为传导之官，若大肠为邪热所迫，则出现下利急迫等，正如《黄帝内经》所云："暴注下迫，皆属于热。"《本经》曰黄连"治热气……肠澼，腹痛，下利"。刘完素说"古方以黄连为治痢之最"。经方用黄连治疗肠热下利的共3首：①葛根黄芩黄连汤。《伤寒论》曰："太阳病，桂枝证，医反下之，利遂不止，脉促者，表未解也；喘而汗出者，葛根黄芩黄连汤主之。"（34）所述"喘而汗出者"，是外邪内陷而化热，上蒸于肺作喘，外蒸体表则汗出。该方用黄连与黄芩相配清热止利，葛根轻清升发，解肌表之热，甘草调中。②白头翁汤。《伤寒论》曰："热利下重者，白头翁汤主之。"（371）"下利欲饮水者，以有热也，白头翁汤主之。"（373）所述证候乃湿热疫毒下迫大肠所致。该方以白头翁、秦皮凉肝解毒，黄连、黄柏清热燥湿、解毒止利。③白头翁加甘草阿胶汤。《金匮要略》曰："产后下利虚极，白头翁加甘草阿胶汤主之。"（二十一·11）该方所治为白头翁汤证见于产后，气血两虚者。如上所述，黄连是仲景治疗肠热下利的常用药物，多与黄芩或黄柏相配，毒热盛的可加白头翁与秦皮；血气不足者，又可与阿胶、甘草相伍。

临床应用：葛根芩连汤对于热迫于肠之肠炎、痢疾，均可用之。白头翁汤则为专治热毒痢疾之方；其加味方不仅仅适应于"产后"，凡体虚者皆应取法之。

3. 清心火 仲景用黄连清心火的代表方是黄连阿胶汤。该方用于肾阴亏损，心火亢盛证。方中以黄连、黄芩清心火，阿胶、白芍、鸡子黄填补真阴，五药相合，清上滋下，使火降水升而归于宁静，故可治疗"心中烦、不得眠"（303）之证。

4. 疗疮疡 黄连苦寒，功擅清热燥湿。《本经》曰黄连治"妇人阴中肿痛"，《名医别录》曰疗"口疮"。这说明，黄连可以治疗湿热所致的疮疡。如此经方有2首：①甘草泻心汤。《金匮要略》曰："狐惑之为病，状如伤寒，默默欲眠，目不得闭，卧起不安，蚀于喉为惑，蚀于阴为狐，不欲饮食，恶闻食臭，其面目乍赤、乍黑、乍白。蚀于上部则声嗄，甘草泻心汤主之。"（三·10）该方所治为湿热虫毒内蕴而上熏下注证候。方以黄连配黄芩清热解毒，姜、夏辛燥化湿，人参、甘草、大枣和胃扶正，共成清热化湿，安中解毒之用。②黄连粉。《金匮要略》曰："浸淫疮，黄连粉主之。"（十八·8）黄连粉方虽未见，但仍可说明黄连清热燥湿以治浸淫疮之专功。

《本草思辨录》："黄连之用，见于仲圣方者，黄连阿胶汤，治心也；五泻心汤、黄连汤、干姜黄连黄芩人参汤，治胃也；黄连粉，治脾也（编者按：'脾'疑为'皮'字之误）；乌梅丸，治肝也；白头翁汤、葛根黄芩黄连汤，治肠也。其制剂之道，或配以大黄、芍药之泄，或配以半夏、栝蒌实之宣，或配以干姜、附子之温，或配以阿胶、鸡子黄之濡，或配以人参、甘草之补，因证制宜，所以能收苦燥之宜而无苦燥之弊也。"这是对经方运用黄连"制剂之道"的简要总结。

五味子《本经·中品》

五味子，酸而温（果肉气微弱而特殊，味酸；种子破碎后有香气，味辛而苦），敛肺，收汗，滋肾，涩精，生津。所谓五味子者，"皮肉甘酸，核中辛苦，都有咸味"（《唐本草》）。"五味咸备，而酸独胜，能收敛肺气，主治虚劳久嗽。"（《药品化义》）"为咳嗽要药，凡风寒咳嗽，伤暑咳嗽，伤燥咳嗽，劳伤咳嗽，肾水虚嗽，肾火虚嗽，久嗽喘促，脉浮虚，按之弱如葱叶者，天水不交也，皆用之。先贤多疑外感用早，恐其收气太骤，不知仲景伤寒咳喘，小青龙汤亦用之，然必合细辛、干姜以升发风寒，用此以敛之，则升降灵而咳嗽自止，从无舍干姜而单取五味以治咳嗽者。"（《本草求原》）古人经验，"黄昏嗽者，是火气浮于肺，不宜用凉药，宜五味子、五倍子敛而降之。"（《丹溪心法》）"阴火上冲激肺之嗽，阴虚火浮，故当黄昏阴盛之时，虚焰发动，乃始作嗽，宜以收摄肺肾为治。然惟脉虚、舌红、无痰者乃合，若舌腻有痰，亦当知所顾忌。"（《本草正义》）五味子不仅善于敛肺止咳以治病，并且用于季节养生以防病，大医孙思邈说："五月常服五味子以补五脏气，遇夏月季夏之间，困乏无力，无气以动，与黄芪、人参、麦门冬，少加黄柏煎汤服，使人精神顿加，两足筋力涌出。""六月常服五味子，以益肺金之气，在上则滋源，在下则补肾。"可知夏月元虚不足之人，以五味子配伍人参、麦冬（即生脉散），益气养阴以固正气，可防患于未然也。"五味子入补药熟用，入嗽药生用"（《本草纲目》）。"风

寒咳嗽，南五味为奇；虚损劳伤，北五味最妙。"（《本草蒙筌》）

经方中有 9 首用五味子，另有 3 首为方后加减用之，共计 12 首。主要取其敛肺止咳，温肾降冲，以及敛气的功用。

1. 收肺气治咳逆上气　五味子在经方中主要用于咳喘证。仲景常用五味子、细辛、干姜相配，三者敛肺、宣肺、温肺，正合寒饮伏肺、宣发与肃降失常之病态，这是仲景治疗寒饮咳喘的一个较为固定的组方结构。例如：主治外寒内饮的主方小青龙汤以及饮郁化热的小青龙加石膏汤、厚朴麻黄汤皆用"三味药"。主治"咳而上气，喉中水鸡声"（七·6）之射干麻黄汤，亦用五味子、细辛，干姜易生姜。再就是《痰饮咳嗽病》篇之"咳逆倚息不得卧，小青龙汤主之"之后的随证变法治疗之方，所用五方中之四方（苓甘五味姜辛汤、桂苓五味甘草去桂加干姜细辛半夏汤、苓甘五味加姜辛半夏杏仁汤、苓甘五味加姜辛半夏大黄汤）皆是并用五味子、细辛、干姜三味药。此外，"真武汤加减法：若咳者，加五味子半升，细辛、干姜各一两……"四逆散方后注："咳者，加五味子、干姜各五分……"；小柴胡汤方后注："……若咳者，去人参、大枣、生姜，加五味子半升、干姜二两。"这进一步说明仲景治咳常用五味子配干姜和细辛。现代药理学证实，五味子不仅能镇咳祛痰，并且对老年性气管炎痰液中常见的细菌还有不同程度的抑制作用。这表明，经方用五味子治疗咳喘证是有科学道理的，并非只是经验之谈。

2. 敛肾气疗冲气上冲　《本经》曰五味子能"补不足，强阴，益男子精"。仲景加以发挥，将五味子用于心肾阳虚，冲气上冲证。《金匮要略》曰："青龙汤下已，多唾口燥，寸脉沉，尺脉微，手足厥逆，气从少腹上冲胸咽，手足痹，其面翕然如醉状，因复下流阴股，小便难，时复冒者，与茯苓桂枝五味甘草汤。"（十二·36）该方证乃因服了小青龙汤之后发越太过，使心肾之阳受损，冲气乘虚上逆，故用五味子酸温之性收敛肾气以降冲气，桂枝甘草辛甘化阳以镇冲气，茯苓引逆气下行。李东垣说五味子"补元气不足，收耗散之气"，正源于此。

栀子 《本经·中品》

栀子"气微，味淡微酸"，因其功能清泄三焦火热，故曰气味"苦寒"，为清热利湿除烦及治黄疸良药。栀子"大能降火，从小便泄去。其性能屈曲下降，人所不知"（《丹溪心法》）。"仲景多用栀子、茵陈，取其利小便而蠲湿热也。古方治心痛，每用栀子，此为火气上逆，不得下降者设也。"（《本草通玄》）栀子为末外敷治扭伤肿痛及丹毒等。

经方中有 10 首方剂用栀子，主要用于下列两个方面：

1. **清热除烦**　邹澍说"栀子为治烦要剂"。《本经》言主"治五内邪气，胃中热气"；《名医别录》言主"心中烦闷，胃中热气"，可见栀子所治之烦，由热邪而致。栀子虽属苦寒之品，但气味芳香，其特性是降中有升，宣中有降，故其所治之热皆属胸膈无形之郁热。经方中使用栀子清热除烦的方剂共 6 首：①栀子豉汤：《伤寒论》曰："发汗吐下后，虚烦不得眠，若剧者，必反复颠倒，心中懊憹，栀子豉汤主之。"（76）又曰"发汗，若下之，而烦热，胸中窒者，栀子豉汤主之。"（77）又曰"伤寒五六日，大下之后，身热不去，心中结痛者，未欲解也，栀子豉汤主之。"（78）以上三条所述，皆为胸膈胃脘郁热不得宣泄所致，故烦闷特甚，仲景用"懊憹"形容之，严重时甚至出现心中窒塞、心中结痛等症。该方用栀子清热除烦，曲屈下行，降中有宣；香豉体轻气寒，宣热和胃，宣中和降。二药相合，清宣互济，发散火郁，故功擅开郁除烦。②栀子甘草豉汤：适用于栀子豉汤证"若少气者"（76），加炙甘草以益气和中。③栀子生姜豉汤：适用于栀子豉汤证"若呕者"（76），加生姜以降逆止呕。④枳实栀子豉汤：适用于"大病差后，劳复者"（393）。该方证乃大病初愈，护理不当，或劳作过早，余热复聚于胸膈胃脘，故而心烦懊忱，并有阻碍气机通降之心下痞塞之感，方用栀子豉汤加重豆豉用量以清宣余热而除烦，加配枳实宽中下气，破结消痞。⑤栀子厚朴汤：适用于"伤寒下后，心烦，腹满，卧起不安者"（79）。该方证乃无形之邪热上扰心胸，且误下伤脾，脾伤不运则气滞腹满，故只用一味栀子清透郁热，并以枳实、厚朴行气除满。⑥栀子干姜汤：适用于"伤寒，医以丸药大下之，身热不去，微烦者"（80）。此因误治而形成的上热中寒证，即胸膈热郁而烦，苦寒误下伤脾，脏寒生满病，故用栀子清上热而除烦，配干姜温下而散寒。寒温同用，并行不悖。

从上述六种方证可以看出，栀子是清热除烦的一味佳品，与香豉相配之栀子豉汤是宣泄郁热的一首经典小方。随证加减：兼呕者，可加生姜；兼少气者，可加甘草；兼心下痞塞者，可加枳实。若误下伤中而气滞腹满，邪热上扰胸中而心烦，则以栀子与枳实、厚朴相配伍。若以寒凉药下之而致上热中寒者，栀子与干姜二味为伍，寒热并用。

2. 治黄良药 用栀子治疗黄疸病，这在《本经》《名医别录》均未记载。而仲景书治疗黄疸病的经方中，却常用栀子为治黄专药之一。那么要问，治黄用栀子取其何种功效呢？这需要了解黄疸病的病因病机及常用方药。其病因，《金匮·黄疸病》篇曰"黄家所得，从湿得之"（十五·8）。其病机是"脾色必黄，瘀热以行"（十五·1）。即湿毒蕴结化热，成为湿热疫毒，深入血分，血分瘀热溢于周身而表现尿黄、目黄、身黄等证候。《金匮要略》治疗黄疸病的4首主方（茵陈五苓散、茵陈蒿汤、栀子大黄汤、大黄硝石汤），只有治疗湿重的茵陈五苓散不用栀子；《伤寒论》治黄疸病3首主方（茵陈蒿汤、栀子柏皮汤、麻黄连翘赤小豆汤），只有治疗表邪不解（所谓表证，很可能为黄疸病初起类伤寒证候）的麻黄连翘赤小豆汤不用栀子。这就可以得出结论：黄疸病除了湿重证候与兼有表证者不可用栀子外，凡"瘀热"在血分的证候，皆以栀子为君药，或为辅助药。因此，可以进一步得出结论：栀子是一味凉血解毒而治黄的良药。再与清利湿热之茵陈、黄柏配伍，与"下瘀血、血闭"之大黄及破结泻热之硝石配合，则更能清利血中湿毒，攻逐血中"瘀热"。

现代药理研究证实，栀子具有抑制发热中枢而起到解热的作用，又有利胆之功，能增进胆汁的分泌，引起胆囊的收缩。因此，栀子是祛除黄疸的一味要药。

栀子是清热解毒的一味常用药物，现代除用其治疗热郁发烦及黄疸病之外，还用其治疗烧伤感染发热、肝热证及血热妄行证等。

阿胶 《本经·上品》

阿胶，甘平（气微弱，味微甜），补益阴血，止血安胎，润肺止咳。《本草纲目》说："阿胶大要只是补血与液，故能清肺益阴而治诸证。按陈自明云：补虚用牛皮胶，去风用驴皮胶。""凡造诸胶，自十月至二三月间，用犁牛、水牛、驴皮者为上，猪、马、骡、驼皮者次之……大抵古方所用多是牛皮，后世乃贵驴皮"。《名医别录》曰"煮牛皮作之，出东阿"。《水经注》曰："东阿县有大井，其巨若轮，深六七丈，岁常煮胶，《本草》所谓阿胶也。故世俗有阿井之名。"综上所述可知，古人所用阿胶，并非限于驴皮，而多用牛皮为原料（药源则更广），而特别强调以东阿县专用之井水制作，可知原料与水质都同等重要。驴皮基本上是蛋白质，水解产生多种氨基酸。其他动物皮的成分与驴皮相似，皆可作为制阿胶原料。

阿胶为血肉有情之品，质黏腻，故擅补阴血而止血。《本经》及《名医别录》所述之症，俱为虚劳血虚所致。经方所用，亦不离此。经方中有 10 首用及阿胶。

1. 补阴气不足 仲景主要取其补阴血之功，治疗阴血不足之心烦失眠、下利、脉结代、心动悸、虚劳及疟母。

（1）治心烦失眠：《伤寒论》曰："少阴病，得之二三日以上，心中烦，不得卧，黄连阿胶汤主之。"（303）该方证之心烦失眠为阴虚火旺，故用芍药、鸡子黄协助阿胶添补真阴，同时用黄芩、黄连清心泻火。还有，猪苓汤亦治少阴真阴亏虚的心烦失眠，但猪苓汤证以水热互结为主，故在清热利水药中，仅用阿胶一味滋补阴血，安神除烦。可见，阿胶对阴血亏损所致的心烦失眠有较好的疗效。

（2）治血虚下利：《金匮要略》曰："产后下利虚极，白头翁加甘草阿胶汤主之。"（二十一·11）该方证乃产后感染疫毒而热利下重，并气血两虚。方中用阿胶有两个用意：一是养血扶正，补产后之血虚（动物实验证明，对失血性贫血，用阿胶溶液灌肠能加快红细胞和血红蛋白的增长速度）；二则如李时珍所说："阿胶乃大肠之要药，有热毒留滞者，则能疏导。"说明阿胶虽为补品，但无留滞之弊。

（3）治脉结代、心动悸：《伤寒论》曰："伤寒，脉结代，心动悸，炙甘草汤主之。"（177）该方证乃外感后伤及于心，心之气血两虚。心失所养则悸动不安，脉来结代。炙甘草汤为滋阴养血，通阳复脉之方。该方用阿胶配麦冬、生地等取滋阴补血，养心充脉之功。

（4）治久病虚劳及疟母：由于阿胶无留邪之弊，故对久病正虚而邪气未尽去者，仲景往往用其扶正祛邪。经方薯蓣丸与鳖甲煎丸皆用阿胶，即是此意。薯蓣丸证以虚为主，虚则易招致外感，故该方用阿胶配伍大队益气养血之品，以扶正为主，并用小剂量疏风散邪之药，有外邪者可散邪，无外邪者可助补药之力。鳖甲煎丸证乃久病癥瘕不化，气血受损，因实致虚，故鳖甲煎丸

136

在大队行血软坚散结之药中，仅用人参配阿胶益气养血，可知该方以祛邪为主，邪去正自安。

2. 止多种出血　《本经》曰阿胶治"女子下血"，说明阿胶有止血之功。仲景既用之治"女子下血"，也用于大便下血及尿血。

（1）治妇人下血：《金匮要略》曰："妇人有漏下者，有半产后因续下血都不绝者，有妊娠下血者，假令妊娠腹中痛，为胞阻，胶艾汤主之。"（二十·4）另一条原文"问曰：妇人年五十所，病下利（血）数十日不止，暮即发热，少腹里急，腹满，手掌烦热，唇口干燥，何也？师曰：此病属带下。何以故？曾经半产，瘀血在少腹不去。何以知之？其证唇干口燥，故知之。当以温经汤主之。"（二十二·9）这两条所述为不同年龄、不同成因导致的女子下血，均用阿胶养血止血。但胶艾汤证为冲任虚损，阴血不能守内，故该方配伍地、芍、归、芎、艾叶，重在补血调冲任；温经汤证为冲任虚寒，兼有瘀血阻滞，故该方配伍吴茱萸、桂枝、人参、甘草、丹皮、川芎等，重在散寒补虚化瘀。

（2）治二便出血：《金匮要略》曰："下血，先便后血，此远血也，黄土汤主之。"（十六·15）该方用阿胶、干地黄、甘草养血止血治其标，灶心黄土、白术、附子温脾摄血治其本，其中黄芩之用作为反佐药。此外，前面说过的猪苓汤证或伴有尿血，方中配有阿胶，亦可用于小便尿血，不可不知。

上述可知，阿胶具有良好的止血作用，可用于多种出血证，这使《本经》治"下血"之功用具体化了。

3. 反佐祛邪之剂　水气留滞于内，治当利水。为了防止利水伤阴，经方中往往在利水剂中加入阿胶。例如《金匮要略》之大黄甘遂汤所治为"妇人少腹满如敦状，小便微难而不渴，生后者，此为水与血俱结在血室"（二十二·13）而设。该方用阿胶主要是为了防止大黄、甘遂攻逐水与血时不损伤真阴，这属于反佐之例。猪苓汤用阿胶亦有反佐之意。

阿胶在经方中多入汤剂，计8首，仅2首入丸剂。入煎剂用烊化法，此法一直沿用至今。

芒硝 《本经·上品》

芒硝，咸寒而微带辛苦（气无，味苦咸而有清凉感），其辛能散结，咸能软坚，兼能润下，苦能下泄，寒能清热。内外诸般病证，凡"热邪深固，闭结不解"（《本草求真》），皆宜用之。内服、外用，皆有良效。需要了解，朴硝、芒硝、玄明粉三者之分："朴硝，即皮硝，生于卤地，刮取。初次煎成为朴，由朴再煎为芒。其性最阴，善于消物，故以硝名。……玄明粉系芒硝再煎而成。其色莹白，辛甘而凉，功用等于芒硝，皆有软坚推陈致新之力。"（《本草求真》）其泻热、润燥、软坚之功，朴硝最强，芒硝次之，玄明粉更次之。

经方用芒硝者9方，主要用于热与食结、热与水结、热与血结等各种有形热结，可用于下列三种病证：

1. 逐六腑积聚 六腑的主要功能是传化物而不藏，其发生积聚主要是指胃肠阳明里实热证。芒硝适宜于里实热证之燥结证。

（1）治燥结证：芒硝润燥软坚，泻火通便，一般多与大黄相配。燥结证较轻者，与甘草相配，为调胃承气汤，重在润燥软坚，泻火通便。燥结发展到影响气机的通畅，病势较急，则去甘草之缓，加枳、朴通气消痞满，即大承气汤。

（2）治少阳兼阳明燥结证：少阳病兼阳明燥结而见"胸胁满而呕，日晡所发潮热"（104）者，用小柴胡汤和解少阳，以去胸胁满而呕；加芒硝软坚泻火，以除日晡所发潮热，即柴胡加芒硝汤证。该方乃单用芒硝，不配大黄治阳明里实的例子。为什么不配大黄呢？程郊倩说："但加芒硝一味洗涤之，以前已有所去，大黄等并不可用，盖节制之兵也。"反映了仲景药随证变的辨证论治精神。

2. 荡饮结留癖　对顽固的水饮蓄结之证，仲景往往借用芒硝软坚破结之力而荡涤之。

（1）治大结胸证：《伤寒论》曰："伤寒六七日，结胸热实，脉沉而紧，心下痛，按之石硬者，大陷胸汤主之。"（135）这是水热互结于心下的大结胸证。若水热互结偏于胸部，出现"项亦强，如柔痉状"（131）者，则用大陷胸丸治疗。大陷胸汤与丸都用芒硝配甘遂，以泻"痰实结搏……利大小便"（《名医别录》），使水热之邪从二便而去。

（2）治支饮坚癖证：《金匮要略》曰："膈间支饮，其人喘满，心下痞坚，面色黧黑，其脉沉紧，得之数十日，医吐下之不愈，木防己汤主之。虚者即愈，实者三日复发，复与不愈者，宜木防己汤去石膏加茯苓芒硝汤主之。"（十二·24）魏念庭说："去石膏加芒硝者，以其邪既散而复聚，则有坚定之物留作包囊，故以坚投坚而不破者，即以软投坚而即破也。"可见，其用芒硝之目的，乃咸以软坚以化痰饮之癖。此外，治疗肠间有水气的己椒苈黄丸方后注曰："渴者，加芒硝半两。"此渴乃饮阻气机，是饮结较重的表现，为加强该方散结之功，故亦加芒硝。笔者认为，芒硝破水饮之结，很可能如《名医别录》所云，乃取其"利大小便"之功也。

3. 破热与血结　芒硝擅治热与血结之证，主要用于太阳蓄血证及肠痈病。

（1）治蓄血证：《伤寒论》曰："太阳病不解，热结膀胱，其人如狂……但少腹急结者，乃可攻之，宜桃核承气汤。"（106）此为热与血结于膀胱的蓄血证。其神志如狂的原因，一是血热上冲，扰乱心神；二是热结膀胱，津液不化，痰热上蒙。桃核承气汤用芒硝的目的，既助大黄、桃仁破血泄热，又能泄痰热而醒神。此《名医别录》所云芒硝"破留血、腹中痰实结搏，通经脉"之功。用芒硝下痰醒神，近代名医张锡纯最得真传，张氏用朴硝当盐，加入蔬菜中食之，治一少女疯疾癫狂，月余而愈。

（2）疗肠痈：《金匮要略》曰："肠痈者，少腹肿痞，按之即痛如淋，小便自调，时时发热，自汗出，复恶寒，其脉迟紧者，脓未成，可下之……大黄牡丹汤主之。"（十八·4）肠痈是毒热郁蒸，气血凝聚，瘀积于肠道而成。该方取芒硝软坚散结，解毒泻热，与大黄、桃仁、丹皮协力荡邪热，凉血逐瘀。现代实验证明，大黄牡丹汤的五种药中，芒硝引起阑尾蠕动之力最快、最强。

芒硝属攻坚之品，年老体弱以及便秘而无实热者，当禁用或慎用。正如成无己所说"结不至坚者，不可用也"。

柴胡 《本经·上品》

柴胡，微苦微辛微寒（气微香，味微苦辛），"约而言之，柴胡主治，止有二层：一为邪实，则外邪之在半表半里者，引而出之，使还于表，而外邪自散；一为正虚，则清气之陷于阴分者，举而升之，使返其宅，而中气自振。此外则有肝络不疏之症，在上为胁肋撜（zhī 枝，为"支撑"之义）痛，在下为脐腹膜胀，实皆阳气不宣，木失条达所致，于应用药中，少入柴胡，以为佐使而作向导，奏效甚捷"（《本草正义》）。简言之，柴胡功用有三：一为清透邪热（宜大量），二为升阳举陷（宜小量），三为疏肝理气。

经方用柴胡者有 9 首，功用有二：治少阳病邪；调气血郁滞。

1. 和解少阳而除寒热　《本经》言柴胡治"寒热邪气"，《名医别录》言其"主除伤寒"，仲景主要用其治伤寒少阳病。

少阳病是指邪郁少阳，表现为口苦，咽干，目眩，寒热往来，胸胁苦满，心烦喜呕，默默不欲饮食，舌苔白，脉弦细等。仲景以柴胡治少阳病邪为主的方剂有 6 首，分析如下：

（1）少阳病经证：仲景重用柴胡为君，臣以黄芩相配清热透邪，疏泄少阳经之郁热，"所谓内热用黄芩，外热用柴胡，为和解要药"（《药品化义》）；因有喜呕，故配半夏、生姜；因少阳气弱，故用人参、甘草、大枣扶正。这就是古今中外熟知的小柴胡汤。由于本方能调理枢机而疏通上下，故又能治产后郁冒以及阳微结证。由于厥阴与少阳相表里，疏理少阳即能开通厥阴，故热入血室之证，仲景亦用此方治之。还由于本方具有清解少阳而和胃的作用，故亦可用治"诸黄，腹痛而呕者"。

（2）少阳病腑证：少阳病邪"热结在里"（136）为主的腑病证候，仲景以小柴胡汤去扶正之人参、甘草，加枳实、大黄、芍药三药疏通胃肠，即大柴胡汤，使少阳胆腑邪热假道阳明而去之。笔者曾撰写"大柴胡汤证是少阳病腑证辨析"一文，请参阅《伤寒杂病论研究大成》第 103 条"大论心悟"。

（3）少阳病兼阳明燥结证：如此病证，可用小柴胡汤加芒硝泄阳明燥结，即柴胡加芒硝汤。

（4）少阳病兼水饮证：若少阳郁热兼水饮凝聚证候，可用柴胡桂枝干姜汤治之。方用柴胡、黄芩清解少阳郁热，桂枝、干姜温化寒饮，栝蒌根、牡蛎生津散结（小柴胡汤方后注："若渴，去半夏，加……栝蒌根。……若胁下痞硬，去大枣，加牡蛎四两。"柴胡桂枝干姜汤方证有"胸胁满微结……渴"，故用此两药），其中柴胡引牡蛎可散胁下之结。

（5）少阳病兼痰热扰神证：若少阳病兼痰热扰神而表现烦惊谵语者，可用小柴胡汤去甘草，加大黄、茯苓、桂枝、龙骨、牡蛎、铅丹，方名柴胡加龙骨牡蛎汤。此方以小柴胡汤加减和解少阳并除痰清热。此《名医别录》所云柴胡"除心下烦热，诸痰热结实"。

（6）少阳病合并太阳中风证：若少阳病并见太阳病支节烦疼等，可用柴胡桂枝汤双解太阳、少阳之邪。

综上所述，柴胡是治疗少阳病的特效药，一般多与黄芩配伍。须知柴胡所治之热型，并非仅限于寒热往来。柯韵伯说："凡伤寒中风无麻黄、桂枝证，但见喜呕一证，则虽发热者，便可用柴胡汤，不必具寒热往来也。"所言甚是。

2. 疏理气机而调气血　《名医别录》云柴胡除"胸中邪逆，五脏间游气"。仲景已确知柴胡有宣畅气机，调理气血之功。《药性论》说柴胡"宣畅血气"正源于此。

（1）用于阳郁证：《伤寒论》曰："少阴病，四逆，其人或咳，或悸，或小便不利，或腹中痛，或泄利下重者，四逆散主之。"（318）该方以柴胡与枳实、芍药、炙甘草四味等量为散，以调理气血之郁滞。后世之柴胡疏肝散、逍遥散等皆源于此方。

（2）用于血瘀证：疟邪缠绵日久而成疟母，疟母位于少阳之位，系气血痰热凝结而成。为了疏通少阳气血，以利疟母的消退，仲景在治疟母的鳖甲煎丸中，用鳖甲软坚削积为主，辅以柴胡，既可引鳖甲直达胁下，又可宣通气血，协助鳖甲消积除癥。所谓气行则血行，气行则痰化也。方中还配伍桃仁、丹皮、䗪虫等活血化瘀散结之品，更有利于柴胡宣通气血之功。另外，由于柴胡能散热，因此对气滞血瘀而化热者，尤为适用。

（3）用于虚劳风气百疾：《金匮要略》曰："虚劳诸不足，风气百疾，薯蓣丸主之。"（六·16）该方在大队补益气血的药物之中，配用柴胡、桂枝、防风等，可外祛邪气，内调气血。李东垣创制的补中益气汤等方，可能受到了此方的启发。

在经方中柴胡用于治疗少阳病重证，用量最大达半斤；用于气滞血瘀或虚损证者，则用量较少，且多入丸散。总之，细考《本经》《名医别录》及经方所用"柴胡之性，善泄善散"（《本草正》），泄者，疏理胃肠之滞气；散者，疏散肝胆之病邪。用治内外实证宜大量，用于调气升阳宜小剂。

芎䓖（川芎）《本经·中品》

芎䓖（主产于四川，故曰川芎），辛温（有特异清香气，味苦），通行气血，善治头痛。其"上行头目，下调经水，中开郁结，血中气药"（《本草汇言》）。"《主治秘要》云，芎䓖其用有四：少阳引经，一也；诸头痛，二也；助清阳，三也；湿气在头，四也。"（《医学启源》）"头痛须用川芎，如不愈，加各引经药：太阳羌活，阳明白芷，少阳柴胡，太阴苍术，厥阴吴茱萸，少阴细辛"（李东垣）。"惟风寒之头痛，极宜用之。若三阳火壅于上而痛者，得升反甚，今人不明升降，而但知川芎治头痛，谬亦甚矣。"（《本草正》）川芎在"四物汤用之，以畅血中之元气，使血自生，非谓其能养血也。……又开郁行气……行气血而邪自散也。"（朱丹溪）川芎为当今治冠心病心绞痛常用药，取其"特异清香气"（《中药大辞典》）而行气活血通脉之功。

经方中有9方用川芎，分述如下：

1. **散风邪** 经方用川芎治疗风邪袭表的方剂有2首：一首是侯氏黑散，一首是薯蓣丸。两方证均夹有风邪，但均未说明风邪引起的证候，据《本经》说川芎"治中风入脑头痛"，故两方证都或有恶风头痛之症。侯氏黑散用药14味，重用菊花为君，并用川芎、防风、细辛、桂枝等疏散外风而止头痛。薯蓣丸证则以脾虚气血不足为主，兼夹外邪，故该方重在健脾补益气血，略佐疏散风邪之品，其用川芎既使益气养血的人参、白术、地黄、阿胶补而不滞，又配合柴胡、桂枝、防风等疏散外邪而止头痛。两方是《本经》曰川芎"治中风入脑头痛"，以及《名医别录》曰川芎"除脑中冷动"的极好注脚。

2. **解肝郁** 肝藏血而主疏泄，体阴而用阳。当肝阴血不足时，其疏泄条达之性亦受影响。故仲景在治疗肝的阴血不足时，往往加用川芎，以行气调肝。这样的方剂有 2 首：《金匮要略》曰："虚劳虚烦不得眠，酸枣仁汤主之。"（六·17）该方在养阴血、清虚热、安心神的方药中用川芎，意在调肝郁。再者就是肝郁化火所致的"奔豚气上冲胸，腹痛，往来寒热，奔豚汤主之"。（八·2）该方亦用川芎调肝郁。

3. 调肝脾　肝和脾的关系极为密切，仲景常用川芎配合养血健脾之药，以治疗肝脾不和证。这样的方剂有 3 首：①白术散：《金匮要略》曰该方用于"妊娠养胎"（二十·10）。以方测证，该方适用于脾虚寒湿为主之证。该方以川芎调肝，配用白术、蜀椒、牡蛎健脾温中祛湿。方后加减法曰若"心下毒痛，倍加川芎"，即郁滞较甚，加重川芎用量，以加强止痛效果。②当归散：《金匮要略》曰："妇人妊娠，宜常服当归散主之。"（二十·9）方后注并曰"妊娠常服即易产，胎无疾苦。产后百病悉主之"。对古人之言应当具体分析，若妊娠期间或产后辨证为血虚湿热证候，该方以当归、芍药、川芎养血调肝，白术、黄芩健脾清热，确可为散剂"常服"之。③当归芍药散：适用于"妇人怀娠，腹中疴痛"（二十·5）及妇人杂病"腹中诸疾痛"（二十二·17）等，属于肝脾不调证。该方以川芎配当归、芍药养血调肝，白术、茯苓、泽泻健脾渗湿。上述三种方证均属肝脾同病，均用川芎配白术调和肝脾，但因病机有所不同，故所配合之药不尽相同，白术散证是脾虚夹寒，故合蜀椒温中散寒；当归散证是肝血虚夹热，故合归、芍养血，黄芩清热；当归芍药散证是肝血虚而夹湿，故合归、芍养血，并以茯苓、泽泻祛湿。

4. 行瘀止血　《本经》言川芎主"妇人血闭"，说明川芎具有通经活血的作用。但仲景并没有将川芎用于经闭之证，反而用于漏下，从而开行瘀止血之先河。经方中用川芎治疗漏下证的方剂有 2 首：①胶艾汤：适用于漏下、半产下血以及妊娠下血

（先兆流产）证。病证虽有三种，但病机均属冲任脉虚，阴气不能内守，故该方重用干地黄，配伍归、芍、胶等益阴养血止血为主，而佐以川芎活血行气，使之补而不滞。②温经汤：适用于冲任虚寒兼有瘀血的漏下证。此方用川芎与丹皮、吴茱萸、桂枝温经散寒，活血化瘀，并以参、草、姜、夏与归、胶、麦等益气养血和胃。两方相较：胶艾汤证属阴虚血弱；温经汤证则属气血两虚夹寒凝血瘀。前方用川芎寓有反佐之意，后方用川芎则为散寒行瘀而设。两方证皆以妇人下血为主症，却都用了行气活血的川芎，真乃有胆有识之举。

　　古今许多名医大家对仲景医学、对经方都有深入研究，如《本草正义》说："考仲景方中用芎䓖，唯《金匮要略》妇人篇独多，其当归芍药散，则曰怀妊腹中疞痛；其当归散，则曰妊娠宜常服；其白术散，则曰妊娠养胎，皆不论寒热虚实，而浑浑然一方可以统治。仲景必不若是之颟顸（mān hān 嫚酐，形容糊涂而马虎），此当是传写有所脱佚。唯胶艾汤、温经汤二方，归芎并重，以阿胶厚腻有余，恐其迟滞，因以血中行气者，为之疏通，庶几守者走者，得互相调剂，古方之于芎䓖，其用意自可想见。"

　　《本草汇言》更发挥讲解其功用说："芎䓖，上行头目，下调经水，中开郁结，血中气药。尝为当归所使，非第治血有功，而治气亦神验也。凡散寒湿、去风气、明目疾、解头风、除胁痛、养胎前、益产后，又癥瘕结聚、血闭不行、痛痒疮疡、痈疽寒热、脚弱痿痹、肿痛却步，并能治之。味辛性阳，气善走窜而无阴凝粘滞之态，虽入血分，又能去一切风、调一切气。同苏叶，可以散风寒于表分；同耆、术，可以温中气而通行肝脾；同归、芍，可以生血脉而贯通营阴；若产科、眼科、疮肿科，此为要药。"

总之，川芎是一味辛香善行的血中气药，血分病可用之，气分病亦可用之；实证可用之，虚中夹实证亦可用之。经方制剂用川芎之巧妙配伍，应细心品味，以指导临床。

桃仁《本经·下品》

桃仁，苦甘平（气微弱，味微苦），破血行瘀，润燥滑肠。"为血瘀血闭之专药"（《本经逢原》）。其"性善破血，散而不收，泻而无补，过用之及用之不得其当，能使血下不止，损伤真阴"。"凡经闭不通由于血枯，而不由于瘀滞；产后腹痛由于血虚，而不由于留血结块；大便不通由于津液不足，而不由于血燥秘结，法并忌之"（《本草经疏》）。桃仁有宜忌，诸药皆然。

经方用桃仁者有 8 首方剂，均取其治瘀血之病，由于瘀血的病因、部位、久暂、轻重等不同，故临床表现有所不同，治之用桃仁的方证如下：

1. 治少腹"瘀热"证 《本经》曰桃仁"治瘀血"。《伤寒论》对"太阳随经，瘀热在里"，"热在下焦"所致的"少腹急结"或"少腹硬""少腹满"等所谓的"蓄血"证候，表现为"其人如狂"甚至"其人发狂"等神志异常者，仲景采取以下 3 首方剂治疗：①桃核承气汤：该方为调胃承气汤（大黄、芒硝、甘草）加桃仁、桂枝而成，具有通下瘀热之功。②抵当汤：该方以桃仁配伍大黄、水蛭、虻虫，具有破血逐瘀之功。③抵当丸，即抵当汤原方，但减少水蛭、虻虫用量，加大桃仁用量，其功效较抵当汤为缓。桃仁在上述 3 方中均取其"治瘀血"之功，配大黄则能泄血分瘀热。经方用药治营血、瘀血法律：若为蓄血、瘀血轻证，仅应用植物性化瘀药即可；若是蓄血重证及久瘀痼疾，则必须配伍动物性逐瘀药，效力才能更强。

2. 治血闭癥瘕病 《名医别录》曰桃仁"破癥瘕"。《金匮要略》治疗瘀血所致的"血闭癥瘕"病有 4 方：①治疗"结为癥瘕，名曰疟母"（四·2）的鳖甲煎丸。该方重用鳖甲与桃仁等23味药相配伍，全方攻补兼施，化瘀消癥。②治疗"妇人宿有癥病"的桂枝茯苓丸。该方取桂枝、茯苓、牡丹、芍药、桃仁各等份，研末炼蜜和丸，实为化瘀消癥之缓剂。③治疗"内有干血"的大黄䗪虫丸。该方以大黄、䗪虫、水蛭、虻虫、桃仁等破瘀血药与大剂量干地黄、芍药等养阴药相配伍，可见其"内有干血"（六·18）是由于阴虚久瘀所致。④治疗产后腹痛因"有干血著脐下"（二十一·6）的下瘀血汤。该方以大黄、桃仁、䗪虫三味相合，攻血之力颇猛。为了防止攻逐损伤正气，故"三味末之，炼蜜和丸"，是缓其药性而不使骤发，又以酒煎药丸者，是取其引入血分。原文曰"亦主经水不利"，是说若瘀血日久所致月经不调甚至闭经者，亦可酌情采取本方治疗。

3. 治肠痈营血瘀结证　《金匮要略》治疗急性肠痈由于营血瘀结，尚未成脓者，以大黄牡丹汤主之。该方以桃仁与大黄、牡丹、瓜子、芒硝相配伍，共奏下瘀热，破瘀血之功。

此外，《金匮·肺痿肺痈咳嗽上气病》篇附方之一《千金》苇茎汤："治咳有微热，烦满，胸中甲错，是为肺痈"者。该方由苇茎、薏苡仁、桃仁、瓜瓣组成。方中为何用桃仁呢？《名医别录》曰"主止咳逆上气"，以桃仁治"热之所述，血为之凝滞"（七·2）而致咳也。笔者临床以苇茎汤治疗外感日久，痰热壅肺证，或慢性咳喘，痰热壅肺证，均取得较好疗效。

地黄 《本经·上品》

干地黄，甘寒（气微香，味微甜，具黏性，显油润），"乃补肾家之要药，益阴血之上品"（《本草经疏》）。其"内专凉血滋阴，外润皮肤荣泽，病人虚而有热者宜加用之。……病人元气本亏，因热邪闭结，而舌干焦黑，大小便秘，不胜攻下者，用此于清热药中，通其秘结最佳，以其有润燥之功，而无滋腻之患也。"(《本经逢原》)"古方只有干地黄、生地黄，从无用熟地黄者。熟地黄乃唐以后制法，以之加入温补肾经药中，颇为得宜，若于汤剂及养血凉血等方，甚属不合。盖地黄专取其性凉而滑利流通，熟则腻滞不凉，全失其本性矣。又仲景《伤寒》一百十三方，惟复脉用地黄。盖伤寒之病，邪从外入最忌滋滞，即使用补，必兼疏拓之性者方可入剂，否则邪气向里，必有遗害。"(《本草经百种录》)总之，干地黄为补肾益阴要药，并能补血而通脉，生地黄及其汁则偏于清热凉血。唐代之后，将地黄蒸晒炮制后名谓"熟地黄"，甘而微温，则滋阴养血而不凉也。

《本经》只记有"干地黄"，仅言"生者，尤良"。《名医别录》则将干、生地黄分为两种，并分述其功能主治。考《本经》与《名医别录》所述干、生地黄之用，皆具滋阴养血、通痹与止血之功。但生地黄苦重于甘，其气大寒，故偏于清热凉血；干地黄甘重于苦，偏于滋阴养血。《本经》说"生者，尤良"，当指清热凉血而言。《名医别录》所谓"生地黄"者，乃今之鲜地黄；"干地黄"者，乃今之生地黄是也。

经方中有8首用地黄，分干、生、汁三种，尽备其功。

1. **补肾益阴** 肾主骨生髓，《本经》言干地黄能"填骨髓"，可见其有补肾之功。经方用其治肾虚的方剂，只有八味肾气丸一方。该方用干地黄为主，配山萸肉、山药间接补肾，则其填精补肾之功更著，又与少量桂、附相合，能从阴引阳以生少火，收阴阳并补而侧重补阳之功。肾气丸中还配有茯苓、泽泻、丹皮，故又能通利小便并清虚火。尤在泾说本方"补阴之虚，可以生气，助阳之弱，可以化水"，可谓言中肯綮。本方对肾气虚衰，水液代谢失常的多种疾病，都具有治疗作用，诸如"虚劳腰痛，少腹拘急，小便不利者"(六·15)，或肾虚痰饮短气，或妇人转胞及消渴等病证。

2. **补血通脉** 《本草求真》说干地黄"专入肾，并入心、脾。……张璐谓其心紫入心，中黄入脾，皮黑归肾"。可知干地黄不仅善于补肾益阴精，且可补益心脾之血虚，还可治血虚所致的血脉瘀阻之病证。经方中用干、生地黄补血治疗血虚病证的方剂有3方：①薯蓣丸：适用于气血两虚兼夹外风之证。该方用干地黄配芍药、阿胶等补其血虚，配山药、人参、白术、茯苓等益气调中，柴胡、桂枝、防风等祛风散邪。②大黄䗪虫丸：适用于干血痨证。所谓干血痨乃是血燥而枯，血枯而瘀。该方用干地黄配芍药，补血润燥，用大黄、桃仁及大队的虫类蠕动唼血之物行其瘀血。如此补中寓通，适用于血虚而瘀者。③炙甘草汤：适用于心之阴阳气血皆虚所致的"脉结代，心动悸"（177）等证候。该方重用生地黄配阿胶、麦冬、麻仁补血充脉以养心体，辅炙甘草、人参、桂枝、生姜、大枣、清酒，宣通阳气以助心气而鼓动血行，合用具有养血通脉之功。

　　需要进一步研究和明确的是，《本经》曰地黄有"逐血痹"之功；《名医别录》云其有"通血脉"之力，这如何理解呢？以阴血不足则血脉不通，痹着不行，若补养充足，自然流动洋溢，而血通痹行矣。故大黄䗪虫丸重用干地黄与炙甘草汤重用生地黄，皆赖其补益阴血之功以达通血脉之力。

　　3. 并能止血　地黄不仅具有补血通脉之功，并且还能止血。《名医别录》明文干地黄主治"胞漏，下血"。经方用地黄止血之方有二：①治妇人漏下、半产下血及胎漏病。《金匮要略》曰："师曰：妇人有漏下者，有半产后因续下血都不绝者，有妊娠下血者，假令妊娠腹中痛，为胞阻，胶艾汤主之。"（二十·4）本条所述三种妇人出血证的病机都是冲任脉虚，阴气不能内守。该方重用干地黄，一方面配合阿胶、艾叶养血止血；一方面与归、芍、芎和血止血。全方调补冲任而止血，干地黄一药而两用也。②治便血。《金匮要略》曰："下血，先便后血，此远血也，黄土汤主之。"（十六·15）该方证之下血乃中焦虚寒，脾不统血所致，故该方在灶心土、白术、附子温中健脾以治本的基础上，用干地黄配阿胶养血止血治其标。现代动物实验证实，从生地黄中提取的物质有促进血液凝固作用。故仲景治疗出血证使用干地黄既补虚以治本，又止血以治标，标本兼顾，一药二用，至善之法也。

4. 凉血安神　生地黄苦重于甘，其性大寒，故其清热凉血而安神之功效颇佳。经方中用其凉血安神的方剂有二：一是防己地黄汤；一是百合地黄汤。《金匮要略》曰："防己地黄汤，治病如狂状，妄行独语不休，无寒热，其脉浮。"该方证乃血虚生热所致，脉浮是兼有外感或血热使然。方中重用生地黄养血清热；少佐防己、防风、桂枝、甘草辛甘发散以疏风散邪或发散郁热，共奏养血祛风清热之功。百合地黄汤则治疗"百合病，不经吐、下、发汗，病形如初者"（三·5）。所谓"病形如初"乃指心肺阴血亏损，虚热内扰之证。该方用生地黄汁清热益阴凉血，协助百合清热安神定志。上述二方说明生地黄具有清热凉血安神之功，特别适用于血虚内热之证。兼外感或郁热者，可配辛甘发散之品以祛外邪或散郁热；无外邪者，可与养阴清热安神之品相伍。特别说明，百合地黄汤中生地黄取汁之法影响久远，后世温病学清热凉血、生津止渴，都喜用之，乃源于仲景。

仲景使用地黄分干、生两种入药，既入煎剂，亦入丸剂。其中生地黄还有用汁与用体之别。干地黄偏于补，故治疗虚证多用之；鲜生地黄清热凉血且具流通之性，故清热凉血通痹多用之。地黄在经方中用量是较大的，生地黄取汁入煎为一升；生地黄入煎为一斤；干地黄入煎为六两。东汉时方药剂量今用折算法，详见"附文"。

生地黄流通而寒凉，故凡脾虚泄泻、胃虚食少、胸膈多痰者慎服之。《本草纲目》说"干地黄，姜汁浸则不泥膈，酒制则不妨胃。"此乃以炮制为佐制之法。

黄芪 《本经·中品》

黄芪，甘而微温（气微弱而特异，味微甜，嚼之有豆腥气，以甜者为佳。用沸水泡后温饮之，微甜可口），生用能益气固表，利水消肿，托毒排脓而生肌；炙用则补中益气。黄芪"入肺补气，入表实卫，为补气诸药之最，是以有耆之称。与人参相较，则参气味甘平，阳兼有阴；耆则秉性纯阳，而阴气绝少。盖一宜于中虚……一更宜于表虚"（《本草求真》）。故"肌表之气，补宜黄芪；五内之气，补宜人参"（《得配本草》）。黄芪与人参功用之分，大略如上。但这是相对而言，就黄芪而言，既能补内，又能补外，其对内能"补益中土，温养脾胃，凡中气不振，脾土虚弱，清气下陷者最宜。其皮直达人之肤表肌肉，固护卫阳，充实表分，是其专长，所以表虚诸病，最为神剂"（《本草正义》）。之所以内外诸病兼治者，为何？"因其味轻，故专于气分而达表，所以能补元阳，充腠理，治劳伤，长肌肉，气虚而难汗者可发，表疏而多汗者可止。其所以止血崩血淋者，以气固而血自止也，故曰血脱益气；其所以治泻痢带浊者，以气固而陷自除也，故曰陷者举之"（《本草正》）。总之，"黄耆直入中土而行三焦，故能内补中气……中行营气……下行卫气"（《本经疏证》）。"是上中下内外三焦之药"（《汤液本草》）。"能补五脏诸虚……通调血脉，流行经络"（《本经逢原》）。黄芪配伍之道："同人参则益气；同当归则补血；同白术、防风则运脾湿；同防己、防风则祛风湿；同桂枝、附子则治卫虚亡阳汗不止"（《本经逢原》）。又"防风能制黄耆，黄耆得防风其功愈大，乃相畏而相使也"（李东垣）。

经方中虽仅有7方用及黄芪，但却发展了其适应证，首次将黄芪用于治水肿。仲景主要取黄芪补虚、通痹、利水、散邪之功，治疗虚劳、痹证、水肿及黄汗等病证。

1. 益气祛邪治痹证　仲景用黄芪治疗痹证的方剂有 3 首，分别用于治疗风湿、历节病及血痹。①《金匮要略》曰："风湿，脉浮，身重，汗出，恶风者，防己黄芪汤主之。"（二·22）此为风湿在表兼表虚自汗证。该方用黄芪，一是益气固表，治其自汗；一是助防己、白术健脾祛湿通痹。②《金匮要略》曰："病历节不可屈伸，疼痛，乌头汤主之。"（五·10）该方证是典型的寒湿痹证。方中用乌头、麻黄温经散寒止痛，芍药、甘草缓急舒筋，其配用黄芪的目的是"黄芪益卫气，气壮则邪退"（赵以德）。③《金匮要略》曰："血痹，阴阳俱微，寸口关上微，尺中小紧，外证身体不仁，如风痹状，黄芪桂枝五物汤主之。"（六·2）。该方为桂枝汤去甘草加黄芪而成，所治乃阳气不足，卫外不固，"加被微风"（六·1），血行凝滞，导致血痹病候。该方治之大法正如《高注金匮要略》所说："补气为第一义，祛风为第二义，行血为第三义。故以补气之黄芪加于祛风之桂枝汤内，而行阳活血，各得其妙矣。倍辛温之生姜者，所以行黄芪之性。"为何去甘草呢？《医宗金鉴》解答说：该方"其功力专于补外，所以不用……甘草补中也"。

上述三方分析可知，黄芪益气通痹之功甚佳，属风湿者与防己、白术等祛湿药相配；属寒湿者与麻、乌等温经散寒药相伍；血痹者与桂枝、芍药等和血药相合。只要药合方对，效果必佳。

2. 益气健脾疗水肿　仲景不囿于前人之说，首创运用黄芪治疗水气病之风水及皮水。前文治风湿之防己黄芪汤亦用来治疗风水。《金匮要略》曰："风水，脉浮，身重，汗出，恶风者，防己黄芪汤主之。"（十四·22）此为风水兼表虚汗出之证，用防己黄芪汤补卫固表以治水。仲景一方两用表明：黄芪配防己、白术，既能除肢体关节之风湿，又能除稽留于肌表之水气。黄芪不仅善于补肌表之气，并能补中运脾，对气虚不运的水肿证，具有良好的效果。《金匮要略》曰："皮水为病，四肢肿，水气在皮肤中，四肢聂聂动者，防己茯苓汤主之。"（十四·24）该方证脾虚水肿的程度较重。尤在泾解释之十分贴切，他说："防己、茯苓善驱水气，桂枝得茯苓，则不发表而反行水，且合黄芪、甘草助表中之气，以行防己、茯苓之力也。"现代实验证实，黄芪对肾性水肿具有利尿作用。

3. 益气建中补虚损　仲景治疗虚劳病用黄芪。《金匮要略》曰："虚劳里急，诸不足，黄芪建中汤主之。"（六·14）黄芪建中汤是小建中汤加黄芪而成。小建中汤适用于脾虚营弱之证，加黄芪之后，其补脾益气之力则加强，正如尤在泾所说："充虚塞空，则黄芪尤为专长也。"叶天士说："上下交损，当治其中。"据此可进一步说明加黄芪的目的是补中益气。现代药理研究发现，黄芪具有类性激素和兴奋中枢神经系统的作用，其补虚强壮作用，可能与此有关。

4. 益气实表祛黄汗　黄汗病以"汗沾衣，色正黄如柏汁"（十四·28）为特点。汉代张仲景首次记载了此病，并且提出了有效的治疗方剂。仲景治疗黄汗的2首方剂均使用黄芪：一方是芪芍桂酒汤，另一方是桂枝加黄芪汤。芪芍桂酒汤重用黄芪为君，实卫止汗，白芍、桂枝和营卫，并配苦酒（醋）之酸敛，全方重在实表固卫。桂枝加黄芪汤则以桂枝汤调和营卫为主，加黄芪助其发汗托邪外出。《本草正》说："黄芪……气虚而难汗者，可发；表疏而多汗者，可止。"准确地表述了黄芪的走表功能。此外，桂枝加黄芪汤还可用于治疗黄疸病邪气在表者。其用黄芪的目的，亦是帮助桂枝汤托邪外出。

综上所述，经方中使用黄芪组方治疗的病证包括：虚劳、风湿、历节、血痹、风水、皮水、黄汗及黄疸八种病证。但应注意，本品易升阳动火，故实证及阴虚阳亢者忌用。

龙骨《本经·上品》

龙骨，甘涩性平（无臭，无味），功能镇惊安神，固精敛汗，止血涩肠，生肌敛疮。"龙骨最粘涩，能收敛正气，凡心神耗散，肠胃滑脱之疾，皆能已之。且敛正气而不敛邪气，所以仲景于伤寒之邪气未尽者亦用之。"（《本草经百种录》）"龙骨功与牡蛎相同，但牡蛎咸涩入肾，有软坚化痰清热之功，此属甘涩入肝，有收敛止脱镇惊安魄之妙。"（《本草求真》）

经方中共有7方用及龙骨，主要取其下列之功：

1. 重镇安神治躁狂并治痰 《名医别录》曰龙骨能"养精神，定魂魄"，这是对龙骨治心神浮越诸证的总概括。龙骨具有重镇安神之功，经方多与牡蛎相伍，治心神浮越之烦躁、惊狂之症。《伤寒论》曰："火逆下之，因烧针烦躁者，桂枝甘草龙骨牡蛎汤主之。"（118）又曰"伤寒脉浮，医者以火迫劫之，亡阳，必惊狂，卧起不安者，桂枝去芍药加蜀漆牡蛎龙骨救逆汤主之。"（112）上述二方均属伤寒误用火法，心阳受损，气血逆乱，心神浮越而致。前者较轻，仅见烦躁，是方用桂枝、甘草补助心阳，龙骨、牡蛎收涩虚阳，重镇安神；后者阳虚较甚，且夹有痰浊，所用救逆汤实际上是桂枝甘草龙骨牡蛎汤加重剂量，再加蜀漆、生姜、大枣而成，以蜀漆祛痰，生姜、大枣调营卫而护中州。

龙骨不仅用于虚证的烦躁惊狂证，也可用于实证热证的烦惊、热痫等证，此时多与大黄等泻热药相配。如《伤寒论》曰："伤寒八九日，下之，胸满烦惊，小便不利，谵语，一身尽重，不可转侧者，柴胡加龙骨牡蛎汤主之。"（107）该方即小柴胡汤去甘草加味而成，加桂枝者，使内陷之邪得从外解，加龙、牡、铅丹镇静而止烦惊，大黄泻热止谵语，茯苓渗利小便。还有，风引汤"除热瘫痫"。该方将龙骨、牡蛎、大黄加于大队清热重镇药中，清热泻火而镇惊安神。徐大椿说柴胡加龙骨牡蛎汤"方能治肝胆之痰惊"。陈修园说风引汤中"龙骨能敛火安神，逐痰降逆，故为惊癫痫痉之圣药"。《本草经疏》指出："痰，水也，随火而生，龙骨能引上逆之火，泛滥之水，而归其宅，若与牡蛎同用，为治痰之神品。"上述三家论述可知，龙骨除了能重镇安神外，尚能化痰息风，对实证或虚证所致的烦躁、惊狂、癫痫、痉瘫等都可使用。

2. 涩精止遗治遗精滑泄　《名医别录》曰白龙骨"治梦寐泄精，小便泄精"。张锡纯说"龙骨质最粘涩，具有翕收之力，故能收敛元气，镇安精神，固涩滑脱。"仲景用龙骨治疗虚损性失精属阴阳失调者，如《金匮要略》曰："夫失精家，少腹弦急，阴头寒，目眩发落，脉极虚芤迟，为清谷、亡血、失精。脉得诸芤动微紧，男子失精，女子梦交，桂枝加龙骨牡蛎汤主之。"（六·8）该方在桂枝汤燮理阴阳、调和营卫的基础上，加龙骨、牡蛎交通心肾，涩精止遗。《金匮要略》于桂枝加龙骨牡蛎汤证之后还有一方，即天雄散，该方以天雄、白术、桂枝纯阳之品，温补脾肾之阳，用龙骨涩精止遗，主治脾肾阳虚，遗精早泄之证候。可见龙骨是涩精止遗的佳品。

3. 反佐升散之药治牝疟　《金匮要略》曰："疟多寒者，名曰牝疟，蜀漆散主之。"（四·5）牝疟以寒多热少为特点。《高注金匮要略》说：该方"以云母、龙骨体质沉重之石类，将蜀漆监至下焦，使之温温，上通下引，而已足矣"。可见该方用龙骨乃取反佐之功。

葛根 《本经·中品》

葛根，味甘辛性平（无臭，味甘），言味辛者，因其有升透之功。总的功用是升阳解肌，透疹止泻，除烦止渴。"以其气轻，故善解表发汗。凡解散之药多辛热，此独凉而甘，故解温热时行疫疾，凡热而兼渴者，此为最良"（《本草正》）。为"解散阳明温病热邪之要药"（《本草经疏》）。因"其气轻浮，鼓舞胃气上行，生津液，又解肌热，治脾胃虚弱泄泻圣药也"（李东垣）。由于其气轻凉散，故可"发散小儿疮疹难出"（张元素）。老药新用，当代常用葛根治疗冠心病心绞痛、高血压颈项强痛等病证。

经方中有6首方剂用葛根。主要取其升津舒筋，解肌退热之力，并据其性升的特点而治疗下利，分述于下：

1. **主表寒证兼项背强几几**　这样的方剂有2首：一是桂枝加葛根汤。《伤寒论》曰："太阳病，项背强几几，反汗出恶风者，桂枝加葛根汤主之。"（14）一是葛根汤。《伤寒论》曰："太阳病，项背强几几，无汗，恶风者，葛根汤主之。"（31）上述可知，太阳病表虚证与表实证兼见"项背强几几"者，皆宜用葛根。项背强紧筋肉挛急的表现，是由风寒之邪侵犯太阳经输而不利之病候。《本经》曰葛根主"诸痹，起阴气"，说明葛根能开痹而通津液。现代医学证明，葛根能扩血管，尤其能扩张心脑血管，所以对外感病以及其他各种病引起的项背强紧，肌肉挛急，或肢体麻木等，均可用之，确有疗效。

2. **并治表证兼下利者**　经方用葛根治疗下利有两种情况：一是肠热下利，即葛根黄芩黄连汤证。《伤寒论》曰："太阳病，桂枝证，医反下之，利遂不止，脉促者，表未解也；喘而汗出者，葛根黄芩黄连汤主之。"（34）一是风寒表邪影响阳明引起的下利，即葛根汤证。《伤寒论》曰："太阳与阳明合病，必自下利，葛根汤主之。"（32）前者为肠热下利为主兼有表邪；后者为风寒表证为主兼下利。这表明，葛根适宜于表证兼下利者。其实，葛根还可用于虚性下利，正如李东垣所说："葛根，其气轻浮，鼓舞胃气上行……治脾胃虚弱泄泻圣药也。"这是对仲景用葛根治疗下利的发展。《本草正义》对《伤寒论》葛根汤与葛根芩连汤之用葛根解析得很好，引录如下："葛根，气味皆薄，最能升发脾胃清阳之气，《伤寒论》以为其阳明主药，正惟表寒过郁于外，胃家阳气不能散布，故以此轻扬升举之药，捷动清阳，捍御外寒，斯表邪解而胃阳舒展，所以葛根汤中仍有麻黄，明为阳明表寒之主药，非阳明里热之专司，若已内传而为阳明热证，则仲景自有白虎诸法，非葛根汤之所宜用。其葛根黄芩黄连汤方，则主阳明协热下利，貌视之，颇似专为里有实热而设，故任用芩、连之苦寒，则葛根似亦为清里之品；抑知本条为太阳病桂枝证医反下之之变，邪热因误下而入里，里虽宜清，而利遂不止，即以脾胃清阳下陷之候，葛根只以升举陷下之气，并非为清里而设，此皆仲师选用葛根之真旨。"

3. 亦治风热表证　经方对单纯风寒表证不用葛根，但风热表证却使用葛根，如治疗产后中风发热的竹叶汤。《金匮要略》曰："产后中风发热，面正赤，喘而头痛，竹叶汤主之。"（二十一·9）该方证及用药比较难解，但方中重用葛根协竹叶疏散在表之风热是肯定的，这可以说是开温病证治之先河。所以，《本草经疏》说葛根为"解散阳明温病热邪之要药"。

上述之外，还有一个方证用及葛根，即《金匮要略》曰："奔豚，气上冲胸，腹痛，往来寒热，奔豚汤主之。"（八·2）此肝郁化热引起的奔豚证，方用李根白皮为主，配合葛根、黄芩以加强其清热平冲的作用。

葶苈子《本经·下品》

葶苈子，辛苦而寒（其药材主要有两种：一是北葶苈子，又名苦葶苈；一是华东葶苈子，又名甜葶苈，两者均气微、有黏性，但前者味苦辛，后者味淡），开泄肺气，逐水逐痰。其"专泻肺气，肺如水源，故能泻肺即能逐水。凡积聚寒热从水气来者，此药主之"（《本草经百种录》）。"凡水气坚留一处，有碍肺降者，宜用之"（《本经疏证》）。"《名医别录》曰'久服令人虚'，本是至理。然肺家痰火壅塞，及寒饮弥漫，喘急气促，或为肿胀等证，亦必赖此披坚执锐之才，以成捣穴犁庭之绩"（《本草正义》）。老药新用，现代研究发现葶苈子有强心利尿作用，故辨证治疗心力衰竭所致喘促等症，用之取得良效。

经方中有 6 方用及葶苈，主要用其逐痰泄水消肿之功。

1. 泻肺逐痰治痰热壅盛证

（1）治支饮及肺痈：《金匮要略》曰："支饮不得息，葶苈大枣泻肺汤主之。"（十二·27）又曰："肺痈（编者按：疑指肺气壅塞，非肺生痈脓），喘不得卧，葶苈大枣泻肺汤主之。"（七·11）支饮一般为寒饮伏肺而致，然此支饮乃为痰热或寒饮化热而致，痰热壅肺，肺气上逆则喘息。若肺痈早期，肺气壅塞，气逆于上，则喘不得卧。葶苈苦辛而寒，能清热泻肺，下气消痰，故能治痰热及肺痈所致的咳喘之证，配大枣甘缓之性，使攻邪而不伤正。

（2）治结胸：《伤寒论》曰："结胸者，项亦强，如柔痓状，下之则和，宜大陷胸丸。"（131）大陷胸丸证是痰热互结于胸膈部位，且其凝结之势尤甚。尤在泾解析该方甚详，他说："葶苈之苦，甘遂之辛，以破结饮而泄气闭；杏仁之辛，白蜜之甘，以缓下趋之势而去膈上之邪；其芒硝、大黄，则资其软坚荡实之能。"又说："丸者缓也。和理脏腑，不欲其速下也。大陷胸丸以荡涤之体，为和缓之用，盖以其邪结在胸，而至如柔痓状，则非峻药不能逐之，而又不可以急剂一下而尽，故变汤为丸，煮而并渣服之，乃峻药缓用之法，峻则能胜破坚荡实之任，缓则能尽际上迄下之邪也。"上述可知，本方之用甘遂、杏仁、大黄、芒硝，在于加强葶苈泻热破结、下气逐痰之功，其用白蜜之义，与葶苈大枣泻肺汤用大枣相类，即逗留药力，治上者宜缓也。于此可见，葶苈善泻肺中之热痰，单用即可见效，若凝结坚牢者，应配合甘遂、芒硝，破坚散结，其力更著。

2. **泻肺逐水治水气病**：《本经》云葶苈"治癥瘕积聚"，此癥瘕积聚是水结而成，故《名医别录》明确指出葶苈能"下膀胱水，腹留热气，皮间邪水出，面目肿"。所以，对水气蓄结之癥瘕积聚及面目浮肿等，仲景往往使用葶苈下气破结，利水消肿。这样的方剂有4首：①葶苈大枣泻肺汤：《金匮要略》曰："肺痈，胸满胀，一身面目浮肿，鼻塞清涕出，不辨香臭酸辛，咳逆上气，喘鸣迫塞，葶苈大枣泻肺汤主之。"此水气迫肺，肺气闭塞，通调失职证候。该方开泻肺气，令肺气通调，水自下流而出。②己椒苈黄丸：适用于痰饮水气蓄结肠间证。《金匮要略》曰："腹满，口舌干燥，此肠间有水气，己椒苈黄丸主之。"（十二·29）该方用葶苈配合防己、椒目利水从小便出，配合大黄攻坚决壅逐水从大便而去。③牡蛎泽泻散：该方主治"大病差后，从腰以下有水气者"（395）。此乃水热互结下焦，膀胱不利，故腰以下肿满等。该方用葶苈、商陆、蜀漆攻坚利水，牡蛎、泽泻、海藻软坚利水，为了增强其清热以及防止其过利伤阴而引起上燥，方中又用栝蒌根清热生津。④鳖甲煎丸：该药丸主治疟病日久，"结为癥瘕，名曰疟母"（四·2）之病候。疟母是由疟邪假血依痰互结而成，该方采用葶苈配合瞿麦、石韦破结利水，与软坚化瘀之鳖甲、桃仁、赤硝等相配合而破坚，又以人参、阿胶补益气血。总之，"凡水气坚留一处，有碍肺降者，宜用之"（《本经疏证》）。

从以上4方可知，葶苈具有下气行水之功。若与防己、大黄相配，能分消其水，破肠间之水结；与商陆、牡蛎相配，能使水热之结从小便而去，破下焦之水结；与鳖甲、硝石、桃仁软坚化瘀之品相配，能治水血与痰热互结之疟母，可破癥瘕积聚；为了防止其苦寒伤正，可与大枣相配。

3. **消肿治小儿疳虫蚀齿** 《金匮要略》小儿疳虫蚀齿方，用雄黄配葶苈为末，猪脂熔，以槐枝棉裹头，点药烙之。此方取雄黄解毒, 葶苈消肿。

经方虽仅 6 方用及葶苈, 却抓住了葶苈子的主要功用, 并能帮助我们正确理解《本经》所叙主治病证的真正含义。6 方既有汤剂, 又有丸、散剂。有内服, 亦有外用。其用法可谓丰富多彩。

麦门冬 《本经·上品》

麦门冬, 甘而微寒 (气微香, 味微甜), 养胃润肺, 清心除烦。"泻肺中之伏火, 清胃中之热邪, 补心气之劳伤, 止血家之呕吐, 益精强阴, 解烦止渴, 美颜色, 悦肌肤, 退虚热, 解肺燥, 定咳嗽, 真可持之为君而又可借之为臣使也。但世人未知麦冬之妙用, 往往少用之而不能成功为可惜也。不知麦冬必须多用, 力量始大, 盖火伏于肺中, 烁干内液, 不用麦冬之多, 则火不能制矣; 热炽于胃中, 熬尽其阴, 不用麦冬之多, 则火不能息矣。更有膀胱之火, 上逆于心胸, 小便点滴不能出……"(《本草新编》), 麦冬清中有补, 重用之"利尿解热, 治小便淋闭"(《福建民间草药》)。又能"生脉保神"(《珍珠囊》), "治经枯、乳汁不下"(《医学启源》), "本是甘药补益之上品"(《本草正义》)。

经方虽仅 5 首使用麦冬, 但已备其功用。

1. 甘寒养阴治燥热证 《名医别录》曰麦门冬主"虚劳客热, 口干燥渴, 止呕吐……消谷调中……定肺气", 即指麦门冬清养肺胃之功用。经方用麦门冬治疗肺胃津亏而燥热的方剂有 2 首: 一是麦门冬汤; 一是竹叶石膏汤。《金匮要略》曰: "大逆上气, 咽喉不利, 止逆下气者, 麦门冬汤主之。"此为肺胃津亏, 虚火上炎之证。该方重用麦门冬润肺养胃兼清虚火; 半夏止逆下气, 用量轻, 与甘寒之麦冬相伍则不嫌其燥; 配人参、甘草、大枣、粳米益胃气而生津液。竹叶石膏汤即麦门冬汤去大

枣，减麦门冬之量，加竹叶、石膏而成，适用于热病后期，肺
胃津伤，而余热未清者。该方用麦门冬目的有三：一是与人参
相配，益气生津以治"虚赢少气"；一是与半夏相合润胃降逆，
以除"气逆欲吐"；一是与竹叶、石膏合用清热养阴而除烦。
上述两方功用区别：麦门冬汤偏重于滋润阴津；竹叶石膏汤则
偏于清未尽余热，故前者重用七升为君，后者只用一升为
辅佐。

2. 扶助正气治虚损证 麦门冬用于虚证的方剂有 3 首：①治
疗心之气阴两虚证的炙甘草汤。该方用麦门冬与地黄、阿胶、麻
仁并用补血充脉。正如寇宗奭所说：麦冬"与地黄、阿胶、麻仁
同为润经益血，复脉通心之剂"。又因心阳宣通无力，故又用桂
枝、生姜之辛温药与人参、炙甘草、大枣之甘味药并用辛甘化
阳，以补助阳气。如此刚柔相济，动（药）静（药）相合，阴
阳并补，以治疗"脉结代，心动悸"。②治虚劳外感的薯蓣丸。
该方用大队健脾益气养血药配伍麦冬，以治"虚劳诸不足"，并
用调气与祛邪药治"风气百疾"。③治疗冲任虚寒兼有瘀血所致
崩漏的温经汤。该方在吴茱萸、生姜、桂枝、川芎、丹皮、当
归、芍药和营行瘀散寒基础上，用麦冬、阿胶与人参、甘草益气
养阴。三方均用麦冬、阿胶配人参、甘草益气养阴。炙甘草汤证
为心血虚不能充脉，心气虚不能通脉，故重用地黄配桂枝、清酒
补血通脉；薯蓣丸证久病而势缓，故在补养气血同时，重用薯
蓣、大枣理脾胃，缓中求功；温经汤证则为虚寒血瘀为主，故以
温中散寒化瘀为主。

《本经疏证》对经方用麦门冬 5 方综合分析后说："盖麦门
冬之功，在提曳（yè 页。拉，牵引）胃家阴精，润泽心肺，以
通脉道，以下逆气，以除烦热，若非上焦之证，则与之断不相
宜。"可谓要言不烦。

甘遂 《本经·下品》

甘遂，苦寒（气微，味微甘而有持久的刺激性），有毒，功擅逐水泻热。"其气直透达所结处"（《汤液本草》），"能泻十二种水疾，治心腹坚满，下水，去痰水，去皮肤浮肿"（《药性论》）。"其主大腹者，即世所谓水蛊也。又主疝瘕，腹满，面目浮肿及留饮，利水通谷道，下五水，散膀胱留热，皮中痞气肿满者，谓诸病皆从湿水所生，水去饮消湿除，是拔其本也"（《本草经疏》）。以上医家所述，抓住了《本经》及《名医别录》论甘遂主治的精髓。

仲景有 5 方用及甘遂，皆取其攻积水、逐痰饮之功。

1. 治水热互结之结胸重证　水与热互相搏结于胸膈部位，即所谓热实结胸。仲景将热实结胸分为大结胸与小结胸二证。大结胸水热互结病深而证重，小结胸病浅而证轻。甘遂为峻下逐水之品，故仅适用于大结胸。治疗大结胸证的大陷胸汤及大陷胸丸二方均使用了甘遂。大陷胸汤用甘遂峻逐水饮，配大黄、芒硝荡实泻热软坚，更能增强其逐水破结之功。大陷胸丸仍用大陷胸汤三味，再加葶苈子、杏仁二味，其中四味制成丸，另将甘遂末与"白蜜二合，水二升，煮取一升；温，顿服之"。如此丸以缓之，甘亦缓之，正合"补上治上制以缓"（《内经》）之意，故适用于大结胸证中邪结部位较高，而且项强，如柔痉状者。《珍珠囊》说："水结胸中，非此（甘遂）不能除"。

2. 逐水治悬饮　《伤寒论》第 152 条曰"心下痞硬满，引胁下痛……十枣汤主之"。《金匮要略》曰悬饮的特点是"饮后水流在胁下，咳唾引痛"（十二·2），"病悬饮者，十枣汤主之。"（十二·22）该方以甘遂、大戟、芫花三味为散，另用肥大枣十枚，水煎取汁"内药末"，平旦温服之。

3. 逐水治留饮　如此方证有二：①《金匮要略》曰："病

者脉伏，其人欲自利，利反快，虽利，心下续坚满，此为留饮欲去故也，甘遂半夏汤主之。"（二十二·18）该方以甘遂为君，力拔留饮之根，配半夏助甘遂散结化饮，该方尤其令人叫绝的是将甘遂与甘草相配，更能尽除留饮。尤在泾说："甘草与甘遂相反而同用之者，盖欲其一战而留饮尽去，因相激而相成也。"不是学验俱丰者，谁敢为之？现代实验研究表明：该方甘遂剂量大于甘草，逐水而无毒性；若甘草剂量大于甘遂，则有毒副作用。因本证已有下利，为防止逐水而伤阴，该方还用了芍药与白蜜，其配伍可谓周到至极！②《金匮要略》曰："妇人少腹满如敦状，小便微难而不渴，生后者，此为水与血俱结在血室也，大黄甘遂汤主之。"（二十二·13）该方证少腹满而小便微难，既与少腹满、小便自利的蓄血证有别，又与少腹满、小便不利的蓄水证不同。因其病得之产后，故断为"水与血俱结在血室"之证。治方以大黄逐瘀，甘遂逐水，因得于产后，其血多虚，故以阿胶养血扶正，三药共奏逐水破血之功。

综上所述，甘遂一药，仲景只用于逐饮，因其力量峻猛，故只适用于结深证重难拔者。饮偏于上者，与葶苈、杏仁为伍；饮结于中者，与半夏相配；饮已筑巢者，当与大戟、芫花相合；饮水结于血室者，配伍大黄破瘀。五方之中，三方为末冲服，二方入煎服用。现代一般碾末装胶囊服用，每次 0.5～1g。

古代医家经验：以甘遂为主研末擦掌中，可治腹中积聚；甘遂与甘草同用，可治臌胀；甘遂外用，可治二便不通。另外，甘遂对痈肿疮毒，外敷有消肿功用。

黄柏 《本经·中品》

黄柏苦寒（气微，味苦，黏滑，将水染黄），凡苦寒药都有清热燥湿、泻火解毒之功效，这是共性。而每一味药又都有其功效特性。那么，黄柏有何特性呢？综合诸家分析可知，黄柏的适应证候是正虚与邪盛并见。正虚是指真阴不足；邪盛为虚热偏盛。热盛煎熬津液化生湿浊，则形成湿热之邪。黄柏之功，乃专治阴虚所生之火热（李东垣："若邪热在下焦血分……法当用气味俱厚，阴中之阴药治之，黄柏、知母是也"），热清火降，则杜绝了伤阴、生湿化热之根由。古有"肾无实证"之说。肾之病，始于真阴之虚（肾藏精，肾之虚，必始于阴精亏损），纯虚者，补之可也，二地之属；因虚生热化火者，清之可也，黄柏之属清火，火清热消而不伤肾阴，不补而有补之之功。朱丹溪说："黄柏走至阴，有泻火补阴之功，非阴中之火，不可用也。"《药品化义》说："《黄帝内经》曰，肾欲坚，以苦坚之，坚即为补。"上述两家，皆言黄柏之功用特性。若虚热劫烁津液化生湿热，则形成阴虚与湿热兼夹证候，这正合黄柏之治。总之，黄柏之专长与特性：苦寒而下趋至阴，善"泻肾火（阴虚而生热化火）及除膀胱湿邪"（《本草求真》）。

以上对诸本草学家解析黄柏的综合分析，对黄柏的功效特点有了一个明确了解，为解析经方运用黄柏开拓了思路。

经方用黄柏者有 5 首，用于治疗黄疸、下利及蛔厥。

1. 清湿热以退黄 《本经》言黄柏"治五脏肠胃中结热，黄疸"，即内脏蕴结之湿热疫毒上熏、下注、外溢而表现目黄、尿黄、身黄之黄疸病，此《金匮要略》曰"脾色必黄，瘀热以行"（十五·1）也。黄疸之病机，有寒湿发黄，有湿热发黄，还有夹杂其他因素的发黄。黄柏仅适用于湿热黄疸。湿热黄疸于后世称为阳黄。经方中使用黄柏治疗阳黄的方剂有 2 首：①栀子柏皮汤：主治"伤寒身黄，发热"（261），即湿热郁遏于里的发黄证。该方取黄柏清热燥湿，配栀子泄热利湿，加甘草缓急护中，共奏清泄湿热兼以护中之功。②大黄硝石汤：主治"黄疸腹满，小便不利而赤，自汗出"（十五·19）等热毒内盛证候。该方即栀子柏皮汤去甘草之缓，加大黄、硝石泻热攻坚，并加重黄柏之用量。显然，该方对湿热郁结而血热毒盛证候有攻坚泻实，摧枯拉朽之势，是经方治疗黄疸病诸方中攻下之力最强的方剂。

2. 清湿热而止利　《本经》说黄柏能"止泄利"。泄利成因，有寒热虚实之别。黄柏苦寒，具清热燥湿泻火坚阴之功，适用于湿热下迫大肠之下利。经方中使用黄柏治疗湿热下利的方剂有2首：①白头翁汤：主治"热利，下重者"（371），即厥阴湿热下迫大肠所致的疫毒痢疾。该方取黄柏、黄连清热燥湿，白头翁、秦皮凉血止利，共奏清解疫毒以治痢之功。②白头翁加甘草阿胶汤：主治"产后下利虚极"（二十一·11），即产后感染了疫毒痢。该方以白头翁汤攻邪，加甘草、阿胶护正，适用于产后热利而阴血亏损者。

3. 清虚热可安蛔　乌梅丸治蛔厥用黄柏，一般解释为蛔虫"得苦则安"之义。须知乌梅丸证为足厥阴肝病，肝为风木之脏，内寄相火。而肾与肝为母子相互关系，肾藏精，肝藏血，精血同源，若肾之阴精不足，不能涵养肝木，肝血虚则相火旺，上冲横逆则表现厥阴病证候。因此，乌梅丸用黄柏，可谓治本之药，即取其泻肾虚之热及肝虚之火也。

栝蒌实 《名医别录》

栝蒌实，甘寒（气如焦糖，味略甜），润肺，化痰，散结，滑肠。主治痰热咳嗽，痰浊阻结之胸痹、结胸，燥结便秘以及痈肿初起等病。其根曰栝楼根（天花粉），味甘微苦酸而性凉（气微，味淡后微苦），兼备生津、止渴、降火、润燥、排脓、消肿等多种功用。

栝蒌实（古今方药书籍亦有写为"栝楼""瓜蒌"者）《本经》不载，首载于《名医别录》栝蒌根条之后。

经方有4方用栝蒌实，还有1方为方后加减法用之，共5

方。经方之用，主要治疗胸痹、结胸病，分述如下。

1. 开胸涤痰治胸痹病 治疗胸痹有 3 方用栝蒌。《金匮要略》曰："胸痹之病，喘息咳唾，胸背痛，短气，寸口脉沉而迟，关上小紧数，栝蒌薤白白酒汤主之。"（九·3）"胸痹不得卧，心痛彻背者，栝蒌薤白半夏汤主之。"（九·4）"胸痹，心中痞，留气结在胸，胸满，胁下逆抢心，枳实薤白桂枝汤主之。"（九·5）上述三条治疗胸痹的三方皆用栝蒌实，前二首以栝蒌实为君，说明栝蒌实是仲景治疗胸痹的主要药物之一。栝蒌薤白白酒汤是仲景治疗胸痹的基础方剂。其用栝蒌实开胸涤痰，薤白疏滞散结，这是仲景治疗胸痹的基本配伍结构；以白酒与二味同煮更是本方特点，取其轻扬善行，以通阳散痹也（现代实验研究发现：此方酒煎具有"媒介"作用，酒煎能使薤白不溶于水的有效成分溶于酒）。栝蒌实虽为涤痰开胸通痹之品，但其性较柔缓，若胸痹病由"胸背痛"发展为"心痛彻背"，由"喘息咳唾"进一步加重而"不得卧"，这是由于过多的痰涎壅塞胸中所致，故上方再加半夏，以增强其辛滑涤痰逐饮之功，即栝蒌薤白半夏汤。若胸痹气机阻滞较甚，出现"心中痞，留气结在胸，胸满，胁下逆抢心"，仲景则改用枳实薤白桂枝汤治疗，本方仍用栝蒌实、薤白宽胸散结，通阳豁痰；配枳实消痞除满，厚朴宽胸下气；其用桂枝，一可助薤白温通心阳，一可降逆气。

综上所述，栝蒌实是治疗胸痹的主要药物。这已经得到现代临床实践的证实。现代有人在临床上单用栝蒌实制成片剂，治疗冠心病疗效确切。三方均用栝蒌实与薤白相配，可见栝蒌实与薤白为伍，能够提高疗效。这一点也得到现代临床的证实。有医院将此二味药制成片剂服用，治疗冠心病亦能收到满意疗效，观察中还将栝蒌实与薤白分开服用，证实栝蒌实较薤白效果为佳。说明栝蒌实应为主药，薤白应为辅药。

2. 涤痰消痞治结胸病 从治疗胸痹病的方剂配伍可知，栝蒌实与半夏相配，具有较强的涤痰逐饮的功效。因此，仲景利用这个配伍结构与黄连相合，名为小陷胸汤，适用于痰热互结"正在心下，按之则痛，脉浮滑"（138）的小结胸病。该方用栝蒌实、半夏涤痰开结，黄连清热，共奏清热涤痰开结之功，这是仲景的又一宝贵经验。

此外，栝蒌实味甘而寒，其本身亦具有清热之功，特别是对胸中烦热，具有良好效果。经方小柴胡汤方后加减曰："若胸中烦而不呕者，去半夏、人参，加栝蒌实一枚"可证。

古人对经方运用栝蒌实具有深刻理解，如《本草思辨录》说："栝楼实之长，在导痰浊下行，故结胸、胸痹，非此不治。然能导之使行，不能逐之使去，盖其性柔，非济之以刚，则下行不力，是故小陷胸汤则有连、夏，栝楼薤白等汤则有薤、酒、桂、朴，皆伍以苦辛迅利之品，用其所长，又补其所短也。"真是言简意赅，切中要点。

经方中栝蒌实皆入汤剂。现代用法，亦入丸、散。近代栝蒌实一般分为栝蒌皮与栝蒌仁来应用，二者作用相近，均具清热涤痰降气之功。但二者略有区别，栝蒌皮的宽中理气作用较强；栝蒌仁的降气通便力量为优。其用量入煎剂为每日 6~12g。若用全栝蒌，大剂量可用至 30~60g。后世还常用本品治疗各种痈疡，如肺痈常配鱼腥草、桔梗；乳痈常配山甲、银花；肠痈常配公英、红藤。近年来，还发现本品对一些癌细胞具有抑制作用，是一味很有发展前途的药物。

薤白 《本经·中品》

薤白，味辛苦而性温（有蒜臭，味微辛），"凡辛温者类，燥烈而不能滑泽，惟此滑泽之至"（《本经疏证》）。正因其具辛滑通利之性，故上通心肺之阳气，下利肠胃之滞气，"实通气、滑窍、助阳佳品……专通寒滞"（《本草求真》）而"条达凝郁"

（《长沙药解》）。仲景理解了薤白的辛滑通利之性，用治胸痹、泄利下重。

经方中有 3 方用薤白，还有 1 方于方后加减法用之，共4 方。

1. 通阳散结治胸痹病 薤白是仲景治疗胸痹病的常用药物，其中有 3 首方剂用薤白，均用其温通胸阳，且与栝蒌相配，共奏理气化痰，通阳散结之功。栝蒌薤白白酒汤是治疗胸痹之主方。若痰饮较盛，可加半夏化痰降逆，方名栝蒌薤白半夏汤。若痰饮不盛，而气滞气逆较甚者，在用栝蒌、薤白的同时，再以桂枝平冲降逆，枳实、厚朴行气除痞满，方名枳实薤白桂枝汤。这 3 方历千年而沿用至今。现代常用其治疗冠心病心绞痛等疾病，疗效确切。

2. 疏通气滞治泄利下重 四逆散方后注："……泄利下重者，先以水五升，煮薤白三升，煮取三升，去滓，以散三方寸匕，内汤中，煮取一升半，分温再服。"（318）这说明，经方不仅用薤白通胸中之气滞，若气滞影响胃肠出现泄利下重时，仲景在四逆散中加用薤白。可见，薤白亦可疏理肠道之气滞。这正如《汤液本草》所言："下重者，气滞也，四逆散加此（薤白），以泄气滞。"后世在此启发下，用薤白治疗痢疾也取得了较满意的疗效。

《长沙药解》解析薤白功用说："肺病则逆，浊气不降，故胸膈痹塞；肠道则陷，清气不升，故肛门重坠。薤白，辛温通畅，善散壅滞，故痹者下达而变冲和，重者上达而化轻清。其诸主治：断泄痢，除带下，安胎妊，散疮疡，疗金疮，下骨鲠（笔者按：《千金方·食治》说薤白对'骨鲠在咽不下者，食之则去'），止气痛，消咽肿，缘其条达凝郁故也。"所谓"条达凝郁"，即通阳气、散结滞及滑窍之功。

经方使用薤白之 4 方，其中治胸痹病的栝蒌薤白白酒汤、栝蒌薤白半夏汤2方用白酒煎煮，其他2方用水煎。用酒剂更有精义。薤白用于胸痹病的剂量较小，用于泄利下重症的剂量较大。这反映了"治上焦如羽，非轻不举；治下焦如权，非重不沉"的思想。

橘皮《本经·上品》

橘皮，目前常用名谓"陈皮"（以陈年者辛辣之气稍和为佳），味辛苦而性温（气芳香，味苦），理气调中，燥湿化痰。"东垣曰，夫人以脾胃为主，而治病以调气为先，如欲调气健脾者，橘皮之功居其首焉。"（《本草汇言》）橘皮"利气，虽有类于青皮，但此气味辛温，则入脾、肺而宣壅，不如青皮专入肝疏泄，而无入脾燥湿，入肺理气之故也"（《本草求真》）。

经方有3方用橘皮，另有1方加减用之，共计4方，主要取其理气之功。

1. 理气和胃治呕哕　橘皮，经方中用之治疗呕哕的方剂有2首：①橘皮汤：主治"干呕，哕，若手足厥者"（十七·22）。此方证之干呕、哕、手足厥，是胃受寒邪，胃阳被郁而上逆所致。该方用橘皮理气和胃，配生姜散寒止呕。药虽仅两味，但与病机相合，使阳通寒去，胃气和降，则诸症"下咽即愈"。②橘皮竹茹汤：亦主治"哕逆者"（十七·23）。但该方为胃虚有热之哕逆而设，故以橘皮、生姜理气和胃，并用竹茹清热止呕，人参、甘草、大枣补中益气。这是一首清补和胃止呕之方。此外，当归生姜羊肉汤方后曰："痛多而呕者，加橘皮二两，白术一两。"亦取橘皮理气和胃之功，即《本经》所谓"下气"之意。

2. 理气开胸治胸痹　《本经》曰橘皮治"胸中瘕热"。"瘕者假也，如痞满郁闷之类也"（《本草经疏》）。"瘕之为病，借气聚以成形……因气聚而成瘕，因瘕停而生热……则其治自应在气……但得气通且平，即瘕之与热，又何所容哉"（《本经疏

证》）？经方治疗胸痹的橘枳姜汤 1 方用了橘皮。《金匮要略》
曰："胸痹，胸中气塞，短气……橘枳姜汤亦主之。"（九·6）
该方所治胸痹乃气滞为主，故该方较橘皮汤，不仅增加了枳实一
味药，而且橘皮之量亦增加了 4 倍，如此较橘皮汤理气消痞之功
尤胜。

综上所述，仲景之用橘皮，主要取其理气和胃降逆之功，与
生姜相配，用于胃寒呕逆；与竹茹相合，用于胃热呕逆；与枳实
相配，理气破结之力更强；与人参、甘草、大枣相配，用于气虚
与气滞兼夹证。

葱白《本经·中品》

葱白，辛温，辣味刺鼻，宣通阳气，"辛润利窍而兼解散通
气之力也"（《本草经疏》）。生姜与葱白皆家庭厨房常备之物，
应重视用之。"葱亦有寒热，白冷青热，伤寒汤不得令有青也。"
（陶弘景）"葱茎白专主发散，以通上下阳气，故《活人书》治
伤寒头痛如破，用连须葱白汤主之。"（张元素）"鲜葱白，轻用
二三枚，重至五枚，以柔细者为佳，吾吴谓之绵葱。其粗壮者则
曰胡葱，气浊力薄，不如柔细之佳。去青用白，取其轻清；或连
须用，欲其兼通百脉……"（张寿颐）

经方中有 4 方涉及本品。

1. 通阳气　阴寒过盛，虚阳被格拒于上，出现下利肢冷，
面色赤者，称为"戴阳证"。治疗戴阳证之白通汤，仲景在干
姜、附子破阴回阳的基础上，以葱白宣通阳气。白通加猪胆汁汤
与通脉四逆汤加葱白方（前方四茎，后一方九茎）均属此例。
吴仪洛《本草从新》说："仲景白通汤、通脉四逆汤，并加之
（指葱白），以通脉回阳，若面赤而格阳于上者，尤须用之。"一
语释出仲景用葱白之意。

2. 通气血　仲景治疗肝着证，即肝之络脉气血郁滞，用旋

覆花汤。方由"葱十四茎"配旋覆花、新绛而组成，具有行气散结，活血通络之功。张寿颐说："若单用青葱茎，则以疏通肝络之郁窒，与葱白专主发散不同。"

上述可知，治伤寒通阳气3方应当用葱茎之白者，而旋覆花汤用葱茎之青处为好。

䗪虫《本经·下品》

䗪虫又名土鳖虫、土元等，咸寒（气腥臭，味微咸），逐瘀，破积，通络，理伤。"治跌打损伤，续筋骨有奇效"（《本草经疏》）。其特点是"破而不峻，能行能和"（《虫类药的应用》），"善化瘀血，最补损伤"（《长沙药解》），故虚人血瘀经闭、跌打损伤证最宜用之。另有谓䗪虫既治"跌打损伤"，又治"风湿筋骨病，消肿"（《分类草药性》），故风湿、类风湿关节肿痛当用之。

邹澍《本经疏证》解析《本经》䗪虫之论与经方䗪虫之用，他先引录二家分析，后提出自己见解，皆转引如下。"缪仲淳云：'䗪虫生下湿土壤中，得幽暗之气，故其味咸气寒，以刀断之，中有白汁如浆，凑接即连，复能行走，故今人用之治跌扑损伤、续筋骨有奇效。夫血者，灌溉百骸、周流经络者也。血若凝滞，则经络不通，阴阳之用互乖，寒热洗洗（xiǎn 显。《说文解字》："洒足也。"洗义为洗脚。与前文连续，意为血瘀而内生寒热之貌）生焉。咸寒能入血软坚，故主心腹血积、癥瘕、血闭诸证。血和则营卫通畅，寒热自除，经脉调匀，月事时至，遂令妇人有子也。又治疟母为必用之药。'刘潜江云：'仲景治蓄血用水蛭、虻虫，治干血则复加䗪虫、蛴螬，为其能化血导血，助水蛭、虻虫以成功，而不济其悍以致决裂，为干血因于虚劳故也。试观鳖甲煎丸止用䗪虫、蛴螬，而置虻虫、水蛭，则可知破血之功不在䗪虫、蛴螬矣。产后瘀血腹痛仍用抵当汤内之大黄、桃仁，却以䗪虫代虻虫、水蛭，其义亦可思矣。'愚谓：参土瓜根散，虫之用益可知也，夫经一月再见而曰不利，乃桂枝所主，所谓通中不通者也；满痛不在胁下、腹中，而在少腹，乃芍药所主，所谓阴结阳不布也。二病者由于带下，则因带而经络泣涩，用土瓜根是滑泽其途径，用䗪虫是连络其断续也。且通而谓之不利，必其经脉仍通，泣涩则在络，土瓜根本治络中泣涩之物，䗪虫则治络中断续之物矣。"

以上三家之论让我们领悟到3点：①认识药物的功用必须了解其生活特性，这是中药"取类比象"的根本，实践证明确有一定的合理性，䗪虫功用就证明了这一点。②从䗪虫之特性可以推断其功用为和血通络，善入血分"破坚"而不峻，宜于久病瘀血证。③从上述分析便可解答为何治伤寒蓄血之急症不用䗪虫，而治杂病"干血""疟母"及产后瘀结经水不利则用之。以上感悟，更加理解孙思邈大医之感叹："夫经方之难精，由来尚矣！"（此《备急千金要方·大医精诚》开头引述东汉学者张湛之语）。

经方中共有4首用䗪虫，主要用于下列三种病证：

1. **和血通络治干血劳** 《金匮要略》大黄䗪虫丸治干血劳。该方有两类药物组成，一类是破血逐瘀药；一类是润燥养营之品。该方动物类药有四味，为何仅以䗪虫命名呢？这说明䗪虫与其他动物类破血药有所不同。䗪虫既破血通络，又有和血之功，药性和缓，故不仅用于实证，亦可用于虚证。干血劳为因虚致实证，唯䗪虫最为对证之药，而水蛭、虻虫、蛴螬三味皆为峻悍之品，乃不得已而用之。可见经方之命名，仲景亦多苦心思考也。

2. **和血通经治妇人瘀血** 产后必虚，因虚致瘀证2方用䗪虫。《金匮要略》曰："师曰：产妇腹痛，法当以枳实芍药散，假令不愈者，此为腹中有干血著脐下，宜下瘀血汤主之；亦主经水不利。"（二十一·6）下瘀血汤所治产后腹痛乃血热瘀结所致。该方中䗪虫逐瘀破结，配大黄、桃仁泄热化瘀，共成逐瘀泄热之剂。经水不利属于瘀热者，自然亦可为功。这是瘀血热结运用䗪虫的配伍方法。《金匮要略》曰："带下经水不利，少腹满痛，经一月再见者，土瓜根散主之。"（二十二·10）该方是䗪虫配土瓜根、芍药、桂枝而成，用于妇人杂病瘀血所致的月经衍期及其证候。

3. 助软坚药治癥瘕疟母　鳖甲煎丸为仲景治疗癥瘕疟母之方。该方中䗪虫等破血逐瘀药与鳖甲相配，助鳖甲软坚之力，共奏破血消癥之功。该方对于瘀血交阻形成痞块而兼阴虚发热者尤为适宜。

《长沙药解》总结经方4首用䗪虫说："䗪虫善化瘀血，最补损伤，《金匮要略》鳖甲煎丸用之治病疟日久，结为癥瘕；大黄䗪虫丸用之治虚劳腹满，内有干血；下瘀血汤用之治产后腹痛，内有瘀血；土瓜根散用之治经水不利，少腹满痛。以其消癥而破瘀也。"笔者重申：上述四个方证，或久病正虚致瘀，或产后体虚致瘀，故4方用䗪虫，皆取其和血通络之功。关于䗪虫炮制法，《得配本草》说应"去足，或炒、或酒醉死用"。上述经方4首或用酒浸（鳖甲煎丸），或用酒煮（下瘀血汤），或用酒送服（大黄䗪虫丸、土瓜根散），这些经验很宝贵。实践证明，䗪虫酒浸后炒制效力最佳。

薯蓣（山药）《本经·上品》

薯蓣，即大家熟知的山药，性味甘平（气微，味甘微酸，嚼之发黏），健脾，补肺，益肾，为脾肺肾三脏平补之良品。本品可为常食之物，补虚治病为主药时，用量宜大，或为补剂之辅助药。山药"健脾补虚，滋精固肾，治诸虚百损，疗五劳七伤"（《本草正》）。山药长于"补脾肺之阴，是以能润皮毛，长肌肉，不似黄芪性温能补肺阳，白术苦燥能补脾阳也。……入滋阴药中宜生用，入补脾内宜炒黄用"（《本草求真》）。山药列入《本经》上品，"凡上品之药，法宜久服，多则终身，少则数年，与五谷之养人相佐，以臻寿考"（《本草经读》）。名医张锡纯善于重用山药治多种虚性病。

经方中有3方用及山药，用于治疗虚劳、消渴及小便不利。

1. 补脾益肾治虚劳病 薯蓣丸与肾气丸2方均用山药，均用于治虚劳病。但薯蓣丸所治之虚劳以脾虚气弱，气血不足为主，兼夹外感，故薯蓣丸重用山药、大枣、甘草健脾为主，少用人参、白术、阿胶、芍药等益气养血，以及柴胡、桂枝、防风疏风散邪。充分体现了《本经》说的山药"治伤中，补虚羸，除寒热邪气，补中益气力"之意。肾气丸所治之虚劳是肾精不足，气化无力所致，尤在泾说八味肾气丸具有"补阴之虚，可以生气；助阳之弱，可以化水"之功。该方用山药的目的是与山萸肉协助主药干地黄填精补肾，以为气化的物质基础，也即是《名医别录》说的"止腰痛，补虚劳羸瘦，充五脏，除烦热，强阴"之意。

2. 补肺生津治"苦渴" 山药用于消渴及小便不利，除上述的八味肾气丸外，还有一方，即栝蒌瞿麦丸。《金匮要略》曰："小便不利者，有水气，其人苦渴，栝蒌瞿麦丸主之。"（十三·10）该方用山药配栝蒌根生津止渴以治"苦渴"（被渴所苦，即苦于口渴），茯苓、瞿麦利水，附子暖下寒以助膀胱之气化。诸药相合能使上焦燥热得润，下焦寒水得化，口渴愈而小便利。肾气丸与栝蒌瞿麦丸二方均治消渴与小便不利，均使用山药与附子，但前者是从阴引阳，意在扶阳；后者则是滋上温下，寒润辛温并行而各尽其功。

经方用山药者虽仅3首，却揭示了应用之要点，即山药甘平而善于补中，且上可补肺、下可补肾，此培土生金与补后天以益先天之功用也。

吴茱萸 《本经·中品》

吴茱萸，辛苦而温（香气浓烈，味苦微辛辣），有小毒，功能"温中，下气，止痛"（《本经》）。凡味辛之药多性温，独吴茱萸味辛性温而又以苦味为重，故其"下气最速"（《本草衍义》），若"浊阴不降，厥气上逆，甚而胀满，非吴茱萸不可治也"（李东垣）。吴茱萸"本为肝之主药，而兼入脾胃者，以脾喜香燥，胃喜降下也。其性下气最速，极能宣散郁结，故治肝气郁滞，寒浊下踞，以致腹痛疝瘕等疾，或病邪下行极而上，乃为呕吐吞酸胸满诸病，均可治之"（《本草便读》）。《本经疏证》鉴别吴茱萸与附子不同功用说："据仲景之用吴茱萸，外则上至巅顶，下彻四肢，内则上治呕，下治痢，其功几优于附子矣。不知附子、吴茱萸功力各有所在，焉得并论。附子之用以气，故能不假系属，于无阳处生阳；吴茱萸之用以味，故仅能拨开阴霾，使阳自伸，阴自戢（jí集，收藏）耳。"概括上述要点：附子辛热燥烈，为纯阳之品，善于治疗一切阳气衰微之证；吴茱萸虽同为辛热之药，而兼有苦味，长于调理一切阴阳阻隔之患。

经方中用吴茱萸者有3方。据此3方，即可体会到仲景对《本经》关于吴茱萸主要功效的运用。

1. 温中下气止痛治肝胃虚寒证 《伤寒论》吴茱萸汤是一个典型的"温中，下气，止痛"方。该书有3条论及吴茱萸汤的运用：一是阳明病篇，曰"食谷欲呕，属阳明也，吴茱萸汤主之……"（243）。二是少阴病篇，曰"少阴病吐利，手足逆冷，烦躁欲死者，吴茱萸汤主之"（309）。三是厥阴病篇，曰"干呕，吐涎沫，头痛者，吴茱萸汤主之"（378）。3条所述证候有所不同，但或呕或吐之中焦脾胃病变则一，此乃阴寒阻遏中宫而为病也。仲景对土壅波及肝经之病变称为厥阴病；对土壅影响下焦之病变则称为少阴病。另外，《金匮要略》又曰："呕而胸满者，茱萸汤主之。"（十七·8）此乃中焦浊阴上犯而为胸满也。"治病必求于本"，该方以吴茱萸为主配生姜温中下气，降浊逆，止呕吐；并以人参、大枣补中益气。全方恢复脾胃功能，诸症悉除。

2. 温血散寒治血气虚寒证 《伤寒论》曰："手足厥寒，脉细欲绝者，当归四逆汤主之。"（351）又曰："若其人内有久寒者，宜当归四逆加吴茱萸生姜汤。"（352）2 方所治证候，为血虚及气，气虚生寒，血气虚寒，不能温养四末，则手足厥寒；不能温养血脉，则脉细欲绝；血气不能温养于内，则见内有久寒之证候。曰"内有久寒者"加吴茱萸、生姜，可见吴茱萸具有温血散寒以治"血痹"之功。另外，《金匮要略》治疗冲任虚寒兼有瘀血所致的崩漏等症，以温经汤主之，该方中用吴茱萸者，亦取其温散之功以治"血痹"。总之，《本经》所谓吴茱萸治"血痹"之功效，仲景予以发挥运用。

《本草纲目》说："咽喉口舌生疮者，以茱萸末醋调，贴两足心，移夜即愈。"古今医家充分发挥吴茱萸的临床应用，将其研为细末，外敷足心之涌泉与肚脐之神阙，可治疗多种病证，很切实用。笔者主编的《仲景方药古今应用》有相关辑录。

水蛭 《本经·下品》

水蛭，咸苦性平（气微腥，或有水腥气），破血，逐瘀，通经。水蛭特性，"最喜食人之血，而性又迟缓善入，迟缓则生血不伤，善入则坚积易破，借其力以攻积久之滞，自有利而无害也"（《本草经百种录》）。由于其"善入血分……其气味与瘀血相感召，不与新血相感召，故但破瘀血而不伤新血"（张锡纯）。由于水蛭的上述功效特点，其适应证十分广泛，内、妇、外科凡瘀血所致的各种病证，皆可治之。其对急性病如心痛（冠心病心绞痛，甚至心梗）、中风（脑出血颅内水肿）有救急之功；对慢性痼疾有可靠疗效。水蛭的上述功效与其用法用量密切相关。用法：只宜生用（自然晒干，或焙干），切忌火炙（高热处理后会变性、分解，失去生物活性），多为研末服用（或装入胶囊）。这是近代名医张锡纯及几十年来善用水蛭的许多临床医家的共识。用量：近几十年来，临床各家用量悬殊：少者 1~3g，多者 5~10g，分日 2~3 次服，最大一次用量达 30g。当然，水蛭用量之多少，以切中病情为宜，不可盲目用量过大。有医者治不孕症一人服用的总量最多至 800g。尚须说明，《名医别录》明确曰水蛭"主堕胎"，但有的医者通过实践检验提出质疑，如用于孕妇，一次服 30g 水蛭粉并未"堕胎"。还有的说"用于 7 例……孕妇患者，无 1 例堕胎"。总之，几十年来许多临床医家对于水蛭的主治病证、用法、用量及治禁进行了深入研究，足供参考。上述内容详见《仲景方药古今应用》之"单方治验"。

　　经方中用水蛭者有 3 方，均与虻虫合用，分析如下：

　　1. 泄瘀热治蓄血及妇人经水不利　《伤寒论》所述的蓄血证是指热与血结的证候。血热结于下焦，后人称为太阳蓄血证。血结于胃肠者，称为阳明蓄血证。两种蓄血证均可用抵当汤治疗。如《伤寒论》曰："太阳病六七日，表证仍在，脉微而沉，反不结胸，其人发狂者，以热在下焦，少腹当硬满；小便自利者，下血乃愈。所以然者，以太阳随经，瘀热在里故也，抵当汤主之。"（124）又曰："阳明证，其人喜忘者，必有蓄血。所以然者，本有久瘀血，故令喜忘，屎虽硬，大便反易，其色必黑者，宜抵当汤下之。"（239）太阳蓄血与阳明蓄血病机相类，故均用抵当汤治疗。若证候较为轻缓者，亦可改汤为丸。如《伤寒论》曰："伤寒有热，少腹满，应小便不利，今反利者，为有血也，当下之，不可余药，宜抵当丸。"（126）蓄血证为血热互结，故用虻虫与水蛭、大黄、桃仁相配合，破血泄热，为邪实而正不虚的配伍方法。此外，抵当汤还可用于女子经水不利证。如《金匮要略》曰："妇人经水不利下，抵当汤主之。"（二十·14）经水不利的原因很多，抵当汤为泄热逐瘀之剂，故仅适用于血热互结之月水不利者，其他情况不可轻用。

以上所述病证及下文大黄䗪虫丸证用水蛭，体现了《本经》曰"主逐恶血、瘀血、月闭、破血痕、积聚"之功用。按前辈经验，抵当汤（或丸）服后，在妇女可以从前阴而下血，但绝大多数则从大便而下血。如用小量丸剂（每天服 1.5~2g）连续服用，往往能使癥块由硬变软而逐渐消失，并不一定下血。

2. 攻瘀血而性缓善入治干血劳 《金匮要略》大黄䗪虫丸主治"五劳""七伤"所致的"内有干血"（血瘀日久者曰"干血"）而见"虚极羸瘦，腹满不能饮食……肌肤甲错，两目黯黑"（六·18）等正虚久瘀证候。此方特点是草木类活血药如大黄、桃仁与虫类逐瘀药如水蛭、虻虫、䗪虫等配合应用以逐瘀，并用干地黄、芍药等滋养阴血药以补虚。尤在泾对本方功用归纳说："润以濡其干，虫以动其瘀，通以去其闭。"可谓言简意赅。大黄䗪虫丸用"水蛭百枚"，与其他 11 味药相比用量较大。此方用水蛭之功，徐灵胎解析的最为贴切，他说："凡人身瘀血方阻，尚有生气者易治，阻之久，则无生气而难治。盖血既离经，与正气全不相属，投之轻药，则拒而不纳，药过峻，又反能伤未败之血，故治之极难。"（《本草经百种录》）水蛭性缓善入、攻瘀而不伤正之功用特点，适宜于久瘀正虚病候。

艾叶 《本经·中品》

艾叶，苦辛，温（气清香，味微苦辛），功能理气血，逐寒湿，温经，止血，安胎。"主灸百病"（《名医别录》）。"生温熟热，纯阳也。可以取太阳真火，可以回垂绝元阳。服之则走三阴而逐一切寒湿，转肃杀之气为融合；灸之则透诸经而治百种病邪，起沉疴之人为康泰，其功亦大矣。……老人丹田气弱，脐腹畏冷者，以熟艾入布袋兜其脐腹，妙不可言。寒湿脚气，亦宜以此夹入袜内"（《本草纲目》）。"凡妇人血气虚滞者，最宜用之"（《本草正》）。

经方中仅2方用及艾叶，均取其温经止血之功。这2方均是治疗出血证，但因其出血部位不同，病机有殊，故其配伍组成也大不相同。①柏叶汤：主治"吐血不止"（十六·14）属于中气虚寒，气不摄血所致者。该方取柏叶清降浮火以止血，用艾叶配干姜温中摄血，共奏温中止血之功。②胶艾汤：适用于妇人漏下、半产下血及妊娠下血三种下血，皆由于冲任脉虚，阴气不能内守所致者。该方用艾叶、阿胶温经止血为主药，并合用后世所谓"四物汤（干地黄、芍药、当归、川芎）"及甘草，共奏补养冲任，养血止血之功。若属胎漏，艾叶尚有安胎之功。

现代药理证明，艾叶能缩短出血和凝血时间，炒炭后作用尤为显著，可见仲景用艾叶止血确实抓住了其主要功效。

麻子仁 《本经·上品》

麻子仁，又称火麻仁，气味甘平（气微，味淡），功能润燥滑肠，"专利大肠气结便闭。凡老年血液枯燥，产后气血不顺，病后元气未复，或禀弱不能运行皆治。大肠闭结不通，不宜推荡，亦不容久闭，以此同紫菀、杏仁润其肺气、滋其大肠，则便自利矣"（《药品化义》）。

经方中有2方用及麻仁。

1. 润肠燥治脾约　经方中治疗脾约用麻子仁丸。脾约的病机有二：一方面是胃火较盛，一方面是脾阴不足。故治之既应泄胃火，又当润燥滋脾。麻子仁丸正合其意。该方用麻子仁为君，与芍药、杏仁、蜂蜜合用养血润燥；并且用大黄、枳实、厚朴泄胃热而导滞，共奏润肠滋燥，缓通大便之功。现代药理学证实，麻子仁所含脂肪油，内服至肠中，可产生脂肪酸，能刺激肠壁，使之分泌物增多，蠕动增速，同时又能限制肠内固有水分的吸收，从而起到缓下的作用。当前多用麻子仁治津亏肠燥之便难。

2. 滋心阴"复血脉"　《伤寒论》曰："伤寒，脉结代，心动悸，炙甘草汤主之。"（177）该方用麻仁辅助生地黄、阿胶、麦冬补益心阴，并用炙甘草、人参、桂枝、生姜、大枣益气通阳。如此动药与静药并用，共奏气血双补，阴阳兼顾之功。《本经》曰麻子仁"久服肥健"，《名医别录》曰"久服神仙"，皆取其滋补作用。

鳖甲《本经·下品》

鳖甲，咸平（气微腥，味咸），养阴清热，平肝息风，软坚散结。为"除阴虚热疟，解劳热骨蒸之药也。魏景山曰，鳖甲虫也，与龟同类而异种，亦禀至阴之性，入肝，统主厥阴血分为病，……厥阴血闭邪结，渐至寒热，为癥瘕、为痞胀、为疟疾、为淋沥、为骨蒸者，咸得主之"（《本草汇言》）。"鳖甲善能攻坚，又不损气，阴阳上下有痞滞不除者，皆宜用之。但宜研末调服，世人俱炙片入汤药中煮之，则不得其功矣。"（《本草新编》）

经方中仅2方用鳖甲，取其软坚散结去寒热，以及凉血滋阴之功。

1. 消癥益阴治疟母　《金匮要略》曰："病疟以月一日发，当以十五日愈；设不差，当月尽解；如其不差，当云何？师曰：此结为癥瘕，名曰疟母，急治之，宜鳖甲煎丸。"（四·2）该方鳖甲为君，其用意有二：一是软坚散结，即《本经》说的"主心腹癥瘕坚积"。鳖甲能使癥瘕疟母消散，配伍大队虫类药，则行血化瘀，消结破坚之力更胜。二是益阴除热，以久疟发热日久阴分必伤，《本经汇言》说鳖甲"除阴虚热疟"，即指此而言，也是鳖甲治"寒热"（《本经》）的体现。

2. 凉血益阴治阴阳毒　《金匮要略》曰；"阳毒之为病，面赤斑斑如锦纹，咽喉痛，唾脓血。五日可治，七日不可治。升麻鳖甲汤主之。"（三·14）又曰："阴毒之为病，面目青，身痛如被杖，咽喉痛。五日可治，七日不可治，升麻鳖甲汤去雄黄、蜀椒主之。"（三·15）阴阳毒均为感受疫毒所致。两方均用鳖甲，其目的：一是配升麻清热凉血解毒；二是配当归益阴养血散瘀。

鳖甲益阴除热宜生用，软坚散结宜醋炙。本品属阴物，脾胃虚寒，食少便溏者忌用。

蛇床子 《本经·上品》

蛇床子，辛、苦（气香，味辛凉而有麻舌感，有油性），温，有小毒。外用有燥湿杀虫止痒之功，内服有温肾助阳之效。故其"功用颇奇，内外俱可施治，而外治尤良。若欲修合丸散，用之于参、芪、归、地、山萸之中，实有利益，然亦宜于阴寒无火之人，倘阴虚火动者，服之非宜"（《本草新编》）。由于蛇床子为"温暴刚烈之品……甄权已谓有毒，濒湖且谓蛇虺（huǐ毁，古书上说的一种毒蛇）喜卧其下，食其子。……外疡湿热痛痒，浸淫诸疮，可作汤洗，可为末敷，收效甚捷，不得以贱品而忽之"（《本草正义》）。蛇床子对男子、妇人、小儿多种皮肤病均有良好功效。

经方中仅1首用及蛇床子，取其主"湿痒"（《本经》）。

《金匮要略》曰："妇人阴寒，温阴中坐药，蛇床子散主之。"（二十二·20）该散即以蛇床子"一味，末之，以白粉少许，和令相得，如枣大，绵裹内之，自然温"。此证乃阴寒湿浊之邪凝着下焦所致。这包括现代医学所述的滴虫性阴道炎及非滴虫性阴道炎。现代研究蛇床子具有抗滴虫的作用。

《名医别录》曰：蛇床子"温中下气，令妇人子脏热，男子阴强，好颜色，令人有子"。这说明，蛇床子是一味治疗不孕不育症之良药，但应辨证应用。

酸枣仁 《本经·上品》

酸枣仁，甘平（气微弱，味甘），功能滋养脾营，养血安神，并可敛汗。古有"其子肉味酸，食之使不思睡，核中仁服之疗不得眠。正如麻黄发汗，根节止汗也"（《开宝本草》）。酸枣首先要分辨是用其肉还是用其仁，实者，酸枣果皮内之肉，味酸也；仁者，酸枣核壳内之仁，味甘也。《本经》《名医别录》所述主治，是酸枣果肉之功还是果仁之功呢？《本经疏证》在经过一番考辨后总结说："《本经》酸枣主治，是酸枣之功能，非酸枣仁之功能。酸枣自醒睡，酸枣仁自治不眠，故《本经》于酸枣气味上并不著'仁'字，而隐居亦不言啖其仁，可见《名医别录》主治，乃酸枣仁之主治，即其味甘而不酸，可证也。"总之，邹澍认为：《本经》所述主治是酸枣肉功能，《名医别录》所述主治是酸枣仁功能。笔者赞成是说。古方治心脾两虚的归脾汤方用酸枣仁，即取其"滋养营气，亦以营气得养，则肝自藏魂而弥安，血自归脾而卧见矣"（《本草求真》）。朱丹溪亦指出："血不归脾而睡卧不宁者，宜用此（酸枣仁）大补心脾，则血归脾而五脏安和，睡卧自宁。"

经方仅酸枣仁汤 1 方用及酸枣仁，但却抓住了其功用的关键。《金匮要略》曰："虚劳虚烦不得眠，酸枣仁汤主之。"首冠"虚劳"，病因为虚也。"虚烦不得眠"者，以心、肝、脾三脏皆虚，故神魂不安而烦扰不得眠也。虚证补之必以甘，"中焦受气取汁，变化而赤，是谓血"（《灵枢·决气》），故酸枣仁汤以其为君药，乃治病求本之法，甘以补脾，营血得以滋养，亦间接补心与补肝也。现代药理研究酸枣仁确有镇静、催眠作用，生枣仁与炒枣仁的镇静作用并无明显区别。

山茱萸 《本经·中品》

山茱萸，酸而微温（无臭，味酸而涩苦），补肝肾，涩精气，固虚脱。笔者将山茱萸功效归纳两点如下：

1. 补肝之圣药　肝藏血，喜条达疏泄，体阴而用阳。肝虚以山萸肉治之，其味酸能补肝之血，微辛又能疏肝之气，且性微温并能温肝，一药三用，至善之药也。肝虚得补，正气充实，则因虚所致之"心下邪气"（《本经》），肝病及胆之"寒热"（《名医别录》）往来等症，皆可随之而愈。故《本经》所谓"逐寒湿痹，去三虫"者，无非言其扶正以祛邪之功效。此外，《本经》曰山茱萸"温中"，不如《珍珠囊》所谓"温肝"更为确切。

2. 扶正之良品　山茱萸扶正之功，《本经》曰"久服轻身"；《名医别录》云"强阴，益精，安五脏，通九窍，止小便利。久服明目，强力"；《药性论》说"补肾气，兴阳道，添精髓，疗耳鸣"；《医学衷中参西录》言"大能收敛元气，振作精神，固涩滑脱"。上述种种功效，可一言以蔽之，即山茱萸为扶正气之良品。

经方中仅八味肾气丸 1 方用山茱萸，该方切中其主要功效。

肾气丸在《金匮要略》正文中凡四见：一是《虚劳病》篇治疗"虚劳腰痛，少腹拘急，小便不利"（六·15）；二是《痰饮病》篇治疗"短气有微饮"（十二·17）；三是《消渴病》篇治疗"男子消渴"（十三·3）；四是《妇人杂病》篇治疗"转胞不得溺"（二十二·19）。上述四篇所治证候不同，但皆由肾虚所致，故皆以肾气丸主之。该方重用干地黄为君药以补肾之虚，配伍山茱萸补肝者，以精血相生，乙癸同源，肾水不足则肝木不荣，故肾虚当间接补肝也。方中并配伍山药甘以补脾，丹皮清虚火，茯苓、泽泻利水湿，附子、桂枝助阳气。

总之，山茱萸具有补益肝肾，收敛固脱之功效。可用于治疗肝肾亏损所致之阳痿、遗精、小便失禁、崩漏、月经过多、自汗、盗汗及大汗虚脱等病证。

3. 是否去核与性味论 山茱萸有两个问题有必要深入讨论：首先是山茱萸是否去核，古今说法不一，例如：陶弘景说"山茱萸……既干，皮甚薄，当以合核为用尔。"张锡纯则说"其核与肉之性相反，用时务须将核去净"。其核之功效，古人也有截然不同的认识，例如：《雷公炮炙论》说"山茱萸核能滑精"。而《渑水燕谈录》则认为"山茱萸能补骨髓者，取其核温涩能秘精气，精气不泄，乃所以补骨髓。今人剥取肉用而弃其核，大非古人之意，如此皆近穿凿，若用《本草》中主疗，只当依本说。"这就是说，《本经》《名医别录》并未强调去核，而曰"采实，阴干"。

再就是关于山茱萸之味是否兼辛味。这要从不同角度来说：首先是亲口尝之，则山茱萸"无臭，味酸而涩苦"，并无辛味。但从《本经》《名医别录》所述功用主治，如曰"逐寒湿痹""通九窍"等，则山茱萸又似乎兼辛味。张锡纯解释其味酸与辛说："山茱萸，大能收敛元气，振作精神，固涩滑脱。收涩之中兼具条畅之性，故又通利九窍，流通血脉，治肝虚自汗，肝虚胁疼腰疼，肝虚内风萌动，且敛正气而不敛邪气，与其他酸敛之药不同，是以《本经》谓其逐寒湿痹也。"张氏又说："凡人元气之脱，皆脱在肝。故人虚极者，其肝风必先动，肝风动，即元气欲脱之兆也。又肝与胆，脏腑相依，胆为少阳，有病主寒热往来；肝为厥阴，虚极亦为寒热往来，为有寒热，故多出汗。萸肉既能敛汗，又善补肝，是以肝虚极而元气将脱者，服之最效。愚初试出此药之能力，以为一己之创见，及详观《神农本经》山茱萸原主寒热，其所主之寒热，即肝经虚极之寒热往来也。"

对于上述第二个问题若深入思考，可发现中药学中的一个重大问题，即中药之气味与功效的关系。一般而言，中药的功效主治与口尝之五味是一致的，而在特殊情况下，某些药物的功效主治与其口尝之五味不同，那就不必拘泥口尝之味。山茱萸如此，其他药物也一样。中药五味之偏，不可能全部准确地解说诸多药物的复杂功效及其特殊主治。因此可以得出这样的结论：中药功效与五味的关系，既要凭口尝，又不能拘泥于口尝，要注重研究、总结其实效。

蜂蜜《本经·中品》

蜂蜜，甘平。中药中有两味最甘甜的药：一是甘草，二是蜂蜜。甘草至甘而味特异，口感不好；蜂蜜极甜而气芳香，沁人心脾。蜂蜜"入药之功有五：清热也，补中也，解毒也，润燥也，止痛也。生则性凉，故能清热；熟则性温，故能补中；甘而和平，故能解毒；柔而濡泽，故能润燥；缓可以去急，故能止心腹肌肉疮疡之痛；和可以致中，故能调和百药而与甘草同功"（《本草纲目》）。由于"其气清和，其味纯甘，施之精神气血，虚实寒热，阴阳内外诸病，罔不相宜"（《本草经疏》）。故可"除众病，和百药"（《名医别录》），炼蜜和药为丸功用多矣。

《本经》《名医别录》所言"石蜜"，即是蜂蜜。上古时多野蜂之蜜，野蜂做巢于岩石上，故称石蜜。后世养蜂盛行，所用皆家养蜂所产之蜜，故径呼蜂蜜。

经方中共有 24 方用及蜂蜜。概括其功效有如下五个方面：

1. 润肠治便秘　《伤寒论》云："阳明病，自汗出，若发汗，小便自利者，此为津液内竭，虽硬不可攻之；当须自欲大便，宜蜜煎导而通之……"用蜜煎导（将蜜以微火煎如饴状，稍凉捻成栓，大如指），以其润燥之性，治津枯肠燥便秘。此乃世界上最早的栓剂剂型，这是药剂学史上的一项发明。另外，治疗"小便数……大便则坚，其脾为约"的麻子仁丸，以蜜为丸，亦润肠也。

2. 甘缓而止痛 蜂蜜甘缓，具有良好的"止痛"（《本经》）作用，仲景主要用其止咽痛与腹痛。①治咽喉疼痛：《伤寒论》中的猪肤汤证，乃肾阴枯燥，肺失滋润而致咽喉疼痛。猪肤汤用白蜜协助猪肤治之，说明蜂蜜有润咽止痛之功。②治心腹疼痛：《金匮要略》云："蛔虫之为病，令人吐涎、心痛，发作有时，毒药不止，甘草粉蜜汤主之。"甘草粉蜜汤即用蜂蜜配合甘草缓急止痛。此外，大乌头煎先用水煎乌头，再用蜜煎，以治疗寒疝腹痛，亦含有缓急止痛之意。

3. 缓峻药之性 《伤寒论》之大陷胸丸，乃治结胸之偏于上者。水热互结非峻药不能破结逐饮，然邪居高位，又非缓攻之法不能驱在上之邪，所谓"在上者治以缓"，故此药不仅为丸，而且以白蜜与水合煮取汁，送服峻下之药，使药力逗留于上，峻药而缓用，峻则能胜破坚荡实之任，缓则能尽际上迄下之邪。另外，治脾约的麻子仁丸、治痰浊壅肺咳喘的皂荚丸、治产后瘀血内结腹痛的下瘀血汤等，皆用蜂蜜为丸，亦有峻药缓投之意。

4. 解峻药之毒 蜂蜜不仅缓峻药之性，又能解峻药之毒，减轻其副作用。如大乌头煎、乌头汤、乌头桂枝汤等方中之乌头均用蜂蜜煎煮。乌头是治寒湿痹痛与阴寒性腹痛的良药，但毒性很大，与蜜同煎可以减轻其毒性，还可增强其止痛、延长其药效时间的作用。再比如甘遂半夏汤用蜂蜜，亦取其缓解甘遂毒性的作用。而大半夏汤用蜂蜜，一取其养脾润燥，补中益气，一取其监制半夏之燥，亦属解药毒之例。

5. 甘润养脾阴 补养为蜂蜜的本来功用。《本经》曰蜜能"安五脏诸不足，益气补中"；《名医别录》曰蜜"主养脾气"，皆言其滋养之功。《本草纲目》总结蜂蜜的功用之一是"柔而润泽，故能润燥"。总之，甘润乃蜂蜜的功效特点，"味甘主补，滋养五脏"（《药品化义》），更专重滋脾。如此功用在经方的应用有一个代表方剂——大半夏汤。此方主治脾阴胃阳两虚所致的

"胃反呕吐者"。此病主症特点是"朝食暮吐，暮食朝吐，宿谷不化"，并可见心下痞闷饱胀、大便干燥如羊屎等。方用半夏"体滑性燥"（《本草经疏》）为君降逆止呕，人参补脾气，用蜂蜜煮药，既养脾阴，又润燥通便。三味并用，补脾可助清阳上升，益胃以利浊阴下降，脾升胃降，呕吐自止，肠燥自通。

6. 黏合诸药为丸，以"除众病，和百药"　经方炼蜜为丸者共计 15 方，分别是：皂荚丸、下瘀血汤、麻子仁丸、赤丸、乌梅丸、八味肾气丸、薯蓣丸、大黄䗪虫丸、乌头赤石脂丸、理中丸、栝蒌瞿麦丸、桂枝茯苓丸、当归贝母苦参丸、半夏麻黄丸、己椒苈黄丸。可分别治疗痰浊喘咳、产后瘀血腹痛、脾约、寒疝腹痛、蛔厥、虚劳病、胸痹心痛、霍乱、消渴、妇人癥病、妊娠小便不利、心悸、痰饮等诸病证。这就是《本经》所说有"除众病，和百药"之义。蜂蜜不仅具有良好的滋养作用，而且味甘能矫味。炼制后的蜂蜜不仅黏合力强，而且表面不易硬化，可塑性强。现代研究证明，蜂蜜含大量还原糖，能防止药材有效成分的氧化变质，制成的丸药圆整、光洁、滋润、含水量少，崩解缓慢，作用持久。

蜂蜜的服用方法，在经方中也是丰富多彩的。有炼蜜为丸者，有与药共煮者，有先煮别药去滓，再内蜜再煎者，有与药丸和药末共煮服之者，有先炼蜜为丸，后以酒煮之者，还有外用栓剂者等。

蜂蜜现代每日用量为 15g~50g，经方中用蜂蜜标明用量者有 8 方。用于解毒者量最大，如大乌头煎解乌头毒用二升，其次为大半夏汤为一升，蜜煎导为七合，甘草粉蜜汤为四两，大陷胸丸为二合，均比今天的用量大。

酒 《名医别录》

《名医别录》曰："酒，味苦、甘、辛，大热，有毒。主行药势，杀百邪恶毒气。"盖"酒能益人，亦能损人。节其分剂而饮之，宣和百脉，消邪却冷也。若升量转久，饮之失度，体气使弱，精神侵昏。宜慎，无失节度"（《养生要集》）。还要指出："酒，人知戒早饮，而不知夜饮更甚，既醉既饱，睡而就枕，热壅伤心伤目，夜气收敛，酒以发言，乱其清明，劳其脾胃，停湿生疮，动火助欲，因而以致病者多矣。"（汪颖《食疗本草》）。总之，好喝酒者，总以少饮为宜，"少饮未至有损，多饮自必见害"（《本草纲目》）。若沉湎无度，过饮致醉，"解烧酒毒，莱菔汁、青蔗浆随灌，绿豆研水灌……"（《随息居饮食谱》）。所述"莱菔汁"，即萝卜绞成汁。"绿豆研水灌"法，以绿豆煮水饮之。若酒醉急性中毒之重者，陷入昏迷状态，则应采取洗胃等相应急救措施，并注意保温。

我国造酒历史悠久，然而真正把酒当作药物来对待，并详究其性味主治，始于《名医别录》。据《唐本草》说，古时酒类甚多，"惟米酒入药用"。烧酒是元代发明的，故经方所用之酒为米酒。米酒色呈琥珀色，一般称为清酒。经方中还有一种称作白酒者，这是米酒初熟，其色白，故称白酒。

经方中用酒的方剂为 22 首，其功用可概括为御寒气、通血脉、行药势，分析如下：

1. 辛热助阳散邪

（1）治疗阳虚内寒证：酒性辛甘大热，能够增强温阳药物的作用，所以在经方中一些温阳散寒的方药，往往提出用酒来送服。这样的方剂有 4 首，其中天雄散、八味肾气丸偏于温肾阳；赤丸、白术散偏于温脾阳。其用酒来送服，可以散阴邪之凝结，行温阳药之效力，以强其功。

（2）治疗风邪在表证：防己地黄汤适用于血热扰神如狂兼风寒袭表之证。该方中祛风散邪之防风、桂枝、防己、甘草四味用量很小，以酒浸绞取汁，考虑其用酒浸的主要目的在于协助表散之药疏风散邪。然后与清热凉血之生地黄重用蒸之取汁，再相合服用。《汤液本草》说酒"为引导，可以通行一身之表"。此外，侯氏黑散、薯蓣丸2方用酒送服，亦含此意。

2. 辛热走窜通痹

（1）治疗胸痹证：在经方中用酒治疗胸痹的方剂有2首：一是栝蒌薤白白酒汤；一是栝蒌薤白半夏汤。前方适用于痰饮较轻者，故不用半夏；后方适用于痰饮较重者，故加用半夏。两方均具理气豁痰，通阳散结之功，只不过后者力量更强一些。两方使用白酒的目的相同，均是借其辛散上行之力以疏通胸膈之气，兼可温煦胸阳。《本经疏证》说："白酒，酒之新者也。其色白，其性甘辛，其气轻扬，故为用在上焦之肺而治胸痹。"这就准确地阐明了两方使用白酒的意义。

（2）治疗血脉痹阻证：清酒用于血脉痹阻的方剂亦有2首：①炙甘草汤：适用于心之气阴两虚所致心脉运行无力的"脉结代，心动悸"证；②当归四逆加吴茱萸生姜汤：适用于血虚寒凝所致的"手足厥寒，脉细欲绝"兼"内有久寒"者。两方均取清酒与水共煎药物，其取用清酒的目的均在于散寒通阳，振奋血行，以通血脉之痹阻。

（3）治疗瘀血证：由于酒能通阳而亢奋血行，所以经方亦用酒治疗瘀血证。这样的方剂有5首：①治疗阴虚久瘀的大黄䗪虫丸；②治疗经水不利及痛经的土瓜根散；③治疗产后腹痛及经水不利的下瘀血汤；④治疗癥瘕疟母的鳖甲煎丸；⑤治疗腹中血气刺痛的红兰花酒。五方所用药物及所治证候尽管不尽相同，但其治疗的关键都是破除瘀血，五方使用酒的目的都是为了增强活血化瘀方药的功效。

3. 其他

（1）用之宣达药力：经方中治疗妊娠病的当归芍药散、当归散均要求以酒送服。丹波元简说："酒服，取其宣达"，即借酒宣达之性，以助药力迅速发挥疗效。

（2）用之修制药性：大、小、调胃三承气汤中之大黄，均要求以酒洗，目的是制约其寒凉之性，并增强其"推陈致新"（《本经》）之力。

（3）用之行补药之迟滞：经方中凡是重用生地者，均用酒。如炙甘草汤、芎归胶艾汤等，用酒以行补药之滞。后人说"地黄得酒良"，正是对仲景经验的总结。

在经方中使用酒的方剂达22首之多，其中标明用量者9方，即炙甘草汤、当归四逆加吴茱萸生姜汤、鳖甲煎丸、防己地黄汤、栝蒌薤白白酒汤、栝蒌薤白半夏汤、下瘀血汤、红兰花酒、胶艾汤。其他则未标明用量，需用之时以适量为度。

在经方中酒的使用方法有多种，分别是：①酒煎药物法，如下瘀血汤、栝蒌薤白白酒汤、栝蒌薤白半夏汤、鳖甲煎丸、红兰花酒；②水酒混合煎药法，如芎归胶艾汤、炙甘草汤、当归四逆加吴茱萸生姜汤；③酒浸药物绞取汁法，如防己地黄汤；④酒洗药物法，如大、小、调胃三承气汤；⑤以酒送服丸散法，如白术散、薯蓣丸、大黄䗪虫丸、土瓜根散、天雄散、侯氏黑散、当归散、八味肾气丸、赤丸、当归芍药散等。

总之，经方借助酒以"行药势"的方法相当丰富，这有待于我们继承之，发扬之，以更好地发挥中医药治病之功效。

人尿 《名医别录》

人尿（10岁以下健康儿童的为佳），咸凉。功用滋阴降火，止血消瘀。王孟英强调说："童子小便，最是滋阴降火妙品，故为血证要药。必用童子者，尤须淡泊滋味，不食荤膻，去其头尾，但以中间一段清澈如水者，始有功效。"（《重庆堂随笔》）童便还有许多功用，例如："凡跌打血闷欲死，灌此即苏；新产和酒饮之，可免血晕上攻；血瘀作痛，此皆咸以散瘀，见效甚速者。至于骨蒸劳热，咳嗽吐衄，其效诚有之，然非可专恃，盖降泻之用多，而滋补之力微也"（《医林纂要》）。"人尿咸寒入血……惟系曾经腑脏输化之物，与人身阴气相得，非他物咸寒可比，故治产妇血晕，与夫劳嗽血渗入肺，吐血衄血，中暍昏闷，折伤跌扑，至有灵验"（《本草思辨录》）。人尿"揩洒皮肤治皲裂，能润泽人。蛇犬等咬，以热尿淋患处。难产及胞衣不下，即取一升，用姜、葱各一分煎三两沸，乘热饮，便下。吐血、鼻洪，和生姜一分，绞汁，乘热顿饮瘥"（《日华子本草》）。如此简、便、廉、验之药品，理应用之。童便用法当热饮。

经方中仅白通加猪胆汁汤1方用人尿，用于治疗虚阳上越之戴阳证。

《伤寒论》曰："少阴病，下利，脉微者，与白通汤；利不止，厥逆无脉，干呕烦者，白通加猪胆汁汤主之。服汤，脉暴出者死，微续者生。"（315）戴阳证服了辛热的白通汤之后，病无转机，反有加重之势，故在白通汤中加猪胆汁和人尿。方后曰："若无胆，亦可用。"说明人尿必不可缺。人尿咸寒而降，既可滋阴潜阳，引浮越之阳下潜，又可引阳药入阴，防止发生格拒。由于人尿与津液、血液同源，其主要作用为滋阴降火，引火归元，故治疗戴阳证有特效。

羊肉 《名医别录》

羊肉，甘温，益气补虚，温中暖肾。羊肉本为食品，用之得当，又为温补良药。羊肉补虚，可比人参，但人参善补气虚，羊肉乃血肉有情之品，补形益血，功用有别。这正如李东垣所说："羊肉甘热，能补血之虚，有形之物也，能补有形肌肉之气。凡味与羊肉同者，皆可以补之。故曰补可去弱，人参、羊肉之属是也。人参补气，羊肉补形也。"

经方仅1方用之，取其补虚止痛之功，治疗血虚受寒引起的腹痛、胁痛诸症。

《金匮要略》曰："寒疝，腹中痛，及胁痛里急者，当归生姜羊肉汤主之。"又曰："产后腹中痛，当归生姜羊肉汤主之；并治腹中寒疝，虚劳不足。"如上所述，其所治腹痛乃血虚及气，气虚生寒，或再因外界寒邪乘之所致。本方用羊肉，一取其味，与当归相配，温补阴血；一取其气，与生姜相合，气味辛香，既可温阳散寒，又可开胃进食以益生血之源。《千金方·食治》说羊肉"主暖中止痛，利产妇"。故产后虚寒腹痛者，用之既治病，又食补。

羊肉虽为食品，但性热，外感时邪及有内热者忌服。

粥 仲景书

粥，用米、面熬煮而成。仲景书以"糜粥自养"有许多具体用法。李时珍《本草纲目》将"药食同源"的20多种药物煮粥分别治疗不同病证。

《伤寒杂病论》之方后注有许多食疗法值得重视，其中，饮粥疗法就很有学问，列举三个方子探讨如下：

《伤寒论》首方桂枝汤之方后注曰："服已须臾，啜热稀粥一升余，以助药力，温覆令一时许，遍身漐漐微似有汗者益佳……"

第二个就是第386条之理中汤，指出："……服汤后，如食顷，饮热粥一升许，微自温，勿发揭衣被。"

第三个是《金匮要略》第十篇第14条的大建中汤，强调服药后"……如一炊顷，可饮粥二升，后更服（按：指再服药）。当一日食糜粥，温覆之。"

以上三方的饮粥疗法可归纳为以下四个要点：①饮粥时间：服药"须臾"，即服药后"如食顷"（吃一顿饭的时间），或"如一炊顷"（烧一顿饭的时间），为20~30分钟。②饮粥之量："一升许"，或"一升余"，或"二升"。汉代一升折合当今约

200ml，大概一碗粥。③饮粥温度：强调饮"热稀粥"，即温暖可口而偏热、偏稀（不宜太黏稠）的玉米面粥，或小米粥，其他如面片汤、挂面汤等亦可。④饮粥后一定要加衣或盖被"温覆"以保暖。

以上三方服药后饮热粥的目的：桂枝汤证是"以助药力"而发汗解表；理中汤证与大建中汤证皆为以助药力而补脾温里。总之，"五谷为养"而补充胃气，胃气强则有利于内外诸病的祛除。

饮粥食疗法不止以上三方，诸如服了十枣汤"得快下利后，糜粥自养"；服了三物小白散"不利，进热粥一杯；利过不止，进冷粥一杯"等，则另有学问。

《本草纲目·谷部》对"粥"的"发明"一项，采集诸家之说，将粥的养生功用与"诸谷作粥（笔者按：以谷类为多）……治病"做了详细论述，现将其相关内容引录如下。

时珍曰：按罗天益宝鉴云：粳、粟米粥，气薄味淡，阳中之阴也。所以淡渗下行，能利小便。韩懋医通云：一人病淋，素不服药。予令专啖粟米粥（编者按：粟米即谷子去皮后的小米），绝去他味。旬余减，月余瘥。此五谷治病之理也。又张耒粥记云：每晨起，食粥一大碗。空腹胃虚，谷气便作，所补不细。又极柔腻，与肠胃相得，最为饮食之良。妙齐和尚说：山中僧，每将旦一粥，甚系利害。如不食，则终日觉脏腑燥涸。盖粥能畅胃气，生津液也。大抵养生求安乐，亦无深远难和之事，不过寝食之间尔。故作此劝人每日食粥，勿大笑也。又苏轼贴云：夜饥甚。吴子野劝食白粥，云能推陈致新，利膈益胃。粥既快美，粥后一觉，妙不可言也。此皆著粥之有益如此。诸谷作粥，详见本条。古方有用药物、粳、粟、粱米作粥，治病甚多。今略取其可常食者，集于下方，以备参考云。

赤小豆粥：利小便，消水肿脚气，辟邪疠。

绿豆粥：解热毒，止烦渴。

御米粥：治反胃，利大肠。

薏苡仁粥：除湿热，利肠胃。

莲子粉粥：健脾胃，止泄痢。

芡实粉粥：固精气，明耳目。

菱实粉粥：益肠胃，解内热。

栗子粥：补肾气，益腰脚。

薯蓣粥：补肾精，固肠胃。

芋粥：宽肠胃，令人不饥。

百合粉粥：润肺调中。

萝卜粥：消食利膈。

胡萝卜粥：宽中下气。

马齿苋粥：治痹消肿。

油菜粥：调中下气。

莙荙菜粥：健胃益脾。

波薐菜粥：和中润燥。

荠菜粥：明目利肝。

芹菜粥：去伏热，利大小肠。

芥菜粥：豁痰辟恶。

葵菜粥：润燥宽肠。

韭菜粥：温中暖下。

葱豉粥：发汗解肌。

茯苓粉粥：清上实下。

松子仁粥：润心肺，调大肠。

酸枣仁粥：治烦热，益胆气。

枸杞子粥：补精血，益肾气。

薤白粥：治老人冷利。

生姜粥：温中辟恶。

花椒粥：辟瘴御寒。

茴香粥：和胃治疝。

胡椒粥、茱萸粥、辣米粥：并治心腹疼痛。

麻子粥、胡麻粥、郁李仁粥：并润肠治痹。

苏子粥：下气利膈。

竹叶汤粥：止渴清心。

猪肾粥、羊肾粥、鹿肾粥：并补肾虚诸疾。

羊肝粥、鸡肝粥：并补肝虚，明目。

羊汁粥、鸡汁粥：并治劳损。

鸭汁粥、鲤鱼汁粥：并消水肿。

牛乳粥：补虚赢。

酥蜜粥：养心肺。

鹿角胶入粥食：助元阳，治诸虚。

炒面入粥食：止血痢。

烧盐入粥食：止血痢。

笔者2012年退休后，被海南省中医院特聘做门诊、查房、讲学等工作。这期间发现海南人民有一种特色饮食——粥（店）。其粥的做法丰富多样，既用各种蔬菜熬粥，又用各种海鲜、肉食等熬成各种粥。喝上一碗不同品味的粥，就是一顿饭。如此以粥为主食，或前面说的以粥防病治病，以及用粥作为辅助疗法，都值得重视与研究，并加以推广，造福苍生。

附 录

论用好经方的十八大
关系及案例

首先说明，这篇文章的成文经历了几十年的过程，其初文是三十年前撰写的，名曰"用经方须知"，载于重建的《河北中医学院学报》创刊号上。几年前将"初文"做了较多补充，成为《经方新论》第五章"经方关系"。第三次修改主要是加入了案例，列为《仲景方药古今应用》（第2版）"附翼"之一文。这次收入本书，主要增加了"十八大关系"的前面两大关系。

几十年来，我潜心研究经典与经方，经过多年的理论研究和临床实践，深刻领悟到，欲用好经方，涉及方方面面。以下系统探讨用好经方的十八大关系，这是用好经方必须明确和做到的，其中穿插医话医案，以理论联系实践，加深对理论的理解。

一、经方与《黄帝内经》《难经》的关系

秦汉时期的"四部经典著作"，为中医药学之根基。其中《黄帝内经》《八十一难经》侧重中医基本理论、治则治法及针灸学等研究。《本经》则专门研究药物，为中药学之典籍。《伤

寒杂病论》则"勤求古训，博采众方"，并结合实践，创建了中医学融汇理、法、方、药于一体的思想体系，开辨证论治之先河。

推本溯源，仲景书勤求的"古训"，是《汉书·艺文志》所记载的"医经七家"等古典医籍，其中肯定有《黄帝内经》《难经》，这就是《伤寒杂病论·原序》所说的"撰用《素问》《九卷》（《灵枢》的早期名称）、《八十一难》……"。由此可以推断，仲景书之理论、治法及针灸等内容，皆学本《黄帝内经》《难经》。下面列举仲景书一段原文与一个"焦"字之本义的推求，便可得到印证。

先说一段原文。《金匮要略》第一篇第 1 条的第 1 个自然段首先"问曰：上工治未病，何也？师曰：夫治未病者，见肝之病，知肝传脾，当先实脾；四季脾王不受邪，即勿补之。中工不晓相传，见肝之病，不解实脾，惟治肝也。"这是论述治未病之防病传变的思想。该段条文与《难经·七十七难》颇类似，故此文之最好的解读是求本《难经》。其《七十七难》曰："经言上工治未病，中工治已病者，何谓也？然：所谓治未病者，见肝之病，则知肝当传之于脾，故先实其脾气，无令得受肝之邪，故曰治未病焉。中工治已病者，见肝之病，不晓相传，但一心治肝，故曰治已病也。"了解了此文可以判定，仲景学术思想之一乃源本《难经》。

再说一个"焦"字。《金匮要略》第一篇第 1 条的第 2 个自然段曰："夫肝之病，补用酸，助用焦苦，益用甘味之药调之。……"这是论述肝虚证的治法。其中"补用酸"与"益用甘"都好理解。而"助用焦苦"之"焦"字颇费解，故古今注本有不同的的理解，或者说是曲解。若求索《黄帝内经》，则可辨识其真谛。《素问·金匮真言论》中有这样的问与答，"帝曰：五脏应四时，各有收受乎？岐伯曰：有。东方青色，入通于肝……其味酸……其臭臊。南方赤色，入通于心……其味苦……其臭焦。中央黄色，入通于脾……其味甘……其臭香。西方……北方……"通于鼻者，谓之气；在口者，谓之味。"臭"，鼻闻之；"味"，口尝之。仲景原文本义是说，治肝虚之病，重在酸、苦、甘三味，而非臊、焦、香三气。故"焦苦"二字为偏义复词，重在"苦"。意在指出治肝之阴血虚证：在以酸味药为主补肝的同时，并且应少用点苦味药清心（阴虚生内热，故清之），甘味药补脾（补脾的目的是为了间接调补于肝）。由此可知，仲景原文是继承了《黄帝内经》五味入五脏的思想，从五脏相关的整体观，确立了肝虚证的整体治法。

　　方从法出，法由证立。上述例证可知，研究仲景书之方证，必须从《内》《难》之理法入手。

二、经方与《本经》的关系

　　《本经》是中药学之典籍，为经方制剂用药之本。据史料记载，《汉书·艺文志》所述的"经方十一家"之伊尹《汤液经法》，为仲景"博采众方"的本源。故林亿等《伤寒论·序》说："是仲景本伊尹之法，伊尹本神农之经"，这就说明了仲景、伊尹、神农三者的"血缘"关系。由此可以说，仲景是神农之学再传之人。还可以明确，研究经方之用药本义，必须求索《本经》。例如：①经方治腹痛及周身多处疼痛，多用芍药，以《本经》曰芍药"治邪气腹痛……止痛"。②枳实栀子豉汤证方后曰："若有宿食者，内大黄如博棋子大五六枚，服之愈。"以《本经》论述大黄的功效之一就是"调中化食"。③当今中药书皆将厚朴列为行气药，医者皆知厚朴有行气之功，却不知厚朴又能治疗表证，对表里同病证最为适宜。以《本经》首曰"厚朴味苦，温，无毒。治中风，伤寒，头痛，寒热……"《伤寒论》

之桂枝加厚朴杏子汤证、厚朴生姜半夏甘草人参汤证,《金匮要略》之厚朴麻黄汤证、厚朴七物汤证 4 个方证,具有一个共同特点,即都是表里同病,或以厚朴为君,或加厚朴。为何?以厚朴苦温,"苦能下泄,然苦从乎温,则不下而为温散。若苦从乎寒,则直下泄,如枳实是已"(《本经疏证》引刘潜江语)。试问,若不读《本经》,不明厚朴气味相合之妙,如何明晰经方之精义呢?

总之,研究经方用药之本义,之精义,必须求之于《本经》。

三、经方与原文的关系

仲景"辨某某病脉证并治"之思想,贯穿于原文之中。所以,要用好经方,首先要熟悉其原文。只有把原文背熟,胸有成竹,临证时面对病人才能触发思路。《金匮要略方论·序》说:"尝以对方证对者,施之于人,其效若神。"这是对当时医生应用经方疗效的客观总结。笔者亦有同感:临证用经方,常常是由于患者所述病情与某条原文的方证正合或相类,而后想到用某方。方证相对,常能取得意想不到的神奇疗效。举例如下:

几十年来,看过的病例(古今名医的医案与自己的治例)难以计数,而印象最深的还是初步临床的两个案例,都是在河北省中医院内科病房工作期间治过的。一个是 67 岁患者,以冠心病、心绞痛、左心衰竭收入院。住院半个月以来,中西医多种药物治疗,病情不减,心病频繁发作,日趋危重,下了"病危"通知。这是我主管的病人,一次查房时详问发病情况,诉说每次发作先是感觉胃脘憋闷,轻时几分钟自行缓解,甚则上连胸部闷痛,以及向左肩、臂、背、颈部传导,20~30 分钟才能缓解。从其心痛初发时症状特点,想起《伤寒论》一个条文:"心下痞,按之濡,其脉关上浮者,大黄黄连泻心汤主之。"(154)再四诊合参，诊断为痰热中阻，浊气攻心证。请示上级医师同意，处方为大黄、黄连、黄芩各 10g，用麻沸汤（滚开水）渍之待温，分次服，一剂发作轻，7 剂后心病发作控制。此心病通腑成功案例。

　　另一个患者 26 岁，主诉间断性发热、关节病 5 年，伴周身浮肿半年，加重 7 天，以"狼疮性肾炎"收入院。住院半个月后，又复发热，体温 39℃上下，用中西退热药而发热反复不退。几天来详细观察病情，时至初夏五一节前后，虽发热而喜衣被，并阵阵筋肉跳动，头晕欲倒等。因思患者发热特点即《伤寒论》第 11 条所述的"病人身大热，反欲得衣者，热在皮肤，寒在骨髓也……"其肌肉眴动即《伤寒论》所述的"头眩，身眴动，振振欲擗地"等真武汤证候（82、316），请示"肾病研究组"专家名老中医同意，以真武汤治之，一剂即汗出热退。这些案例激发了我背条文的积极性，认识到经典原文在临床上的指导作用及其重要性。

　　笔者以为，仲景书条文的创作，是他在"勤求古训，博采众方……并平脉辨证（即临床实践）"的基础上，将千变万化、错综复杂的热病与杂病，经过精心分析及系统归纳，根据其规律性，总结出证候群，以条文成书。因此，熟悉原文是用好经方的基本功与出发点。

四、经方与治法的关系

　　中医学诊治疾病的基本思路是辨证论治，辨证论治主要体现在理、法、方、药四个环节。即在中医理论指导下诊断疾病→明确辨证→立法→选方→用药。反过来说，药据方选，方从法出，法随证立。具体来说方与法的关系，《医宗金鉴·凡例》说得好："方者一定之法，法者不定之方也。古人之方，即古人之法寓焉。立一方必有一方之精意存于其中，不求其精意而徒执其方，是执方而昧法也。"这是对方与法两者关系的精辟论述。治法是制方遣药的法则，《黄帝内经》论之甚详，仲景用之最精。仲景治法的精要之处，可以从具体条文中求之。经方之法，有的寓于方名之中，如白虎汤、大小青龙汤、大小承气汤、大小建中汤、通脉四逆汤、肾气丸、下瘀血汤等。有的条文中已自注明，如《伤寒论》第16条说："桂枝本为解肌"，可知桂枝汤虽为汗剂，乃通过调和营卫以解肌发汗。何谓"解肌"？方有执说："肌，肤肉也。"解肌指发肌肉之汗以祛风（寒）邪，这与麻黄汤发皮肤之汗有所不同。三十年前的一个案例让我记忆犹新，那是1985年，我的大学同窗来省中医院进修，感冒服药后，汗出而寒热稍减仍病不解，病已4日，上午到门诊找我，意欲服汤药治疗，我们两人商量，根据《伤寒论》原文第57条所说："伤寒发汗，已解，半日许复烦，脉浮数者，可更发汗，宜桂枝汤。"开了桂枝汤：桂枝、白芍、生姜各30g，炙甘草20g，大枣12枚。我中午回家为同学煎了一剂，并熬一锅粥，一起送到宿舍，告之分3次温服（"半日许令三服尽"）。同学为求速效，竟一次服下，过了一会儿把玉米粥喝了，盖被入睡，大约2小时后醒来，周身热乎乎、暖烘烘的，已微微汗出，由此周身酸软、头痛等诸症消失，体温基本正常，唯稍感咽干微痛。吃点水果，清淡饮食以善后调养。从此领会到桂枝汤之神奇及其方后注的重要性，学会了用桂枝汤。

上述可知，临证运用经方，理解其制方之法很必要。仲景制方法则，或贯穿于原文之内，或寓于方名之中，有的还需要从全书原文中去悟，于无字处求之。真正掌握仲景治法及依法制方的思路，是用好经方的重要方面。

五、经方与辨病的关系

张仲景撰集的《伤寒杂病论》包括伤寒病与杂病两大类别。伤寒病是以外感热病为主的病证，杂病是以内伤杂病为主的各科病证。根据伤寒病的发病规律，仲景将其分为太阳病、阳明病、少阳病三阳病与太阴病、少阴病、厥阴病三阴病。杂病包括了大约 40 种内科病、三大类妇科病及四类外科病。这诸多热病与杂病之某一种病，都有其特有的发病原因、发展过程、传变规律、治疗法则及卓有成效的方药。仲景对伤寒病六大系统病辨证论治的篇名均曰"辨某某病脉证并治"；将各科杂病分为 22 篇，每篇之篇名均曰"某某病脉证并治"。上述可知，仲景诊治疾病首先是辨病，然后辨证、立法、处方、选药。这就是说，仲景创立的诊治疾病的思想体系，首要的是辨病，然后围绕着这种病进行辨证论治。

以发热为例：首先要分辨是外感热病之发热，还是内伤杂病之发热。如果疾病不明，内外不分，真伤寒与"类伤寒"不辨，势必迷失了治病的主攻方向。

下面举一个案例。我于 2014 年 9 月 18 日在海南省中医院门诊（周四下午），接治一例发热 50 天持续不退的病人，64 岁。诊治过程如下：患者农历 7 月 14 日"鬼节"（公历 8 月 9 日）回老家文昌（市）午前烧纸，烧的时间有一个小时，出了很多汗，当即冲澡后感觉头晕，没有食欲，振寒发抖，当天下午回到海口市，到白龙社区医院就诊，体温高达 39.8℃，经肌注、输液治疗两天后体温仍高，第 3 日入住某省级医院病房呼吸科。住院后做了多种检查无异常，经抗感染等多种西医疗法及中药治疗，体温不退，高热时采取冰敷降温与激素治疗而体温降后复升。由于发热持续不退，故住院 11 天后，转到海南某省级西医医院感染科病房。再次重复多种检查，并脊椎穿刺抽骨髓检查等，均无异常。治疗方案同前，仍是输液，高热时冰敷、用激素，住院 24 天，发热不退，最高达 41℃。医院让做一种德国刚进口的新仪器检查，费用达 8000 多元。因不能承受如此高额检查费用，故出院。如上所述，病因清楚，就是劳累、大汗冲澡后受风着凉，外邪束表，本可扶正祛邪，"必蒸蒸而振，却发热汗出而解"（《伤寒论》第 149 条）。西医治疗过程，未经发汗，或发汗不当，或发汗太过，都达不到祛邪作用，高热时冰敷疗法则冰伏其邪，激素发汗降温或可取效，却并非良善、万全之策。总之，外邪不去，伤及正气，正气日虚，外邪乘虚内侵气分，影响血分，正邪相争，邪盛而高热，正胜则热减。我初诊时体温39℃，脉沉滑有力略弦（心率约 100 次/分），舌黯红苔薄腻微黄，大便日 1 次不成形，口干，疲乏不欲睁眼。诊断：外感热病。辨证：汗出受风，施治不当，病邪入里，波及血分，正气日衰，邪热稽留不去。治法：清热透邪，扶助正气。处方：白虎加人参汤再加解毒及"透热转气"药。用药：生石膏 30g，知母10g，山药 20g，炙甘草 10g，西洋参 5g，党参 10g，金银花 10g（后下），连翘 15g，牡丹皮 10g，赤芍 10g。2 剂，水煎每日分 3次温服。9 月 20 日（周六上午）二诊：服上方后体温下降至38℃以下，振寒消除，精神好转，食欲增加，两目有神，脉象较前缓和，心率减少至 90 次/分。效不更方，守方 5 剂。9 月 25 日三诊：继服上方，体温已降至 37℃以下，舌略红苔微黄，脉略滑，面带笑容，言语间饱含感激之情！改拟竹叶石膏汤清补法。9 月 27 日四诊：体温正常，病情日渐恢复，仍有点疲乏，易汗出，以桂枝加龙骨牡蛎汤合生脉散，和营敛汗，益气养阴而善后调理。

以上案例所述可总结四点：①中医辨病有自己的思想体系，辨证更具特色。②中医强调治病求本，亦强调治病求因，中医病因学亦具特色。③中医治疗方法与西医不同，具有自己独特的理论及高妙的技巧。④真正掌握了中医学辨病辨证、病因病机等理论，运用好其独特的治疗方法，则中医就能治疗西医治不了、治不好的病，上述治例便是范例。

六、经方与辨证的关系

在此首先要明确"辨病"与"辨证"的联系与区别。所谓"辨病"，是指要了解某种病的全过程。所谓"辨证"，是指要明确某种疾病某个阶段病情之关键点，即《黄帝内经》反复强调的"治病必求于本"的那个"本"，亦即"谨守病机"（《素问·至真要大论》）之"病机"。要治病求本，明辨病机，则必须明确三个要点：一是病性，即疾病的性质，如气虚、血虚、血瘀、气滞、气血两虚、气滞血瘀等；二是病位，如心气虚、肝血虚、肾阴虚、肝气郁滞、血脉瘀阻等，此乃"病性+病位"；三是病势，如心火亢盛、肝气上逆、中气下陷、肾水上泛、木火刑金等，此乃"病位+病性+病势"。上述病机的二个或三个要点明确了，治病就有了目标，就抓住了根本。"辨证"之"证"结所在明确了，处方才能"有的放矢"，我们追求的"方"与"证"相对才能有望实现。举例如下：

有一个42岁的男性患者，体态较胖，嗜食厚味，近两年查体有脂肪肝、高脂血症，近三四个月阵发气短，并感胸骨后有点憋闷，几分钟可自行缓解，曾请西医专家诊治，查胸片、心电图及心脏彩超均无异常，只给予降脂治疗。诊脉弦滑，舌黯偏红苔薄黄腻。此何病？《金匮要略·胸痹心痛短气病》篇第2条曰："平人无寒热，短气不足以息者，实也。"第3条曰"胸痹之病，喘息咳唾，胸背痛，短气，寸口脉沉而迟，关上小紧数，栝蒌薤白白酒汤主之。"联系条文综合分析可知，患者为胸痹病之轻证。病情属实，病位在心，为痰瘀交阻心脉（心脉不畅，故胸闷；心病及肺，故气短）。处方：栝蒌40g，薤白15g，丹参20g，川芎10g，以黄酒100ml与水同煎。日1剂，告之一定要饮食清淡，加强经常性运动。服药一个月，气短、胸闷不再复发。隔日1剂再服半月，以泻实务尽。

总之，"证"是热病与杂病发展过程中的不同证候群，"辨证"即根据六经辨证与脏腑辨证等辨证方法，明确病机，进而施以相对应的方药。

七、经方与主症的关系

许多伤寒学家都强调一点：抓主症。我理解，所谓"抓主症"的含义有三：第一，抓主症就是上面讲的辨病机，即"辨证"之"证"；第二，指的是善于抓住病人的主要"症状"，以"对症用药"；第三，以上二者兼顾。在此所讨论的主要是第二个含义。这就要问，张仲景也"对症治疗"吗？回答是肯定的。以桂枝汤证为例，《伤寒论》第2条："太阳病，发热，汗出，恶风，脉缓者，名曰中风。"所述"三症""一脉"就是太阳病中风的主症特点。太阳病之"中风"与"伤寒"鉴别的要点是有汗与无汗。再以桂枝汤加减法为例：桂枝汤证候，兼见"项背强（几）（几）"之经输不利者，加葛根以疏通经脉；兼见"汗出，遂漏不止"等卫阳不固者，加附子以顾护卫阳；兼见"腹满时痛者"，倍用芍药以缓急止痛；兼见"大实痛者"，再在桂枝加芍药汤方中加大黄（桂枝加大黄汤）以通腑泄实。桂枝汤类还有不少随症加减之方，不再全述。通读仲景书可知，不仅桂枝汤证如此，诸如麻黄汤证、白虎汤证、承气汤证、柴胡汤证、栀子豉汤证、四逆汤证等十几类方证皆如此。

需要明确，仲景针对"主症"所用之药，是因为该药对某症有特殊疗效，即"专药"之功。而如此"对症用药"绝不违背"辨证"论治的原则。例如，《本经》记载芍药"治邪气腹痛……止痛"。仲景书在许多方证之方后注曰"腹痛"者加芍药。而在《伤寒论》第 279 条（"本太阳病，医反下之，因尔腹满时痛者，属太阴也，桂枝加芍药汤主之；大实痛者，桂枝加大黄汤主之。"）之后的第 280 条曰："太阴为病，脉弱，其人续自便利，设当行大黄、芍药者，宜减之，以其人胃气弱，易动故也。"这告诫医者，脾胃虚弱之人，腹痛便溏者，在使用芍药"止痛"时应慎用为宜。因为，芍药为阴柔之品，易伤胃气而动大便也。

在此可做个小结：仲景治病处方的最高境界，是将"辨病""辨证"及"抓主症"三者联系起来，以发挥方药之最佳疗效。

八、经方与剂量的关系

人们都感叹："中医不传之秘在于剂量。"高深莫测、妙不可言的处方剂量可以从仲景书中探索之。

我们还以芍药为例：仲景书治腹痛及身痛的许多方子中都用芍药，而有的是倍用或重用。如"腹满时痛者"（279），用桂枝加芍药汤，即倍用芍药；小建中汤治"虚劳里急……腹中痛"（六·13）亦倍用芍药；治"妇人怀娠，腹中（疠）痛"（六·5）之当归芍药散中，芍药剂量最大。由此可知，在方证相对的前提下，适当加大剂量，可提高疗效。不仅芍药如此，再举两例：一是大小承气汤。两方相同的三味药为：大黄、厚朴、枳实，大承气汤中剂量依次为四两，半斤，五枚；小承气汤中是四两，二两，三枚。大承气汤取其峻下，故重用厚朴、枳实，大黄后下，并用芒硝，取大其制，功专力宏；小承气汤取其缓下，故厚朴、枳实减量，与大黄同煮，取小其制，泻下之功力缓也。二为四逆汤与通脉四逆汤。两方用药相同，只是剂量不同：四逆汤中炙甘草二两，干姜一两半，附子一枚；通脉四逆汤依次是二两，三两，大者一枚。很显然，后者之干姜倍用，附子大者则剂量更重。所以然者，以通脉四逆汤证病至"脉微欲绝……或利止脉不出"（317）之衰竭状态，阴盛阳衰至极，故用重剂以回阳复脉，可望脉"微续者生"（315）。

下面讲述我为老母亲用四逆汤的经过。母亲高寿，94岁而终。去世前半年不慎跌倒，骨头虽未受伤，但从此卧床。三四月后老家长兄电话说，近几天母亲不吃不喝，懒言声微，渐至两目闭合，病情重危，要我尽快回去。我心念老母，但自己不只是儿子，又是医生，应尽力救治，我想四逆汤是中医回阳救逆之首方，人参是挽救危证之主药，又基本了解母亲身体状况，便开了四逆加人参汤，处方：炮附子30g，干姜20g，炙甘草15g，人参20g。3剂，每剂煎取3袋。取药后坐长途汽车，约3个多小时于下午5点赶到家。母亲盼儿归来，心生欢喜，睁开眼睛，我取出汤药，还温和可口，当即慢慢喂服一袋，晚上精神好转，又服了一袋，第二天清晨更好转，上午与下午各服药一袋，竟然进食并坐起来了！并且与来探亲的外孙女们有说有笑了。

需要明确，处方用药以中病为宜，并非越大越好，若不加辨证，盲目加大剂量，会适得其反。有些方剂，特别是丸剂（如桂枝茯苓丸）、散剂（如五苓散），常以小剂量取得良效。治疗内伤杂病、久病痼疾，常常是"王道无近功"，应遵守"治慢性病如相"的原则，以适当的处方剂量治之。

总之，临床治病，在辨证准确，处方遣药得当的前提下，其方药用量是否恰到好处，至关疗效。关于经方用药剂量大小的规律，详见《经方新论》第一章。

九、经方与剂型的关系

在《伤寒论》与《金匮要略》前 22 篇，共计经方总数 252 首。经方剂型，以汤剂最多，散剂次之，丸剂更次之。①在 252 首方剂中，汤剂 189 首。当年张仲景宗族死于"伤寒十居其七"（原序），可见其治病以伤寒为多。"卒病贼邪，须汤以荡涤"（《备急千金要方·方例》），故多用汤剂。②散剂 35 方。散剂有节约药材、携带方便、便于服用等优点。③丸剂 20 方。张仲景使用丸剂是为了使峻药缓攻、顾胃、护胎，或治疗虚证、痼疾，或抢救急症。丸剂类型不仅有蜜丸，还有枣膏和丸、姜汁糊丸、酒煎为丸等。服法上除常规服法外，根据病情，还有空腹酒服、饭后服，以及先服少量，不知稍增之等法。这些内容至今仍为医者所借鉴。此外，尚有其他剂型方法，如外洗、外敷、外擦、外导、阴道坐药、烟熏、扑粉法、点药法、含咽法、搐鼻法以及舌下用药法、脐疗法 12 种，这种种剂型，各有讲究，详见《经方新论》。

需要探讨和明确的是，同一个方中的同一味药，其剂型不同，则剂量及其功效等亦有所不同。以大黄、细辛为例。张锡纯《医学衷中参西录》说：大黄"若轧作散服之，一钱之力可抵煎汤者四钱"。这的确是经验之谈。笔者曾主研过几个科研项目，其中以大黄为主药，经过一定的制药工艺，做成散剂，装入胶囊，主治高血压、高脂血症。每次服其 1~3g，每日 2~3 次，当日就会出现大便次数增多。

说到细辛，大家自然就想到"细辛用量不过钱"这句话，为何不能过钱呢？过了一钱又会如何？追根求源，细辛不过钱始于宋代陈承《本草别说》，原书已散佚。《本草纲目》记载"承曰：细辛若单用末，不可过一钱，多则气闷塞不通者死。"这就明确规定，细辛不过钱是指"单用末"，即单味用，作散剂服。若用于汤剂加入复方，则另当别论。需要说明，目前的细辛商品多为全草，而古人用细辛是用其根部。上述可知，所谓"细辛不过钱"应有三个先决条件：一是用单味；二是用散剂；三是用根部。如果是用细辛的全草并加入汤剂复方中，则不必受"细辛不过钱"的限制。为了进一步明确这个问题，有必要对经典医籍进行探讨。仲景书用细辛的方剂共19首，有3种剂型：一是入复方汤剂，用量1~3两；二是入复方丸剂；三是入复方散剂。其中以汤剂居多，共15方，丸与散各2方。关于汉代与现代药物用量的折合量，考证说法不一，有汉代一两折今3g、10g、15g等不同认识。以最小折合量计算，汤剂在汉代用1~3两，当今用3~9g，亦并非"细辛不过钱"。而仲景所制丸、散剂之细辛用量，经折算后均少于3g，可见其丸剂与散剂确实是"细辛不过钱"。说到此，问题有的明确了，有的还不清楚，即为何丸、散剂与汤剂用量不同呢？现代药理研究证实，细辛所含挥发油具有明显的镇痛、镇静、解热、抑菌、抗炎、抗惊厥、局部麻醉等多种作用，但其挥发油中的有毒成分黄樟醚（根末中的成分明显高于全草煎剂）用之过量，则会导致呼吸中枢麻痹等不良反应，甚至死亡。由此可见，古人"细辛不过钱"的戒律与剂型密切相关。

下面举两个方中用细辛的案例。先说成功的，这是一个十四五岁的男孩子，有过敏性支气管哮喘病史，每因感冒发烧而哮喘复发，喉中痰鸣，鼻涕不断，多次发病，曾请几位名医教授诊治。我从于1988年河北省中医院调到中医学院不久，与孩子父母相识，这次发作由我诊治，两肺听诊有哮鸣音。联系病史，结合当时四诊表现，其病情符合《伤寒论》讲的"伤寒表不解，心下有水气……小青龙汤主之"（40），又符合《金匮要略》讲的"肺胀，咳而上气，烦躁而喘，脉浮者，心下有水，小青龙加石膏汤主之"（七・14）之大体病机。遂处方以小青龙加石膏汤原文剂量的十分之一，即细辛用了三钱，也就是9g。其父亲略知中医，接过处方看后生畏，说：吕老师，怎么细辛用这么大量？不是都说"细辛不过钱"吗？我根据上述内容做了解释，他理解了就去取药了。服了一剂即见效，三剂显效，汗出表解，热退喘止，诸症缓解。他父亲说，这个方子的效果比以前几位医生开的方子都疗效较好。我说，不是我比其他医生高明，而是我用的是医圣张仲景之经方。

另一个是服了细辛中毒的案例。这是一个大四学生，经常跟我随诊。他在2013年夏天，因为牙痛自行诊脉（沉紧），并自己开了一个方子，即麻黄附子细辛汤加味，处方：麻黄6g，炮附子10g，细辛6g，桂枝10g，当归10g，荆芥、防风、川芎各8g。在个体门诊取药1剂代煎，12：30左右将一剂药一次喝完，觉得药物难喝，有细辛的辛辣味。下午跟我到了门诊，说有点不舒服，我让他到内屋休息，大约15：30出现恶心而呕不出，腹中不适，如厕却无大便，蹲了大约10分钟后吐出，大便泄泻，尔后一个多小时吐了三四次，泻了五六次，自己诊脉沉数。以上服药与中毒情况我并不知晓。约17：00知道后，赶紧打车送其回实习医院，路上观察他面色苍白、痛苦表情、恶心欲吐等。到了医院未做处理而回到宿舍，我回家将甘草、绿豆、生姜三味熬汤送去，当时恶心，难以下咽，勉强喝下，又吃了点梨，大约晚上8点，逐渐缓解。幸运的是第二天牙不痛了（以上情况由患者张晓雷同学提供）。上述中毒过程有惊无险，其教训应总结记取。问题是：方中细辛用量并不大，又是水煎剂型，为何中毒呢？我想可能原因有二：一是煎的时间短，没有起到解毒作用；二是用量6g一次顿服，剂量较大。还有，方中附子虽然炮制了，但仍有毒性，附子片很硬，没有泡软，煎的时间短，10g一次顿服剂量亦较大。如此"二味毒药"之毒性叠加，方中其他药也都是辛温药，又增加了热毒之性，故发生了如上中毒表现。

十、经方与炮制的关系

炮制是对中药原生药适当加工，制成饮片供处方使用。中药炮制技术是中医药学的重要组成部分。经方非常重视药物的炮制，以提高药效、减低毒性和副作用等，凡方中需要炮制者，均一一加以注明。

经方之药物炮制方法，可分为火制（炮、炙、炒、烧、熬、煨）、水制（洗、浸、渍）、非水火制（㕮咀、切、擘、去皮、去尖、去心、去毛、去节、碎）三类，详见《经方新论》第一章。

十一、经方与煎法的关系

经方汤剂，煎法不同，其中法度，不可忽视。徐灵胎说得好："煎药之法，最宜深讲，药之效不效，全在乎此。"（《医学源流论》）徐氏如此强调煎药之法，意在说明煎法的重要性。经方煎法，十分讲究，关系着疗效。例如，大承气汤是先煮枳、朴；去滓，纳大黄；去滓，纳芒硝。柯韵伯解释本方煎法说："生者气锐而先行，熟者气钝而和缓。仲景欲使芒硝先化燥屎，大黄继通地道，而后枳、朴除其痞满。"现代研究表明，参照大承气汤的原始煎法比大黄后下法及群药混煎法疗效为优（详见笔者主编的《大黄实用研究·总论》）。再说炙甘草汤，《本草经集注》说：生地得"清酒良"。《本草纲目》说：生地"酒制则不碍胃"。笔者临床观察到：炙甘草汤为辨证治疗"心律失常"的良方妙剂。但其中生地黄用至 40~50g，服之后可见大便次数增多而便溏，或（和）胃中不适。采用原文说的水与酒合煎法，加入黄酒 100ml，则上述副作用减缓。诸如煎煮过程中的溶媒（栝蒌薤白白酒汤之"白酒"）、容器（忌用铜、铁、锡等金属容器，崇尚砂锅）、火候（文火、武火）、时间（包括先煎、后下）等，都会影响药物效能的发挥而直接影响疗效。关于经方的具体煎法，详见《经方新论》。

十二、经方与服法的关系

经方服法，灵活多变，丰富多彩，对后世影响深远。徐灵胎说："方虽中病，而服之不得其法，非特无功，反而有害。"实践正是如此，即使理、法、方、药各个环节处理得都很得当，若服药不得法，便会影响疗效，或出现不良反应等。经方具体服药法，可以归纳为 12 个方面，详见《经方新论》。

十三、经方与禁忌的关系

禁忌之法，可分为服食之禁与服药之禁。服食之禁，如桂枝汤"禁生冷、粘滑、肉面、五辛、酒酪、臭恶等物"。乌梅丸"禁生冷、滑物、臭食等"。服药之禁，有麻黄汤、桂枝汤、大青龙汤、小建中汤、瓜蒂散等禁例。如大青龙汤本为发汗峻剂，"若脉微弱，汗出恶风者，不可服之；服之则厥逆，筋惕肉瞤，此为逆也。"（38）又如桂枝汤本为解肌发汗而止汗之方，"若其人脉浮紧，发热汗不出者，不可与之也。常须识此，勿令误也。"（16）上述可知，服药之禁实际上是强调临床治病必须要方与证相对，若方不对证，则难免误治成"坏病"。而服食之禁则是强调饮食护理问题，护理不当，便会影响疗效，或瘥后食复。

十四、经方与护理的关系

以上所述 11 个方面，前 8 点主要是医生的职责，后 3 点则需要护理者的配合，医护合作十分重要。医生开出了方子，下了医嘱，下一步则需要精心而适当的护理。若护理不当，就是好医生开出的好方，也难以取得好的疗效，甚至导致医疗事故。仲景书在"方后注"中讲了许多护理内容。讲的最详细的是《伤寒论》第一方桂枝汤方后注。如"啜热稀粥……温覆……半日许令三服尽"，让患者全身微微发汗，以及饮食禁忌等，都需要护理人员去完成。许多条文的方后注中曰："如桂枝汤法将息及禁忌。"不止桂枝汤类解表剂需要精心护理，还有许多经方的应用，都需要密切观察病情变化及服药反应。例如，大承气汤的用法是：一剂药"分温再服。得下，余勿服。"小承气汤亦是一剂药"分温再服。初服汤当更衣，不尔者更服之，若更衣者勿服之。"以上所述的"得下""更衣"，是应用承气汤之泻下法"中病"的反应，不可过剂，过用泻下则伤正。《金匮要略》之乌头桂枝汤的方后注是："……令得一升后，初服二合；不知，即服三合；又不知，复加至五合。其知者，如醉状，得吐者为中病。"所述"如醉状，得吐者"，是说服了乌头桂枝汤之后"中病"的"瞑眩"反应。《尚书·说命》："药弗瞑眩，厥疾勿瘳。"服了乌头桂枝汤之后的"瞑眩"反应实际上是方中乌头的中毒现象。古人在长期临床实践的经验教训中观察到，乌头这样的毒性药，只有用到一定的"中毒现象"，才能达到最佳疗效。为了在使用乌头时既能取得良效，又不至于发生中毒事故，古人采取了十分慎重和讲究的用法，这从《金匮要略》中使用乌头的五个方剂可以体现出来，其科学的乌头减毒法可归纳为以下六点：①久煎；②与蜜、甘草、姜同煮；③从小剂量开始逐渐加量；④根据不同体质掌握剂量之大小；⑤饭后服药；⑥适当炮制。

以上所述服了承气汤之后的"中病"反应与服了乌头桂枝汤之后的"瞑眩"反应，需要医生与护理人员各尽其责，即医生明确的医嘱与护理人员密切的观察。仲景书中有关护理的内容，十分丰富，可以总结成一本《仲景护理学》。

十五、经方与预后的关系

一个医生是否高明，不但在于他该治好的病能够治好，而且在于对病入"膏肓"的危重患者能够判断预后。例如：《伤寒论》所述少阴篇之"欲愈""可治""不死""难治""不治""死"。《金匮要略》所述水气病之"水病脉出者，死"；黄疸病之"腹满者难治""腹如水状不治"等，均为判断病情预后之词。若不知其死，焉知其生？不明生死，盲目处方，焉为良医？

预后之测，还有一层意思，就是辨服药之预后。例如，服大青龙汤后，"一服汗者，停后服。若复服，汗多亡阳遂虚，恶风，烦躁，不得眠也"。服五苓散后，"多饮暖水，汗出愈"。服白通加猪胆汁汤后，"脉暴出者死，微续者生"。服小柴胡汤后，"必蒸蒸而振，却发热汗出而解"。上述皆判断服药之预后，非学验俱丰者，难有如此真知灼见。

此外，《伤寒论》第58条曰："凡病，若发汗，若吐，若下，若亡血，亡津液，阴阳自和者，必自愈。"第59条曰："大下之后，复发汗，小便不利者，亡津液故也，勿治之，得小便利，必自愈。"此皆判断病情之预后，非良医莫为。

《医宗必读·卷九·喘》有一个病案，体现了明代医家李中梓判断预后之真知灼见，引录如下："社友孙某某令爱，久咳而喘，凡顺气化痰、清金降火之剂，几于遍尝，绝不取效。一日喘甚烦躁，余视其目则胀出，鼻则鼓煽，脉则浮而且大，肺胀无疑矣。遂以越婢加半夏汤投之，一剂而减，再剂而愈。余曰：今虽愈，未可恃也，当以参术补元，助养金气，使清肃下行。竟因循月许，终不调补，再发而不可救药矣。"此案发人深省，示人以大法及预后于案语之中。潜心读之可知，此案病机必属上盛下虚，本虚标实，故以越婢加半夏汤治标救急，缓则"当以参术补元，助养金气"，以固根本。急则治标，缓则治本，医者皆知，但施治不当，仍然无效。如此案前医治法亦属治标，为何"绝不取效"？关键在治法不当，处方不准，方证不对，故而无效。

十六、经方与时方的关系

这个题目的探讨已超出了仲景书的范围。但是，为了与时俱进，为了明确经方与时方的关系，为了更好地用好经方与时方，这个题目有必要谈一谈。

经方是医圣张仲景之方，时方乃汉代之后至清代诸贤之方。刘渡舟先生晚年发表"古今接轨论"一文，探讨的就是经方（古方）与时方（今方）的关系以及二者如何"接轨"，很值得我们学习。

经方与时方的关系如果比作"母子"，则经方是母（方），时方是子（方）。如果比作"树干与树枝"的话，则经方是树干，时方是树枝。汉代之后至清代的历代中医学家在长期的临床实践中，以经方大法为根本，发挥他们的聪明智慧，创立了自己的经验方，这诸多名医的经验之方，我们称之为"时方"。

上述可知，经方与时方具有密不可分的"血缘关系"。这种关系从一个经方——"黄芪桂枝五物汤"与一个时方——补阳还五汤之联系可体现出来。黄芪桂枝五物汤（黄芪、芍药、桂枝各三两，生姜六两，大枣十二枚），载于《金匮要略·血痹虚劳病》篇，主治血痹，成因是营卫不足，外邪乘虚痹于肌肤血络，而表现"身体不仁，如风痹状"。补阳还五汤（生黄芪四两，归尾二钱，赤芍一钱半，地龙、川芎、桃仁、红花各一钱）载于《医林改错》，主治"元气亏五成"所致的中风"半身不遂，口眼歪斜，语言謇涩，口角流涎，大便干燥，小便频数，遗尿不禁"等。这两方无疑一是经方，一是时方，创制的年代相隔一千多年，有无联系？有何联系？《医宗金鉴·杂病心法要诀》之相关论述说："黄芪（桂枝）五物汤，治因虚召风，中人经络而病半身不遂者。然审其人若舌强难言，神气不清，则是痰火为病，不宜此方。若心清语謇，舌软无力难言者，乃是营卫不足之病，宜用此方。……此方屡试屡效者，其功力专于补外，所以不用人参补内，甘草补中也。"这就清晰地表明吴谦等医家发挥了黄芪桂枝五物汤的临床应用，用之治疗中风"中人经络而病半身不遂者……屡试屡效"，真良善之方也。晚于吴谦时代的王清任创制补阳还五汤，王氏是否师经方（黄芪桂枝五物汤）之大法，是否了解吴氏对黄芪桂枝五物汤的发挥应用，《医林改错》未见表述，故不得而知。王清任著书行文特点是：直述经验，不引经据典。并强调说："余著《医林改错》一书，非治病全书，乃记脏腑之书也。"（见《自序》）"……因前人创著医书，脏腑错误"（《上卷·医林改错脏腑记叙》）。这说明，王氏之"改错"，改的是前人对脏腑认识之错误。综上所述可以得出结论：经方黄芪桂枝五物汤与时方补阳还五汤之制方大法基本相同。这体现了中医学之大经大法的临床指导意义——垂训千古。只要下一番功夫，真正掌握了中医学经典精华，临证可与古圣先贤神灵相通，达到不谋而合之境界。

十七、经方与现代药理研究的关系

近半个世纪以来，随着现代科学的发展，以现代科学手段研究中医中药越来越深入，取得了某些成果。对方药的研究，开始是单味药的研究，逐步提高到复方的研究。复方研究主要是经方，取得了成果，开发了市场。在这方面，日本、韩国走在了我们前头，不可等闲视之，要有危机意识与历史责任感！

广州的陈纪藩教授说："经典名方以其多途径、多环节、多靶点的作用特点和较少的毒副作用，引起高度重视，经方研究热潮正在世界范围内方兴未艾。……中医药走向世界已是大趋势。……随着科技的进步和研究的不断深入，经方必将为人类健康事业做出更大的贡献。"（《经方临床应用》第41页）这是对经方科学内涵的肯定与开发前景的展望。

借助现代科学技术研究经方取得的成果，展示了经方的科学性，显示了中医药学古而不朽、老而不衰的无限生命力。这提高了我们学好经方、用好经方的积极性。

需要明确的是：仅凭借药理研究能不能用好经方呢？我的回答是：不能。药理研究只能作为认识、运用经方的参考，用好经方必须以正确理解原文为主。我曾经得到过教训，走过弯路。那是几十年前在省中医院病房工作期间，有一个从省二院转过来的发烧病人，已经一个多月了，由于低热不退、病因不明转来我院。我当时正热衷于中药的药理研究，就选择具有清热解毒作用的中药组方治之，却低热如故。细心观察患者，舌红嫩少苔，脉细略数。辨证给予甘寒养阴佐以益气方而低热渐退。这让我领悟到中医治病，关键是辨证。再有前面讲述的"初步临床"用经方的成功案例，便转向在经典经方上下功夫，例如：抓紧上班之前在病房凉台上背条文，下班后回家的路上背条文。总之，发扬古人"三上"精神，努力学习中医经典。

十八、经方与西医西药的关系

　　经方乃至整个中医药学，是自古以来中华民族防病治病的主要方法。随着现代医学的崛起，西医西药输入我国，打破了中医"一统天下"的局面。目前，面对中西医并存，中西药并用的现实，如何接受新事物，研究新问题，接受挑战，继续发挥中医药的优势，显示经方新奇的疗效，为中国人民乃至世界人民的健康服务，这是我们作为现代中医医师的神圣职责！公平而论，对于疾病的诊断与治疗，中医与西医各有优势，也各有不足。面对这样的现实，我们要不断地学习，既要像医圣张仲景那样"勤求古训，博采众方"、"精究方术"，吸收古今名医大家及"走方郎中"各家之长，又要吸取现代科学、现代医学优秀成果，为我所用，"扬长避短"，以利于救治病人。有临床经验者都会有这样的体会：西医西药治不了、治不好的疑难杂病与危急重症，我们中医治疗可能会有"山重水复疑无路，柳暗花明又一村"的奇迹！这峰回路转而脱离绝境的"诀窍"是什么？就是中医药学蕴藏的智慧，就是辨证论治，就是方证相对，就是经方的神奇！这样的例子何止一二，何止成千上万！在我编著的《伤寒杂病论研究大成》之"验案精选"一项，收录了古今医家、现代学者及笔者大量的运用经方的案例，请参考。

　　下面我简述 2013 年春节前后在海南诊治的一个发热案例。患者 61 岁，是一位老干部，发热数天，邀中医会诊，我看到病人，诊脉望舌，询问病情，患者已经用过几天西药治疗，体温38℃上下，肌肤微热，扪之湿润，微微咳嗽，咽干隐痛，咽部紫红，脉滑略弦，舌黯红苔少微黄。辨证论治如下：病因外感，加之公务繁忙不得休养，外邪犯咽影响及肺，化热伤阴，蕴热不解。治当清热透邪，宣肺利咽，佐以养阴。处方以麻杏甘石汤加味：麻黄 10g，生石膏 30g，炒杏仁 10g，生甘草 10g，金银花 10g（后下），连翘 15g，玄参 10g，麦冬 10g。一剂，水煎后当日下午始分 3 次温服（服药约间隔 3 小时），汗出热退止后服。在我会诊之后，西医专家组也进行了会诊。第二天大年初一的上午二诊：患者说昨天服药两次，夜间出了很多汗，发烧已经退了，今晨体温 36℃多点，稍感咽部不适，有些疲乏。保健医介绍说，昨天西医会诊为了尽快退热，用了点激素等治疗。我听了上述情况，既松了一口气，又有些担心。担心的是中药+激素，出汗太多，伤了正气阴液，恐怕体温再升高。处方：银翘散以清解残余热毒，佐甘寒益气养阴以扶正。庆幸的是，初二上午三诊时说，体温昨晚略有上升，37℃上下，今晨 36℃多，守二诊方略作加减，数日病趋恢复，因其舌红少苔，咽部不适，望之咽部发红充血，有慢性咽炎病史，故最后以麦门冬汤收功。这个病人的治疗经过有何经验教训呢？经验是：中西药并治，效果好，退热快。教训是：本来中医清透之方就有发汗作用，再用激素发汗退热，使之大汗伤阴，如此中西医缺乏沟通，应引以为戒。再联系前面讲过的那个发热 50 多天以白虎汤加味治愈的案例可以说明，中医治外感热病具有一定的优势及特色。激素退热要慎用，必要时应用要适当配合西药。激素与中医中药如何配合应用，这是需要深入研究的课题。

结语

本文乃根据笔者几十年的经典研究与临床经验，全面探讨了用好经方涉及的方方面面，这诸多方面可总结、归纳为十八大关系，也就是十八点须知，即须知经方与《黄帝内经》《难经》、与《本经》、与原文、与治法、与辨病、与辨证、与主症、与剂量、与剂型、与炮制、与煎法、与服法、与禁忌、与护理、与预后、与时方、与现代药理以及与西医西药 18 大关系。这 18 大关系，体现了医生研究经典的功夫与临床运用经方的水平，有的方面，如煎法、服法、禁忌等，需要护理人员的密切配合，最后三个方面需要有学贯古今的学识和与时俱进的意识。

总而言之，仲景书之方，不论小方、中方、大方，均配伍严谨，各有法度。"药有个性之特长，方有合群之妙用"。药物经过有法度的配伍后，则不止是各个单味药的作用，也不止是各药作用简单的相加之和，而是"许多力量融合为一个总的力量而产生的新力量"（马克思语）。而经方的"精"就在于此。正因为经方是古圣先贤智慧的结晶，我们才有必要下一番功夫研究它，融会贯通之，学以致用，提高疗效，以服务大众。

《本草纲目》纲要

《本草纲目》是明代李时珍历经 30 多年编著的鸿篇巨制（约 190 万字），影响深远，享誉海内外。笔者主编的《仲景方药古今应用》之"单方治验"引录《本草纲目》的内容较多。《本草纲目》共五十二卷，其内容大致可归纳为：第一至第二卷为引录及解析历代医家有关本草内容。第三至第四卷简要讲述了内、妇、儿、外、五官等各科病证之主治用药。第五至五十二卷则是分门别类地详细论述了各部药物（每一味药物分别为释名、集解、正误、修治、气味、主治、发明、附方、附录。以上九项内容并非所有药物全都具备），共分为 17 部，列举如下：

1. 水部（第五卷），如井泉水、热汤、浆水。
2. 火部（第六卷），如艾火。
3. 土部（第七卷），如黄土、煅灶灰。
4. 金石部（第八卷），如铅丹、云母。

5. 石部（第九至十一卷），如丹砂、石膏、代赭石、戎盐。

6. 草部（第十二至二十一卷），如甘草、黄芪、人参。

7. 谷部（第二十二至二十五卷），如小麦、粳、大豆黄卷。

8. 菜部（第二十六至二十八卷），如葱、生姜。

9. 果部（第二十九至三十三卷），如枣、蜀椒、吴茱萸。

10. 木部（第三十四至三十七卷），如楂、厚朴、山茱萸。

11. 服器部（第三十八卷），如裤裆、锅盖、鱼网。

12. 虫部（第三十九至四十二卷），如水蛭、蛴螬、衣鱼。

13. 鳞部（第四十三、四十四卷），如鲤鱼、乌蛇。

14. 介部（第四十五、四十六卷），如牡蛎、文蛤。

15. 禽部（第四十七至四十九卷），如鸡、孔雀。

16. 兽部（第五十、五十一卷），如牛、虎。

17. 人部（第五十二卷），如乱发、人尿。

上述 17 部中，草部最多，占了 9 卷，其他依次是木、谷、石、虫部等，这与《本经》所列五部相近。不同的是，《本草纲目》之药物的种类大大增加了，由 365 种增加至 1892 种（其中有 374 种是李时珍新增的），还有药方一万多个，插图一千多幅。《本草纲目》不但是中药学的杰作，而且涉及矿物学、化学、动植物学等。其内容之丰富、学术价值之博大，空前绝后矣！堪称做学问之楷模。

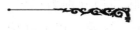 古都今朝名家读经典
用经方特色之思考

笔者退休后应海南省中医院之特聘，每年冬季及前后去该院工作。于 2016 年 11 月中旬，我承蒙海南省中医院的支持，借海南省中医药学会年会之机，主办了《仲景方药古今应用》（第 2 版）研修班。该班邀请全国六七名专家教授讲座，其中傅延龄

教授为受邀者之一。他在班上赠我《北京中医名家巡讲实录》一书。这是由"北京市中医药人才 125 计划"2014 年开办的"经典与临床"系列讲座之录音整理而成的，人民卫生出版社 2015 年出版。得到该书，我抓紧时间拜读，书中 11 位教授 12 篇论文之"学经典，做临床"的精辟讲座吸引了我，读之津津有味，如饥似渴，他们精深的经典功夫、丰富的临床经验、独特的中医疗效，让我这个具有几十年经典与临床之研究经历者收益良多。我通读了一遍后，又认真地拜读了第二遍。现将读书心得、收获要点、思考结果加以整理，与同道分享名家成果，共图中医事业的传承与发展。简述如下：

一、王琦教授论《经方之道与启悟》

愚早年即结识王琦教授，他研究成果颇多，令人敬重。王教授教过 20 年的《伤寒论》，他认为学好《伤寒论》的重点是在经方的应用上。他认为学习《伤寒论》应"抓住经方研究的三个纲"。第一纲就是抓住《伤寒论》的原著原貌。以案例说明应"多照着《伤寒论》原著读，照着原著讲，照着原著用"之重要性。第二个纲是强调应重视《伤寒论》中的经方辨证。第三个纲是要抓住经方的法度。《伤寒论》之所以被称为"群方之宗，众法之祖"，就是因为它有法度，并以案例说明之。

王琦教授以上讲的三个纲只是"开头的话"，下面结合案例讲了六个问题：

"首先，我们要掌握经方，就是掌握它的道，也就是它的顶层的、规律性的、有指导意义的思想或者概念"。这段话有一个关键字"道"，愚有相同见识，在我编著的《伤寒杂病论研究大成·绪论》之最后，谈到应领悟医圣的思想境界。其中讲了这样一段话："从学术层面上来说，《伤寒杂病论》思想境界的高深，就在于术与道的结合，在于术以载道的完美境界，何谓'术'？何谓'道'？术者，知识也。道者，规律也……"仲景书之完美、之高深，就在于医圣将中医学之理、法、方、药融会贯通了。仅从方剂而论，借用朱丹溪的话说："仲景诸方，实为万世医门之规矩准绳也"。

"第二个大的方面是返本之道"。这个话题，王琦教授讲了四个观点：一是"伤寒不独为'寒'论"；二是"提纲非'纲'论"；三是"六经非'经'论"；四是"无分'经'、'腑'论"。这四论确有见地，令人深思而觉悟。

"第三点是重视辨体"，王教授根据《黄帝内经》、仲景书关于体质的论述，经过深入的理论与临床研究，创新了体质学说，其成果被业界广泛重视。王教授通过研究仲景书关于体质方面的记载，从而总结认为："体质的差异这一内因决定了发病与否。……决定了发病性质。……决定了发病部位。同样的，体质也可以决定疾病的传变与否，传变的趋向和性质以及疾病的预后。……张仲景也非常重视针对不同体质的患者采取不同的治疗方法。"总之，良医看病，首先要看人，看人的体质，重视体质在发病、治疗、转归及预后等诸多方面的决定作用。如此重视体质，就是重视治病求本、重视整体观的体现。这也是中医学的优势与特色的体现，切切不可忽视。

"第四是据证用方"。也就是按照仲景书原文记载来运用经方，并善于"抓住经方的主症"。如此用方的结果，林亿等《金匮要略方论·序》说："尝以对方证对者，施之于人，其效若神"。

"第五个就是审机用方，要做到圆机活法"。王教授举了几个例子：第一个是一名"三叉神经痛……患者舌光如镜，头痛欲死，我就给他开了两味药，芍药30g，生甘草10g，吃完了以后就不痛了。"第二个患者"哮喘很厉害，小女孩舌光如镜，开芍药甘草汤，患者服药后六个小时左右，结果喘真的就慢慢的平

224

缓了。"第三个患者也是"一个小孩子，几乎是每天夜里都送到
医院来看急诊，就是肚子疼，而且疼得要命，我判断就是肠痉
挛，开的芍药、甘草两味药，之后那个病人肚子就不疼了。"这
三个患者病不同，病机相同，都是经脉的拘急痉挛，所以治法一
样，都用芍药甘草汤解决了，这就是异病同治的道理。其实，还
有许多疾病以芍药甘草汤取得良效。这证明了经方的魅力，也证
明了异病同治之大经大法在临床上普遍的指导意义。

"第六是要注意变化用方"。此乃根据经方合方之法，以及
刘渡舟先生"古（经方）今（时方）接轨论"的启发，重视经
方与经方，经方与时方的合用，如此巧妙结合，以切合病机，救
治复杂之病证，并以案例佐证。

总之，以上王琦教授讲述的学用经方之"三纲"与六个要
点，源自临床，指导实践，令人觉悟，提高水平。

二、仝小林教授论"理法方药量，重剂起沉疴"

愚与仝小林教授曾经相见，那是在 2010 年，当时我应李赛
美教授之邀，赴海南在"国家中医药管理局主办的第九期全国
经方高级研修班"上讲学。在班上首先讲学的是仝教授，他以
大量重剂治病之经验，令我耳目一新。这次再读该文，更加引发
了思考。

仝教授该文一个突出的特点，就是在人们熟知"理、法、
方、药"之后加上一个字，就是"量"。这就联想到名医学者
常感叹的一句话"中医不传之秘在于剂量"。就是在这个药量
上，在"重剂起沉疴"方面，显示了仝教授的胆识与宝贵的
经验。

仝教授通过参阅上海中医药大学柯雪帆教授、中国中医科学
院范吉平教授、北京中医药大学傅延龄教授等考证结果：认定汉

代之东汉的"一两等于13.8g"（需要说明，上述柯教授考证结果，"《伤寒论》中的一两是15.625g"。请注意：13.8g与15.625g有一点差别，为何？傅教授从事的文献研究"课题"得出的结论是：15.625g是西汉的剂量；13.8g是东汉的剂量。张仲景是东汉人，当然以"一两等于13.8g"的考证结果为合乎历史）。仝教授的可贵之处，在于将考证结果用于实践。下面是他以"重剂起沉疴"的例子。

1. **重用生地治疗药物性皮疹** 即辨证以凉血疏风为主的方子中重用生地黄60g，4剂而疹退

2. **重用清营汤治疗药疹伴高热** 其方中"生地黄120g，赤芍60g……1剂水煎3次，浓缩取汁300ml，频频饮服"。因为这是一个尿毒症晚期几乎无尿者，故如上煎法与服法。服药1剂后，体温恢复正常。还有，仝教授回忆他读博士期间在周仲瑛老师指导下，对1400例流行性出血热的救治，"对一些比较危重的病人，我所用最大剂量一天生地是500g，石膏是600g"，如此重剂，使危重病人转危为安。仝教授还深入探讨了流行性出血热与《伤寒论》之伤寒病发病规律相互关联的认识及其汤证运用经验。仝教授这种勇于探索，敢于实践的精神，令人敬重。

3. **重用黄芪治疗糖尿病合并面部肌肉塌陷** 辨证以补中益气汤为主方，重用黄芪80g，治疗4个月，病情明显改善。

4. **补阳还五汤与安宫牛黄丸交替应用治中风重症** 仝教授认为"黄芪这个药对于补经络之气是很好的……我们在治疗中风重症的时候，只要把脏腑热一清，马上开始大剂量的补阳还五汤，起步时黄芪用到120g，然后增加到240g，这个是非常非常有效的，而且后遗症可能就几乎没有或者很少"。仝教授通过两个案例说明：补阳还五汤用大剂量是在"早期的时候，这个时候是非常之关键"。对于"脏腑有热，就用安宫牛黄丸清脏腑热"，一旦脏腑热清了之后，就用"大剂量的补阳还五汤"。如

此用法，对于中风"脑梗"，或其他病变导致"突然偏瘫"，都有疗效，或收到奇效。仝教授上述先泄（通腑清热）后补的宝贵经验，拓宽了补阳还五汤的灵活应用，很值得学习。

5. 重用莪术治疗胃癌术后刀口瘢痕硬结　处方：莪术 30～60g，三七 30g，酒军 6g，黄连 30g，生薏米 120g，干蟾皮 9g，刺猬皮 30g，生姜 5 片。同时服六味地黄丸。服药 5 个月，腹部板硬状完全开化，已柔软，其他症状亦改善。这个方子不仅量大，配伍也很有特点，故取得特效。

6. 重用苓桂术甘汤治疗梅尼埃病　处方：茯苓 120g，肉桂 30g，生白术 120g，泽泻 60g，人参 30g，制附子 30g，炙甘草 15g。服 3 剂明显改善，14 剂以后基本缓解。如此重剂，非有胆有识者莫为。

其他，仝教授还讲了如下案例：①大柴胡汤加减治疗急性化脓性扁桃体炎，重用柴胡 50g。愚曾重用小柴胡汤（柴胡 120g）治疗一例发热 2 个月原因不明的患者，取得热退身和之良效。②桃仁承气汤加味治疗甘露醇诱发急性肾衰竭。③大黄附子汤合抵当汤加减治疗糖尿病肾病。④重用黄连温胆汤合酸枣仁汤治疗糖尿病合并失眠，重用酸枣仁 120g。⑤重用法半夏 50g 加虫类药等治疗颅内肿瘤所致呕吐。⑥重用夏枯草（60～90g）、雷公藤（30g）为主治疗甲状腺突眼。还有几个案例，都取得异乎寻常之疗效。这都体现了"重剂起沉疴"之要义。

仝教授强调说，在精通理法方药的基础上，"还得加上一个字——量。没有量，就没有质；没有量，就没有效"。他还说："重剂不是适应于所有的病证，而是有其相应的范围……我称之为用量策略。"仝教授也重视"丸散膏丹"等小剂量的研究和应用。

总之，正如仝教授所说：治病之要，应该"因病施量，因证施量，因方施量，因药施量"。以中病为宜，太过与不及，皆非中庸之道。

上述全教授重剂治疗经验给临床医师的重要提示是：在辨证论治，理法方药正确的前提下，若处方一般剂量疗效不好，可酌情适当增加用量，可望增效。

如果读者要问，如何破解"中医不传之秘在于剂量"之秘密呢？愚曾经撰写"古今处方遣药剂量研究"一文，发表在《国医论坛》1994年第4期。结论是：欲破解其谜底，就得从仲景书、从经方中求之。

三、张炳厚教授论"中药不传之秘在于用量"

张炳厚教授该文，文理朴实，经验宝贵，他长达半个世纪的临床经验凝聚的真知灼见吸引着我，叫愚神往，令愚沉思，使愚兴奋！真真切切从中学到了本事，学到了实实在在处方用药的本事。他出版过《神医怪杰张炳厚》，人称"医林怪杰"。他的"神"与"怪"，体现在真功夫之上。如此好文章，怎能不读呢？

读张教授该文，让我收获最大最多的是活用经方、善用专药及经验方之智慧。我们中医治病始于药，故先谈用药，再谈经方，最后谈经验方。

1. 善用专药之摘要 张教授提出：中药用量之大与小，关键是把握一个字："度"。这个度的把握，即以中病为宜，过大则伤正，过小则无功。把握不准，就先用小量逐步增加，病"……不去倍之，不去十之，取去为度"。这是神农氏经验。仲景继承之，如乌头桂枝汤方后曰："……令得一升后，初服二合；不知，即服三合；又不知复加之五合。其知者，如醉状，得吐者为中病。"当然，有经验者，对危重病人，不可过于谨慎。总之，应有胆有识，胆大心细，方可成就良医。中药用量如何因人、因地、因时、因病制宜，请看张教授用药之法度、之巧妙。

他指出：

（1）我是国家中管局肾病科带头人，治肾病肿甚者，"君药熟地我会用到 30 ~ 40g，茯苓用到 80 ~ 120g"。对于重病患者，"方子大，药就比较乱，就没有药味少，药量大的效果好"。这种经验之谈正是经方"药精力宏"的精髓。这也如良将冲锋陷阵之勇，一刀见血，直中要害。

（2）"治主病治主症用量必须大，因为那是病的主要矛盾……"但有的症状特别突出，虽然不是主病主症，也应重点用药解决之。"比如说治肾病的时候失眠比较明显，就加炒枣仁 60g，出现阴囊潮湿的，用海金沙 30g，比如肩背疼，就重用片姜黄 30g、40g……"

（3）"李东垣的最大贡献不在于补脾胃，而在于升阳，这是他的一大发明。……补中益气汤、补脾胃泻阴火升阳汤、升阳益胃汤等。有时候用柴胡、升麻还不够，他还用防风、羌活、独活这些风药往上升，这是他的一大发现。"

（4）"我是爱用虫蚁药的，但是虫蚁药都有小毒，用量还是要小的……虫蚁药能搜风剔骨通络，会飞的入气分，地上爬的入血分。虫蚁药叫血肉有情之品，是中医的一大特色，这些药就显得特别重要"。在此愚插一句，对久瘀之病症，将草药活血药与虫蚁药逐瘀通络合用，是经方一大特点。代表方如大黄蟅虫丸、鳖甲煎丸。张教授接着说："一般我治头痛多用全蝎、蜈蚣……各三条"，虫蚁药多数有毒，但"乌梢蛇、龟板、鳖甲这些都是没有毒的。这里要提出一点，白花蛇特别好用，治疼痛优于别的药""大家都知道，三叉神经痛、带状疱疹遗留神经痛比较难治……有时候 7 剂药我至少用两条小白花蛇……多的时候我用四条……"多能起到较好止痛疗效。

（5）"我治阳痿早泄用海狗肾、小海马、蛤蚧这些药"。

（6）"露蜂房散结的效果特别好，我治妇科的乳腺炎、乳腺增生基本都要用它……用消瘰丸加上猫爪草、三棱、莪术，再加上炒山甲（'入肝经……通行十二经……载诸药入病所'）"。

（7）治胃火、治痤疮，用三黄（芩、连、柏）、石膏合上"藤和皮的药。上面有病……加花，如金银花、绿梅花、玫瑰花等，下面的就加根，如芦根、茅根、茜草根等"。另外，口腔溃疡属于火热所致的，以三黄、石膏为主药。还要辨溃疡病理，舌尖上是心火旺，加连翘、竹叶；下热加滑石；面腮上多是胃火旺，可以清胃散为主方。

（8）附子、乌头辛热有毒，"制它的辛和毒用甘草和生姜，制它的热用熟地和知母"。附子"通经十二经，壮阳还阳，它不治痹证，治痹证的是川乌、草乌"。故治痹证可"把附子少用一些，把川乌、草乌多用"。用附子、乌头"必须要久煎"以解其毒。

下面谈张炳厚教授如何活用经方，也谈及专药。

2. 活用经方之摘要

（1）小青龙汤、麻杏石甘汤：张教授说："我用小青龙汤治咳喘的时候，辛温解表一般就用 10g，治喘的时候用炙麻黄量大，我可以用到 20g、25g、30g。"治疗一个喘病患者"把 10g 麻黄加到了 30g，吃了之后效果非常好"。还有，"用小青龙汤不管是治咳还是治喘，我必须得加杏仁 20g 以上，杏仁是降肺气止咳平喘很好的药。"根据刘渡舟老师给我讲的经验，用小青龙汤"治喘必须加上人参、蛤蚧、沉香、煅磁石，特别是老病必须得加。""蛤蚧和磁石都是纳肺气的……人参当然是补肺气的，沉香往下降肺气。"如此对肺肾两虚的咳喘患者，一降二纳三补，着重扶正固肾，而小青龙汤以祛邪（寒饮）治肺为主。如此标本肺肾两者兼顾，恰合久病咳喘病机，疗效自然会好。如果小青龙汤证化热者，加石膏，这就是经方小青龙加石膏汤法。

（2）麻杏甘石汤："黄痰有热的用麻杏甘石汤"，刘渡舟老师"教的我用麻杏甘石汤，麻黄和石膏的比例是 1∶3~5"。"我用麻杏甘石汤治疗寒包火，热性咳喘，就如老师说的，从来没有出过什么事故，截至现在，黄痰的热喘我用麻黄也是照样 20g、25g、30g，石膏我顶多增加至 40g，再没增加过"。如此用量比例，倒像经方越婢加半夏汤之麻黄（六两）与石膏（半斤）的比例。

（3）炙甘草汤：这个方子特别好用，用之要抓住其主要病机，治疗的主要病症及方药用量用法。①病机：气阴两虚，"这个方子是大补气阴气液的"。②主症：心慌、惊悸、心烦，"在心慌的同时如果感到胃的地方心空的就是气虚。如果感到心烦就是阴虚，阴虚有火才会烦"。心慌、心烦包括了西医学说的房早、室早、房颤。"我这几年老犯房颤……自己开的炙甘草汤……我在老家有一个小学同学，他是慢性心房纤颤……他吃了有一年多，慢性房颤就消失了。治心悸，屡有效验。"③甘草的用量用法："我用这个方子，炙甘草至少用到一两，现在有的时候用到 40g"。我重用甘草"一是心悸，二是哮喘（补气）"；三是"胃疼不胀（十二指肠部溃疡）"；四是"痰多……治痰，效果还是很好的"。关于是生用还是炙用，如果心气虚又有火，"我就生炙甘草并用各 15~20g"。一般"煎 40 分钟……煎到 20 分钟的时候，要加上一两二锅头酒"。此外，据说"甘草有激素样作用"。愚几十年临床也常用炙甘草汤，与张教授经验类同。愚临床观察方中加不加酒不一样，不加酒若尊重原方重用生地黄 50g，则有的患者大便次数增多，加酒后如此反应可减轻，这可能是古人所谓，"地黄得酒良"含义之一，据《唐本草》云"唯米酒入药用"。原文说的炙甘草汤"九味，以清酒七升，水八升"之清酒是"米酒呈琥珀色"者。经方中还有一种米酒称之为"白酒"。张教授用的"二锅头酒"是高粱酒，与米酒类似，故可以代米酒。还必须说明，当今没有米酒了，我常用纯米酿的

"黄酒"（每剂药加入约 100ml，与水同煮药）代之。

（4）黄芪建中汤："我重点讲黄芪……补气我用黄芪比较多。黄芪的用量比较大。比如，我治疗冠心病心绞痛、风湿病、肾功能不全，我用量都比较大，都用 30g 以上。补阳还五汤，黄芪的量甚至用到 120~150g。我认为黄芪除了补中益气升阳之外，还有一个通阳的作用。"用于补中益气升阳时用炙黄芪。"除此之外，都用生黄芪"。举例：①治一个十八九岁"眼睑下垂……眼睛根本睁不开的患者，我用补中益气汤重用黄芪 100g。吃了三天回来了，眼睛也睁开了，很高兴，于是增加到 120g，越来越好，好的话可以将黄芪减量，但不少于 60g，后来全好了。②我自己"眼总充血"，眼科说是"眼睛油脂管堵塞"。给我"金银花之类的清解药，还有龙胆泻肝汤，但是我都没吃，我认为自己肯定是中气不足……我就用补中益气汤，黄芪用的 100g，我开了 7 付，只吃了 4 付，直到现在眼睛都不红了。"③"我治一个颈椎病引起的颈部拘紧发凉，我用附子用到 30g 煎 40 分钟，也不管事，后来我就重用黄芪 150g……拘紧发凉都好了"。总之，黄芪是一味甘温补气助阳通阳之良药，用之之妙在于，该用大量时必须重用 60~120g，始建奇功。愚根据"治未病"的思想，以治疗中风（脑梗死）初期的良方——补阳还五汤，用于高血压中晚期气虚血瘀为主者，常能收到降低血压，缓解症状之良效。其中主药黄芪用 60g。

张炳厚教授既善用专药、经方，又善用经验方。

3. 经验良方之摘要

（1）三石汤：张教授说："我用三石汤治疗发烧效果特别好。我是 2003 年北京和国家防治'非典'的专家"。根据辨证论治"个体化治疗"的原则，当时"有一个发高烧的病人，是一个大学生，烧得厉害，体温经常 41℃ 以上，他还不相信中药，我得给他做工作，一开始吃药的时候效果不好，我就让他每隔

20分钟吃40ml，药就一直那么煎着"。两三天后"体温就正常了。关键就是让患者频服"。我治发烧用三石汤。现在它的运用范围越来越大，他应该是治营分和卫分同病方。我现在对内伤的，如果手术后高烧不退的也用这个方子作为主方，是气虚的加人参，是阴虚的就加鳖甲，（生鳖甲清热补津液，制鳖甲偏于潜降）。"三石汤的方子以石膏、寒水石、飞滑石这三个药为主，所以叫三石汤，（"一定要加上知母"有白虎汤之义），还有金银花、竹茹、杏仁、通草、金汁"。金汁是温病学家专用药，现在很难找了。"我就经常用童便，童便最好用有血缘关系的亲人孩子的，如中年、老年人有病就用儿子、孙子的。此外，童便"对于跌打损伤挫伤也特别好用"。

（2）"三两三"方：我"有一个叫苏向阳的老师，他是天津第一名中医，后来来中医院了……他有几个'三两三'。三两就是三个药都是一两，还有一个三钱，还有三分。他有很多用三两三的药，比如说'疼痛三两三'，就是当归一两，川芎一两，金银花一两，炒山甲三钱，还有三七面三分"。我的一个高中同学的"孩子胳膊疼，特别是手脖子疼，发凉，治都治不好，他就让我开方子，我就开了'疼痛三两三'，加桑枝、细辛、羌活，吃了一次之后就全好了。那个方子除了'疼痛三两三'的作用，主要还是细辛用了25g"。我对细辛用量大有下列多种病症：①治关节疼，特别善治上肢疼痛；②治腰腿疼，我用细辛配上熟地，这样熟地不滋腻，细辛不发散；③治眉棱骨疼痛特别有效，我用过多例都非常有效。以上三者都是细辛用到15g以上。文献记载细辛"味辛而厚，气温而烈"，很难使用。但"我用细辛这么多年，没见过用细辛出过什么事的"。愚对细辛也有研究，曾写过"细辛用量考究"一文（详见我的《伤寒杂病论研究大成·上部》第40条之后）。研究结果，"细辛不过钱"应有三个先决条件：一是单味用；二是用细末；三是使用其根部。若用复方、煎剂、全草，则完全不必拘泥"细辛不过钱"之古说。

（3）二仁安寐丸：治"失眠我用一个二仁安寐丸：炒枣仁、柏子仁、珍珠母、紫贝齿，这是共性的基础方，只要是失眠都可以治。但是失眠的原因不一样，有的心脾两虚，有的心肾不交，有的肝胆湿热，有的气滞血瘀，有的气虚，都不一样，就需要再辨证，在辨证的基础上再加上那些治个性的药。通过辨证，个性的药是主要的，基础方不是主要的……不管是哪一类的失眠，枣仁都是君药的一个"。张教授所谓"个性"是主要的，强调的是治病求本；所谓枣仁是"君药的一个"，是指在治病求本主方主药为君的同时，用酸枣仁的量要达到60g。张教授还强调："我治失眠不是早晨吃药，是下午两点以后吃一次药，晚上睡前半个小时吃一次药……晚上吃药就加一个鸡蛋黄，不要鸡蛋清，打进去，用筷子搅一搅，用药的热力把它冲熟。"

张教授总结了"看病辨证学术思想有五大特点：第一，症状要确切全面。第二，要围绕主症进行辨证。……第三，在病程的发展中进行辨证。……第四，个别症状往往是辨证的关键。……第五，既要辨病，又要辨证。……"这五点是经验之谈，是将临床经验升华为辨证要点。愚也临证几十年，十分赞赏张教授这五点总结。

以上把张炳厚教授两万多字的文章之用专药、用经方、用经验方三个方面的宝贵经验做了重点摘要，并加点愚的思考，如有不妥，请张老赐教。

四、傅延龄教授谈"泻心汤类方在胃肠道内科的应用"与"以桂枝汤的应用谈临床处方用量控制"

愚与傅延龄教授相识相知已20多年，我们之间的交往与合作成果详见《仲景方药古今应用》第1版与第2版相关内容与《仲景医学全书》。这次学习了傅教授该书两文，他那细腻的讲座艺术，他用经方治疗胃肠病的经验，对桂枝汤功用的深刻解析，特别是对"经方用量控制"考究成果，令我受益良多，更使我对傅教授心生敬意。下面，简述傅教授的经验与成果。

1. 泻心汤方证论治摘要

（1）泻心汤主症解析：愚十分敬重的治伤寒大家，傅教授的导师刘渡舟先生强调用经方要善于"抓主症"。泻心汤的主症为何？就是"心下痞"。伤寒论曰："但满而不痛者，此为痞"（149）。傅教授说："心下痞就是心下满，心下满一般是不痛的。"心下痞的主要病机是脾胃升降失常，无形之气壅滞于心下而成。而"在脾胃升降失常的情况下，胃肠道里面很容易继发产生水饮、食滞……所以心下痞，甚者既痞又硬，按之痛，用现在生理病理学来解释：这是胃黏膜的病变，胃壁神经反应异常、胃壁肌肉肌力异常（减弱或增强）以及胃内容物排空异常（如幽门炎性病变等）。此外，肝胆胰腺的病变也可间接导致心下痞"。刘老治愈的一个患者，就是心下痞满，且"心下有水气"（感觉胃里面停着水，晃晃荡荡的，不想喝水），闻到胃里有水声。老先生用的是"茯苓甘草汤，重用生姜，用的生姜自然汁……把一小碗生姜自然汁兑入煮好的汤药里，一起喝下去……症状随之就消失了"。这就是活用经方的神奇。

（2）"三泻心汤"病机解析：三泻心汤即半夏泻心汤、生姜泻心汤、甘草泻心汤。这三方的结构是三组药。一组是辛温药，即半夏、干姜、生姜；一组是苦寒的，即黄芩、黄连；一组是甘补药，即人参、甘草、大枣。根据以方测证的原则，三泻心汤的基本病机是三点：寒气、热气、脾虚。其中寒与热二气相杂，就形成了"寒热错杂痞"。这种痞的确诊，不仅看心下痞的局部特征，而且要看舌脉与全身既寒又热的特征。如此典型的寒热错杂痞，就是半夏泻心汤证；"寒气稍多一些"，或夹有水气，那就是生姜泻心汤证，即半夏泻心汤之干姜由三两减为一两，再加上生姜四两；脾虚偏重一些，就是甘草泻心汤证，即半夏泻心汤重用炙甘草（增加一两）为四两。如此随症变通用药剂量及适当加减药味，乃示人以大法。此外。还有大黄黄连泻心汤证，乃是热邪壅聚所致"心下痞"；附子泻心汤证之"心下痞"，乃是内实热而外虚寒证候。还有后世的连理汤证，即理中汤加点黄连，乃是中焦虚寒而微有热象之候。

（3）半夏泻心汤类方在临床上的发挥应用：傅教授说："半夏泻心汤类方主治心下痞……我认识到，这类方子可以作为全消化道疾病的一个方子，只要是属于寒热错杂，从口腔一直到肛门的病症都可以治。……对于口腔、肝胆、食管、胃、小肠、大肠、肛门的疾病都可以治疗。"这里边有个要点，即认清经典方证之本义，抓准病机，善于变通，扩展应用。以经方治新病，即西医诊断之病，这是一个善用经方者应具有的意识。傅教授说："我常用甘草泻心汤加减化裁，治疗口腔溃疡，口腔扁平苔藓，牙龈炎等，效果都不错。"关于傅教授以泻心汤类方治疗的病例，请看原书。

傅教授对自己的评价很值得同道重视，他说："我处方用药似乎有一点点'洁癖'，这是我给自己的评价。常常我开了一个处方，我会感到如果再往里面多加一味药物都不妥当，都是多余的。所以在大多数情况下，我开的处方，药味都比较少。"了解经方者都知道，经方的特点就是三个字"少而精"。经方之主方（祖方）的随症加减，是不加减则已，加减则必须，多一味不行，少一味不可，这就是经方的高明、精妙之处。傅教授的"洁癖"，正证明他学习、研究、运用经方有了一定的功夫，达到了一定的境界。现在有些医者用经方，名曰某某经方加减，结果本来几味药的方子，增加到了十几味，甚至几十味！如此失去经方本义及加减之法，怎能起到经方大法之疗效呢？目前，人们开的方子有药味增多、剂量增大之势，如此趋势，有一定的盲目性，多是疗效不理想，这很值得反思，认真学习学习傅教授的"洁癖"，就会觉悟。愚反思自己，临床上辨证不太明确，有点盲目开方用药时，往往疗效不好；一旦辨证准确，抓住主症特点与某个经方之方证相对应，用上经方，必要时略有增减，把握"少而精"的法则，多能取得良效。

以下是傅教授第二篇论文之摘要，一分为二，即分为两个方面承接上文。

2. 应用桂枝汤经验摘要　傅延龄师承刘渡舟先生，他此文首先谈了刘渡舟老师的一个医案。这是一位年轻女性患者，主诉"全身的肌肉、关节疼痛"，久治不愈，刘老看过舌脉以后，开了一个方子……仅仅六味药，吃药一周，疼痛大减，吃完两周疼痛消失。是何方药？桂枝新加汤也。这就是经方"少而精"的神奇，就是"方证相对"的疗效。

傅教授认为："桂枝汤主要有四个方面作用。第一，它能解肌祛风。……第二，它能调和营卫。……第三，它能补益脾胃。……第四个方面的作用就是益阴和阳。"

傅教授归纳了"张仲景书中桂枝汤的六个适应证：首先是"太阳中风"。第二，"太阳伤寒……如果吃了麻黄汤，出汗了，但病没有好，表证仍在……这个时候应该用桂枝汤"。第三，"太阳病兼里虚。……把太阳病兼里虚的内容再展开以下……张仲景有两个方子很适合虚人感受外邪的表证，一个是桂枝汤，一个是小柴胡汤。小柴胡汤适用于治疗虚人感邪之偏于热者……桂枝汤……适合治疗偏于寒的病证"。第四，"阳明病兼表虚证"，即阳明壅实不甚者又同时患有太阳表虚证，应先治表后治里。当然，如此表里同病者，可表里兼治。第五，"杂病自汗"。第六，

"妊娠恶阻"。傅延龄教授总结说，"这六个方面的适应证都有一个基本的特点，这就是都有正气虚弱的病机。

如上所述，傅延龄教授的研究结果是："发现桂枝汤证有一个突出的特点——虚"，并以古人《南阳活人书》与民国年间经方大家曹颖甫（《经方实验录》）、当今名医郭子光、聂惠民等相关论述为佐证。傅教授并说："桂枝汤一方面能祛邪，一方面能扶正。所以在人们对桂枝汤进行加减时，也是顺着这两方面"，或加"祛邪"药，或加"补虚"药。愚基本赞同傅教授的见解，但愚也有自己倾向性见解，愚写过一篇短文"桂枝汤以'调'为主论"。愚认为桂枝汤具有调和营卫、调补气血、调理脏腑，是一个以调为主，以补为辅的方子。"调"的目的是达到"和"的结果，所以古人有的将桂枝汤归在"和剂"。

傅教授临床上用桂枝汤，不仅用于成年人，并且用于小儿。他说："我经常用桂枝汤治疗儿科疾病，效果很好。"儿科常见病有两类：一类是消化系统疾病；一类是呼吸系统疾病。这两类"都爱用桂枝汤"。他指出桂枝汤有两大优点：一是药味简单，且五味多是药食同源之品；二是方药之味道好，是一碗酸甜微辛的可口'饮料'，孩子们容易接受。上海的"小儿王"董廷瑶先生"治疗儿科疾病就喜欢用桂枝汤"。傅教授举了一个治例：五岁男孩，长期以来不断咳嗽，常因上呼吸道感染而加重，察其"面白不华，舌苔白，脉小数"（愚临床观察，小儿脉象都比较"数"，这是生理特点）。诊断是"脾胃虚弱，营卫虚弱，外感风邪"。患儿吃了3剂桂枝汤，不仅咳嗽好了，身体状况改善，饭量增加。傅教授指出："桂枝汤只适合治疗肺脾虚寒性质的呼吸道疾病……小孩一脸寒气……多是由饮食生冷得来的……治疗……用清热解毒的药物，或者用抗生素，要知道抗生素多数也是寒凉的"。如此病因病机，桂枝汤既有培土生金之功，又有辛甘化阳宣通肺气之效，故治疗肺气虚寒性质咳嗽效果良好。愚引申一点：小柴胡汤方后注有七点加减法，之一是："若不渴，外有微热者，去人参，加桂枝三两，温覆微汗愈。"这提示三点：第一，表证慎用补药；第二，桂枝为解肌祛邪主药；第三，祛表邪必须取微汗，取微汗必须温覆而避风寒。

3. 以桂枝汤为例谈经方今用剂量　傅延龄教授承担了"基于文献及临床经验研究挖掘的中医方药剂量理论研究"的课题，这是仝小林教授做的"973课题——以量—效关系为主的经验名方相关基础研究"的一个子课题。傅教授该课题"考证经方本原剂量……研究结果表明，从张仲景时期，一直到唐代，方药用量的计算单位，一两都是约合今日13.8g。桂枝汤的桂枝用了三两，合今约41.4g"。上海的柯雪帆教授研究结果认为，经方的一两约等于今天的15.6g……15.6g和13.8g……差别……是东汉标准与西汉标准的差别"。总之，傅教授"十多年的研究结果是，经方本原剂量的一两约等于今天的13.8g"，这是东汉张仲景生活时期的标准。

傅教授的研究还理清了"汉唐"至"宋"代药物剂量演变的因缘，他说："这里我要与大家谈一谈，为什么张仲景的药物用量、汉唐时期的药物用量比较大，后来下降到很小的一个水平了？按照一两折合13.8g计算，汉唐时期的药物用量是很大的，单味药物用量大约相当于我们现在平均药物用量的3~5倍。这就提出来一个问题，为什么药物用量下降了，而且下降这么多？我研究的结果是，药物用量下降的主要原因是宋代推广煮散剂。唐末出现安史之乱，国家处于动荡状态，连年的战争导致交通不便，商业受阻，药材短缺。当时的医生需要考虑如何节省药材，如何用较小的药物去治病。他们把古代的煮散剂型（如五苓散、四逆散）发掘出来了。煮散剂就是把药物打成粗末以后煎煮，由于打成了粗末，活性成分的提取更加充分，所以就可以少用一些药材。"唐代以后，"宋代是中国历史上最重视医药的朝代"。"北宋推行煮散剂，直接导致了在中国应用了三四百年"。如此父子、师徒代代相传下来，就出现了"久用散剂，遂忘汤法"的趋势。但是，不是所有的医生都用煮散剂，也不是所有人都忘记了汉唐时期多用汤剂，所以到了明代，当医生们重新重视"应用汤剂的时候"，由于他们受到了"煮散剂"小剂量的习惯及束缚，"竟然不敢采用汉唐时期的汤剂用量了"。时至今日，医生们上学时接受了老师照本宣科之教育、受《药典》的束缚，还有不求有功而但求无过的消极思想作怪，以及不明经方本原剂量等因素，故临床上不能、不想、不敢因人制宜，因时制宜，因地制宜以及因病制宜去采取古代经方的现今折合量。

需要明确的是，经方的用量服法是丰富多彩的，诸如：有一剂药一次"顿服"，一剂分为两次、三次、四次、五次、六次、十次，以及昼夜服法、逐步加量法、对发作性疾病在发作前服药法、一服邪尽则余药不可再服法、少少吞咽法十多种服法。在上述服法中，以一剂分为日三次的方剂最多，其次是两次，全部经方的半数以上方子是日分三次或两次服用。以桂枝汤为例，桂枝三两（41.4g），芍药三两，炙甘草二两（27.6g），生姜三两，大枣十二枚（陶弘景《本草经集注》说"大枣以三枚准一两"，就是说三枚大枣折合一两，一两重约13.8g，十二枚大枣约折合50g）。"上五味，哎咀三味，以水七升（经方的一升折合200ml），微火煮取三升，去滓，适寒温，服一升（200ml）。……半日许令三服尽。……"这就是说，若一个太阳中风的病人，服了桂枝汤三分之一以后"啜热粥……温覆"，但仍汗不出，病不除，则半天将一剂药三次服完。那么，三分之一的药量（200ml）是多大呢？计算一下，约67.3g。关于桂枝汤原文方后注的精细服法，傅教授有具体的解读，请读原书。

五、谷晓红教授论以"温病伏邪说指导'疑难性热病'辨证论治的探讨"

谷晓红教授承担的课题及取得的成果，令人钦佩！该文析病论证新颖，发人深省。她在长期理论研究与临床实践的基础上提出的许多真知灼见，具有一定的创新性。例如：①"疑难性热病"的命题及定义；②伏邪伏而未发的"内证态"；③新感温病与伏气温病可以互相转变及其成因（如中药与西药应用不当以及"过度治疗"等）；④造成"伏邪"的两大成因（即"虚处受邪"与"郁热和积热的内热状态"诱发邪热内传）；⑤伏邪温病的不同病位（伏邪在肺，或在肝、肾，或伏在少阳、脾胃、膜原）及其证候特点；⑥伏邪的病理（气郁、痰浊、瘀血、正虚）变化及其具体证候；⑦伏气温病的治疗大法（祛除伏邪、调理气血、勿忘扶正）及其具体的治疗方法（如祛邪法：在上宣透；在中芳香辛开苦降；在下以苦寒、咸寒、淡渗性味合化法。并配合化痰、祛瘀等法）。上述七点见解，在一定程度上推动了温病学说的进步，并为其深入研究提供了思路。谷教授最后以"两例疑难性的病例"佐证了上述理论研究的可行性，体现了"疑难性热病"的诊疗思路在临床上是有优势和特色的。谷教授取得的成绩，是在我国中医与西医并存的现代，以接受新事物、研究新问题的意识而取得的。这也是每一位立足现在、面向未来的中医工作者都应该具有的意识。

谷教授还特别说明，她工作的"北京中医药大学在讲回归传统，回归经典"。这是中医正道，是秦汉之后每一位中医大家走向成功的必由之路。何谓"经典"？谷教授认为："经典绝对不仅仅是《黄帝内经》《伤寒论》《金匮要略》《温病条辨》《本经》。《傅青主女科》是不是经典？是的。《景岳全书》《千金方》《诸病源候论》《医宗金鉴》等这些经典不读也是不行的。
《医宗金鉴》中治疗鹅掌风的方子非常好用,这些都是经
典。……经典是非常广泛的含义,我们有重点也是对的,但是绝
对不能把它仅仅局限在几本书内。"她在案例中还插叙说:"温
病学是最重视舌象和脉象的,这点是在继承《伤寒论》基础上
的发展。温病学是继承《伤寒论》创新发展的典范。温病学是
小字辈,是明清时才形成的,但是他却是学习发扬《伤寒论》
最好的。"

　　谷教授的上述见解,坦率地说,愚有的赞同,有的存疑。故
不揣浅陋,谈点个人见解:首先是中医学之"经典"的定义及
其相关著作的认识。任何一门科学的"经典",都是指其最早的
具有奠基作用及对后世有指导作用的著作。据此定义,历代医家
至民国年间,都认定秦汉时期的《黄帝内经》《八十一难经》
《本经》《伤寒杂病论》为中医学之经典著作。这四部著作之内
容有所不同:《黄帝内经》《难经》着重于中医学理论、治法及
针灸;《本经》专重药物;仲景书则在"勤求古训,博采众方"
与临证实践的基础上着重中医临床医学的创建。就是这四部
"经典"著作构成开创了中医药学辨证(病)论治,理法方药的
学术思想体系。将《温病学》列入中医经典,只是新中国成立
后中医院校教材之举。愚经过深入思考,写过"《伤寒论》中有
'温病'论""温病学说是否经典论"等论文(详见《仲景医学
心悟八十论》),现再思考,结语是:秦汉时期的四部经典著作
为中医药学四大原创性经典,是中医药学奠基之作。而以温病
"四大家"为代表的著作则属于创新性经典。用谷教授的话来
说:温病学在继承秦汉经典的基础上有所发展、有所创新,但他
是"小字辈"。其次,尚应明确秦汉经典与隋唐宋金元明清历代
名家著作的关系。应该肯定,后世许多医家在秦汉经典的基础
上,在理论与临床各个方面都有不少创新和发展。这些发展、

创新，丰富了中医学理论，细化了中医治疗方法。但是，任何一位医家的发展与创新，他们都如温病学说一样，与秦汉经典相比，是"小字辈"。辈分搞清楚了，中医学之经典著作与各家学说名著（包括温病学家之著作）的区分也就明确了。

我的上述见解，不知谷教授赞成否？中医学自秦汉开始就分为"医经"家与"经方"家，就是"百花齐放，百家争鸣"。中医学得以长足的发展，就在于学术民主，学术争鸣。我就是以争鸣的心态而畅所欲言的。

当前，有些中医院校与中医学者对秦汉经典的历史定位，特别是学术价值缺乏足够的认识和重视，这是应当纠正的。

六、彭建中教授谈"慢性肾炎新论及临床应用心得"

彭建中教授比我年长3岁。但他师承名家，成就了高徒的经历，令我羡慕！他取得的学术成就，令人敬重！读了该文，彭教授对肾病的深入研究及可靠疗效，体现了中医学的优势与特点，可师可法。

彭教授开头总结了西医发达国家英国治疗肾病"三部曲：等、透、换"。这种消极治疗，正与中医学"治未病"的思想相悖。彭教授语重心长地说："我觉得中医要发展，想在当今的医学领域站得住脚，就要研究西医治不好的病，只要疗效比西医高，就会被承认。所以中医这门医学，能够治好病，才是第一位的。"对！中医治好西医治不好、治不了的病，这才是中医功夫，才是中医的优势与特点。说到做到，谈何容易！但彭教授就做到了。摘要如下：

"中医妙就妙在用理论指导临床……"。

"我要讲的理论叫做慢性肾病新论，之所以叫新论……"，是中医与西医结合研究肾病而获得的新见识。

第一点，"肾无实证"质疑。彭教授认为："慢性肾病不是一个单纯的虚证……"其发病过程，符合"病由邪生，因邪致病，邪重病重，邪轻病轻，邪去病向愈"这条规律。当然，肾病既不是一个纯虚证，也不是纯实证，而往往是虚实夹杂。但是，是因实（邪）致虚，还是因虚致实，这需要"审证求因"的功夫。彭教授谈论了自己"辨析肾病虚实"的经验。

第二点，讲肾病的合理忌口、合理运动。"肾病不是虚，药物不能补。注意：饮食也不能补，就是在饮食环节上往往出错。为什么呢？蛋白从尿中大量流失……越吃蛋白流失越多，所以……合理的忌口，有效地减轻肾脏负担，促使肾脏的损伤早日愈合"。"另外一个理论：在肾病调理当中是动好，还是静好？……我的观点……要适当合理的运动。"

第三点，慢性肾病可以遗传。彭教授的导师赵绍琴先生运用温病卫气营血理论指导杂病证治，先生说："血分病治得差不多了，就要再深一点治髓。……我体会他认为这种遗传性疾病是与髓有关，比卫气营血更深一点。是邪毒深藏于髓而导致。"这在理论上是创见，我们应该深入研究。

第四点，肾病及发展至"痼疾"的成因与证治。"痼疾"之名首见于《金匮要略》，何谓"痼疾"？此乃久病难以治愈的顽固性疾病。各种肾病发展至肾衰竭，就是痼疾之类。彭教授深入讲述了"各种慢性肾病发展到了肾衰这个阶段"的认识与治疗。业界"有人说，肾病，尤其是到了肾衰竭阶段，那就是'不是癌症的癌症'，临床上难以治愈。除了应用激素、透析、肾移植，西医也没有其他办法"。有的观点是"肾病损害不可逆"。我们的临床实践，正确的治疗，肾衰"是可逆的，至少是部分可逆的，可以延缓的，可以长期生存而且获得好的生活质量"。彭教授的深入研究认为："肾病基本上可定格为一个由邪气引起的内热比较重，影响到了血分，产生了络脉瘀阻"。审证求因，辨证论治，"我和我的老师，在临床上常用的治疗方法，可以归结为这几点：凉血化瘀、疏风胜湿、疏理三焦、分清利湿、清热解毒、通腑排毒，益气培元"。愚将以上七法运用要点摘录如下：

（1）"凉血化瘀是贯彻整个肾病始终的一个方法……"

（2）"第二个大法是疏风胜湿。……利小便是一个传统的方法，我们可以用，但是还有更好的方法——疏风以胜湿。"

（3）"疏理三焦。……《黄帝内经》有一句话："少阳属肾，肾上连肺，故将两脏。"将，统帅。……少阳指的就是三焦。……疏理三焦，以利气化，达到水道通利，水邪自然消散。"

（4）"分利水湿是我们常用的方法……也就是《黄帝内经》讲的"开鬼门，洁净腑，去宛陈莝"。这就是我们在治疗水湿之邪壅盛的主要方法。"

（5）"清热解毒。……很多肾病表现为血分热毒，热郁血分所以会出血。……我们要从凉血化瘀的角度治疗……热郁血分，郁久生毒，所以要凉血化瘀，清热解毒。"

（6）"通腑排毒。多在肾衰阶段应用……时刻保持大便通畅，在尿毒症阶段尤其重要。……通腑排毒主要用大黄，生的最好，药力大，根据病人的体质，毒小则少用，毒大则多用……对于肾病尿毒症来讲，攻法、下法就是补法。"彭教授的话很有哲理。愚研究仲景书，也注重研究《本经》。《本经》所谓的大黄"推陈致新，安和五脏"，即攻下之功寓补虚之用。据《本经》所述，仲景书所用，大黄既通大便，又利小便，且"下瘀血"及"调中化食"。这可知大黄是一药多用之主药。

（7）"益气培元"。补虚泻实，这是治疗大法。肾病尿毒症患者，有毒的一面，也有虚的一面。彭教授说对其虚证喜欢用生黄芪，"用量可多可少，少则10g，多则30g、60g、80g都可以，效果非常好。"再辨证"配合凉血化瘀、疏风胜湿"等方法综合治疗,"往往可以收到比较好的效果"。愚以"四两黄芪为主药"的补阳还五汤为主方,治疗高血压患者气虚血瘀证,取得调控血压,缓解症状的良效。若肾病高血压患者气虚血瘀,尿毒潴留等,重用黄芪大补元气(王清任说"病半身不遂……元气亏五成")具有补虚而攻邪之功用。

彭教授该文最后"举几个病例,来具体说明肾病在临床上的处理"。例一是"三岁时患肾病综合征",中西药治疗,至15岁常感冒复发;第二例是个28岁"慢性肾炎……确诊为肾病综合征";第三例是一个6岁"镜下血尿(++++)的病例";第四例是一个70岁女性"尿毒症"患者;第五例是另一个77岁男性"尿毒症病例";第六例是"一位经过透析的患者……为尿毒症晚期";第七例是个43岁"诊断为特发性水肿兼经闭"患者;第八例"是一个痛风性肾损害病人";第九例"是一个先天性的畸形、双肾盂、四个输尿管";第十例"是一个肾积水的病人";第十一例"是肾盂造瘘以后白色念珠球菌感染的病例";第十二例"病人是肾囊肿",此外,还有"一个马兜铃酸中毒的病例"。上述十几个不同肾病案例,皆经过辨病辨证,采取上述综合方法治疗,取得治愈,或显效,或缓解症状、延长生命及提高生活质量的佳效。这是难得的疗效,是与西医西药比疗效而体现中医药优势的疗效。这就是中医"宝库"的价值,是中医药学赖以生存的根本。国人怎能不珍惜呢?

若只是听讲,恐怕难以完全相信,甚至质疑。愚不经常治肾病,也不善于治之。但一位患者,让我体会到中医药治肾病之可靠疗效。这是我在海南省中医院治疗的一个27岁女患者,肾病多年,久治不愈,接诊时舌淡苔白,脉沉细少力,时有下肢轻度水肿。尿蛋白(++)。我以经方防己茯苓汤(防己、黄芪、桂枝各三两,茯苓六两,甘草二两)加减:防己10g,黄芪40g,桂枝 10g，茯苓 20g，白术 10g，芡实 10g，山药 20g，三七粉 4g（分次冲），僵蚕 10g，地龙 10g，水蛭 6g（颗粒，分次冲）。日 1剂，水煎服。用药数周我回河北了，患者守方服用三个多月后，尿蛋白连续几周竟然都消失了，都是（-）。患者喜出望外！打电话告诉我，并问我下一步如何？我告之隔日一剂巩固疗效。我的这个方子采用了补气、利湿、疏风、化瘀等数法合用之功效。这体现了彭教授辨证论治之大法，并采取了我的老师、肾病专家赵玉庸教授以虫类药通肾络之经验。

七、阎小萍教授"谈风湿痹病及其系列中成药的临床应用"

看了阎小萍教授的简历，看到她那么多的学术成果，表示祝贺！愚与阎教授 10 年前曾数次见面，都是在"中华中医药学会内科心病专业委员会"上。几次参会，多是焦树德（阎教授导师）、路志正两位老教授先讲座。我曾经在一次参会期间的夜晚登门向二老请教脉学问题，尔后撰写"脉学求索——名老中医焦树德、路志正访谈录"一文，发表在《山西中医》1999 年第2 期。焦老仙逝，难以忘怀！这次读了阎教授该文，受益良多。将其对风湿痹病的研究心得，特别是其研制的治痹系列中成药之成果摘要如下：

第一点，探索了何为痹病？何为风湿病？以及两者之间的关系。

第二点，痹病的分类和临床特点，即风、寒、湿、热、尪五大类及其证候特点。

第三点，尪痹病名的由来及其病因病机、证候特点及辨治。病名的由来乃谨遵仲景书"诸肢节疼痛，身体尪羸，脚肿如脱"

之主症特点而来。主症特点及其病因病机与西医学"类风湿关节炎"颇类似。证候特点及辨证，焦树德"老先生提出，凡是见到关节变形、骨质受损、筋挛、肉卷、屈伸不利、活动受损，几成废人的这样一大类疾病叫尪痹。根据长期的临床实践，焦老又提出肾虚寒证、肾虚标热轻证、肾虚标热重证这样三种不同证候及治疗原则"。焦老拟定了三个相对应的方子："补肾祛寒汤，加减补肾祛尪汤、补肾清热治尪汤"。焦老先生"是尪痹的创始人"。阎教授的研究结果认为："尪痹在临床当中主指类风湿……它还包括了许多其他关节肿痛变形的风湿性疾病。"

第四点，对尪痹的辨治要有"治未病"的思想。应"及早发现，及早诊断，及早治疗。不要到了'已尪'后再治，要在'未尪'的时候及早治疗"。

第五点，治疗风湿病系列中成药成果的由来、方药组成、用法。阎教授明确，系列中成药并非自己一人的成果，而是全国各地多位老专家们在效法医圣"勤求古训，博采众方"的基础上，结合临床经验之"集体智慧的结晶"。该成果于"1985年在北京经过专家的严格审查，技术鉴定，正式批准生产。风湿病系列中成药有：寒湿痹冲剂、湿热痹冲剂、寒热痹冲剂、瘀血痹冲剂、尪痹冲剂，以上中成药都有片剂、胶囊等剂型"。将这五种冲剂的主要药物组成转录如下：

寒湿痹冲剂主要是：乌头、附子、麻黄、细辛、桂枝、威灵仙、木瓜、蜈蚣、生黄芪、白术、白芍、炙甘草等。愚认为，该方乃师法经方乌头汤。

湿热痹冲剂主要是：防风、防己、薏苡仁、连翘、苍术、黄柏、川牛膝、威灵仙、地龙、萆薢等。愚认为，这好像是师法薛生白《湿热病篇》一个方子变通而成。

寒热痹冲剂主要是：桂枝、芍药、知母、麻黄、白术、附子、防风、生姜、甘草、地龙等。愚认为，该方显然是经方治疗历节病日久正虚（气血阴阳俱虚）邪痹（风湿寒热杂合）之桂枝芍药知母汤加味而成。

瘀血痹冲剂主要是：当归、川芎、红花、丹参、乳香、没药、姜黄、川牛膝、威灵仙、炙香附、炙黄芪等。

尪痹冲剂主要是：地黄、续断、炙附片、独活、骨碎补、桂枝、淫羊藿、防风、威灵仙、皂角刺、羊骨、白芍、枸杞、知母、伸筋草、红花等。阎教授说："这个组方临床效果非常好"。临床观察，这个尪痹冲剂和别的药搭配着用在已尪效果较好，再就是在未尪的时候辨证用之也好。

上述五种冲剂之内容前后，还有详细的用药辨证要点、四诊表现等，详见原书。

最后，阎教授讲了系列中成药的注意事项，诸如：对痹病之病情复杂者，需要辨证以"两种或两种以上的中成药同时应用，效果才更好一些"。为了提高疗效，应采取"健康教育、体育医疗、中药为主，内外兼治、中西合璧"等疗法。

愚在想，中医界同道若举一反三，效法阎教授治疗风湿痹采用"系列中成药"的研制和宝贵经验，将常见病、疑难杂病都在"勤求古训，博采众方"的基础上加以升华，将各自突出中医优势、特点的研究成果制成系列中成药，则方便患者，提高疗效，功莫大焉。

八、姜良铎教授"论外感病的内伤基础"

拜读了姜良铎教授该文，愚有共鸣，有何共鸣呢？先将姜教授该文摘要如下，之后再谈共鸣。

姜教授开篇说："大家都知道，外感与内伤之间的关系是非常密切的。深刻认识外感病之内伤基础，认识内伤病证与外感病证的相互影响，不仅对外感病的辨治有重要的意义，对内伤病证的辨证也有一定的价值。"

那么，如何正确认识内伤病证，如何正确认识外感病证，如何正确认识二者之间的关系呢？姜教授从下四个方面进行论述。

1. 无内伤基础者患外感病　这句话的关键字是外感病无内伤基础之"无"字。姜教授归纳了如下七个典型的临床特点：①明确的外感病史；②急性发病；③感受外邪不同，传变的特点各异；④反应虽剧烈，一般预后良好；⑤明显的季节性、地域性；⑥感邪病因相同，症状相似，治法大体一致；⑦外感病虽然没有内伤基础，但其临床表现与体质类型密切相关。就是说，潜在的体质不同，即使感受相同病邪，其临床表现也有所不同。例如，都是外感风寒，正常体质者不易内传，且治之较易；阳虚体质者易寒化；阴虚体质者易热化。

2. 有内伤基础者患外感病　姜教授说："内伤基础的存在，常常导致外感病的非典型性与复杂性，呈现显著的个体差异性与复杂的临床证候。"这表现在病因、发病、"三期演变"、内伤与外感病的相互影响及预后转归五个方面。①病因：外感病因相同的患者，由于其内伤病证不同，故临床表现个体差别较大。②发病："不同的内伤常招致不同的病邪而发病，其发病呈现出不同的内伤与外感证候并见"。③三期演变：表证为主期，表证与里证并重期，里证为主期。④不同的内伤病证患者一旦得了外感病，常常表现为原来内伤病的复发或加重与外感病邪证候并见的特点。例如，原本有肺系内伤病者，外感风寒之后，既有恶寒发热等表证，又有咳喘复发或加重等肺病内证证候。诸如心系内伤、脾胃内伤、肝胆内伤及肾与膀胱等不同内伤病证，一旦外感，都易表现内外兼病的不同证候。治疗大法，应据内伤与外感之孰轻孰重、偏虚偏实、偏寒偏热等不同特点，治有偏重，或内外兼顾，以期达到最佳疗效。⑤预后转归：有内伤基础者改变了单纯外感病的一般发病规律，且预后较差。

3. **外感病对内伤病的影响**　姜教授说："外感病对患者内伤病有无影响，取决于病种和患者当时的状态。在外感病的情况下，可暴露出内伤病种隐藏的病机。临床上有 4 种情况：①外感病加重了内伤病变；②外感病诱发了内伤病；③外感病对原来的内伤病影响不大；④在对外感病治疗过程中，其原来内伤病亦同时奏效。曾治疗一例耳鸣老患者，外感后使用疏风清热药，感冒减轻，耳鸣亦减。如此'治此愈彼'案值得深思。上述 4 点之外，还应注重外感病邪与内伤病种之相互关系的规律，那就是"同气相求的原理，即六淫之气与所主脏腑内伤病种密切相关。"

4. **是否有内伤病的辨治及处治原则**　可从以下 4 点去辨治：①病史。通过详细认真询问病史和必要的现代检测方法，以明确有无内伤病，进一步细化为何种内伤病。②症状。通过上述既往史、现病史的询问，可明确症状出现的先与后以及因与果的关系，如此可判断有无内伤病。③舌象。古人有言："杂病重脉，时病看舌。"这是经验之谈，是指外感病邪时，其舌象变化较大、较快。温病学家诊察病情，特别重视舌象的变化，读了叶天士"外感温热篇"等名著，就会深刻地认识这一点。④脉象。姜教授说："我经过临床统计得出结论：外感初期的脉象以数、浮、滑、濡、紧为常见；若有内伤基础，脉象以弦、细、沉、涩为常见。"若内外兼病者，多表现比较复杂的复合脉。通过上述 4 点诊察，可明确是否在内伤病的基础上感受外邪。如果确诊为内外兼病，其处治原则就要分清先后缓急，以"急者先治"为总则。

"急者先治"是愚根据《金匮要略》第一篇第 14、15 条原文提炼升华的治疗总则。这比"急则治其标、缓则治其本"更明确，更有指向性。

现在说明我与姜教授该文有何"共鸣"。这要从我编著的

《伤寒杂病论研究大成·绪论》说起。这是我 2010 年出版的一部近 170 万字的专著。经过多年对仲景书的系统潜心研究，师古而不泥古，独立思考，我提出了"三因学说新论"，即"千变万化、错综复杂的疾病可以归纳为三大类：一类是外因，即外感六淫，或疫疠之邪，或金刃所伤，或虫兽所伤，以及各种意外伤害等因素所导致的急性病变；一类是内因，即内伤七情，或饮食失宜，或劳逸失度，或房事失节等因素所导致的慢性病变；一类是内外相因，为既有内伤杂病，又有外感病邪。""三者之中，内外相因夹杂病最为复杂，最难辨证，最难施治"。仲景书《伤寒论》部分，就是论述这三大类病因所导致的"六大系统"病证之辨证论治，其中以"内外相因"类病证为最多。请问读者们，我提出的"三因学说新论"之一的"内外相因"，是否与姜良铎教授该文之主题及其论述的四点主要内容相一致呢？结论：是。效法医圣，获得真知，善用经方，提高疗效，这是我们中医界同道追求的共同目标。

九、黄金昶教授对肿瘤本草发挥

黄金昶教授曾经师从李士懋先生，我与李老生前交往较多，估计与黄教授见面也会认识。

读了"肿瘤本草发挥"一文，对黄教授心生敬意！他将治疗肿瘤"以毒攻毒"的宝贵经验介绍给大家，真有大爱之心。他对治肿瘤之毒药，亲自都"尝过"，这种"神农尝百草"的献身精神值得学习。

黄教授该文先分析了肿瘤的基本病机，其全身为"虚"，局部为"实"。邪实乃气血的瘀滞与痰湿、癌毒的积聚及其因果关系，以及肿瘤患者之痰、湿、饮的细分，并谈到研究肿瘤的名家前辈学术经验对自己的影响与研究经历。

黄教授着重讲了对"肿瘤的辨证体系，首先要辨阴阳。……肿瘤部位分阴阳，其实肿瘤是有寒性或者热性区别的。"临床上应针对肿瘤的阴与阳，寒与热之不同属性，选择不同的治法方药治疗。如此辨阴阳寒热的处方用药，疗效较好。这是中医学的长处，也是西医学的短处。黄教授还讲了肿瘤的辨证应重视"辨脏腑经络"与"抓主症，辨病机"两个方面。

黄教授该文最值得重视的，是他治疗肿瘤用毒药"以毒攻毒"的宝贵经验，摘要如下：

1. 蟾皮　即蟾蜍，也就是民间说的癞蛤蟆的皮。其辛，凉（气微腥，味辛），有毒。功能解毒散结，消积利水，杀虫消疳。"临床上我们用蟾皮来治疗肺癌、肝癌、胃肠癌，效果非常好。"对淋巴肿瘤，皮下肿瘤效果也很好。蟾皮治癌，还有利水、强心作用，其止血的作用非常强。蟾皮生用促进止血，炮制不当服之会吐与心慌。故其巧妙的炮制法尤其重要。黄教授说："正确吃蟾皮的方法是从患者那里得来的，患者在吃烧干蟾过程中找到不吐的方法，他先把蟾皮用暗的炭火烧焦黑了，之后在案板上用擀面杖擀压，把硬疙瘩捡出来去掉（或过筛），剩下的装胶囊，这样吃就不吐了。""我现在是拿炭火烤，温度肯定超过110℃，所以它的副作用就更小了，患者服用了以后就不会出现心慌了。"常用量是"每日口服烧干蟾10g"，宜用面粥送服。

2. 壁虎　"咸，寒，有小毒"（《本草纲目》）。功能祛风，活络，散结，定痉，解毒。黄教授认为："壁虎的祛风作用很强，祛风也能胜湿，所以它用来治疗跟风相关的肿瘤，如原发性脑癌和转移性脑癌，肝癌属于夹风的肿瘤有较好疗效。也可以用来治疗食道癌、胃癌、肠癌、肺癌、乳腺癌、骨肉瘤、肝癌、脑瘤、淋巴瘤。壁虎还有一个特点，它不像蟾皮，胃不好的患者吃了以后会出现胃不舒服，壁虎没有这个缺点。"其味道"有点臭，其臭秽能醒脾开胃"。服之后"吃饭增加"。

黄教授特别指出："壁虎对淋巴肿瘤的治疗效果很好。……全身很多地方都有淋巴结……不同部位的淋巴结肿瘤的寒热性是不同的，转移到不同的部位有不同的治法，但是痰湿是核心病机。"如此将治癌专药与辨病机（包括病性与病位）、立法用药相结合，充分体现了中医学的优势与特色，所以才能攻克所谓的"不治之病"。

壁虎用法：古人有"微炙""炙黄""焙干""焙研""砂锅炒焦""铜勺烧""微火烤干"等，研末入丸、散。外用研末调敷。据报道："治疗食道癌，每日用壁虎1条和米适量炒至焦黄，研成细粉，分2~3次以少量黄油调服。"（《中药大辞典》第2668页）治疗4例取得良效。黄教授说他"在临床上壁虎可以用到30g"而毒性不大。宜先用小量，适当加大。

3. 其他 黄教授还讲了斑蝥（治胃癌、食管癌、乳腺癌、肝癌、肠癌等）、金钱白花蛇（治乳腺癌、肿瘤骨转移疗效很好，并能促进骨质的生长恢复）、甘遂（治胸膜病变、腹膜转移癌、腹膜炎、淋巴瘤、肠梗阻等，用之治脂肪肝疗效很好）、大戟（除顽痰，祛痰力强效佳而不峻，适宜肺癌吐痰多者，可直接喝大戟粉）、马钱子（通络止痛之功对脑瘤引起的肢体不利有很好的作用；对恶性淋巴瘤与甘遂合用效佳。但须注意：马钱子容易蓄积中毒，过量用之可引发肢颤、惊厥、息促、甚至昏迷）5味毒药的炮制、用法及治癌不同专长。

黄教授还讲了三味常用中药对癌肿治疗的特效专长。一是干姜：对肿瘤病人化疗、放疗后厌油腻者，以干姜醋泡（制其辛辣），每天少量嚼服可缓解之。二是乌梅：对头颈部肿瘤患者放疗后（损伤了唾液腺体）出现口干舌燥者，颇难治之。"想到曹操的望梅止渴故事，权且让他嚼些乌梅"，坚持时日，"口干历试无不爽"。三是合欢皮：对肺癌、肺痨空洞咯血。"在辨证的基础上加用合欢皮30g，水煎口服，有很好疗效"。

此外，黄教授值得重视的另一点经验是，"多靶点"配合治疗，如"刺血、拔罐、艾灸、火针、外用药物，效果非常好"。

愚对上述的疗法之一"火针"有过观察。那要从小时候说起，自幼受到父亲希望我学医的影响，萌生了学医的念头。在上高中时，一个叫高常的体育老师，他为学生及乡亲们义务整骨，还用一些中药验方，并且用"火针"治瘰疬（淋巴结核）。我利用课余时间跟高老师学习。他治瘰疬法：将做针线活用的针在酒精灯上烧红后快速刺入核上数根，刚刺入瞬间烧得皮肉冒烟。若瘰疬已经化脓了，烧红刺入的针立即拔出，扎数针后，再用酒嗉子（装酒的小壶）如拔火罐法吸出脓血。如此祖传疗法确有疗效。高常老师是我学中医的启蒙老师。

总而言之，以上黄金昶教授采用苍天厚土恩赐人类的自然药物，发挥中医特色疗法治疗肿瘤取得的可喜疗效，值得认真学习，以救治处于绝望的苍生百姓。

十、苏宝刚教授、杨晋翔教授论文

苏宝刚教授对"《金匮要略》论治癥瘕积聚"与杨晋翔教授对"经方在脾胃病中的作用"之两篇论文，都有自己独到的专业见识与丰富的临床经验。由于时间紧迫、篇幅所限等原因，这两文未作摘要。

结语

这篇长文是愚对《北京中医名家巡讲实录》收入的 11 位名家中 9 位名家 10 篇论文的内容摘要与愚之思考。其内容相当广泛，涉及经典方证的研究；对经典之含义的争鸣；对经方之道的启悟；对经方剂量的考究；对运用经方"重剂起沉疴"的探索；

对温病伏邪的探索及其治疗方法的灵活运用；对外感病与内伤病是否兼病的辨识；对慢性肾病诊治的宝贵经验；对风湿痹病系列中成药的开发应用；对应用本草以毒攻毒治疗肿瘤的可喜经验等。以上各位名家所论专题之理论见解及其案例，皆学验俱丰之举。需要说明以下三点：

（1）明引：此为引用诸位教授论文中的内容之"要点"。一般而言，引文应照录，不应"妄加改动"。但我对其个别文字、内容略有修饰。其良苦用心，请诸位教授理解。改之不妥，甚或有误，请诸位明察，以利再版时修正。

（2）暗引：即摘要，这些内容是对诸位教授论文主要内容的摘要，乃师其要义，摘其要点，以免"明引"太多而增加篇幅。其摘要由于行文的需要，顺便加入少许愚的见解，不妥、不当之处，深表致歉。

（3）思考：上述明引与暗引如果做得好，这对读者师其大意、抓住要点有一定的意义。摘要的同时往往引发深思，思而有得，或联想起自己的研究成果，便随机加入了独立"思考"之内容。这些思考，乃多年研究仲景书之理论心悟与临床心得，绝非为了标新立异，实乃发自心底之见解。这也是与诸位教授名家"神交"之结果，为心灵相通之畅谈。但愿有机会再当面请教。

最后说明，该文及该书部分内容请傅延龄教授审订，并为该书撰写序文，深表致谢！

在愚的《仲景方药古今应用》第 2 版之"编写说明"的最后，为我的"甲午抒怀"，诗的末句是："自许百年扬国粹，相携同道力同任。"一花独放不是春，百花齐放春满园。让我们中医界同道为了中医事业的"春天"常存而共同努力！

经方剂量今用折算表

剂量名称	汉代剂量折算为现代剂量	说明
重量	吴承洛《中国度量衡史》折算法：汉制 1 两折今约 13.9g。 柯雪帆经过考证得出的折算法：汉制 1 两折今约 15.6g。 傅延龄："我十多年的研究结果是，经方本原剂量的一两约等于今天的 13.8。"又说："15.6g 与 13.8g 两个数字的差别倒是不大，这是东汉标准和西汉标准的差别。" 张山雷：汉唐药剂，分量皆重，而大要以"古之三当今之一"为近是。 徐大椿："自三代至汉、晋，升斗权衡，虽有异同，以今较之，不过十分之二。" 李时珍："古今异制，古之一两，今用一钱可也。" 《伤寒论》2 版教材折算法：汉制 1 两折今约 3g。 日本大冢敬节《药物的权量》折算法：汉制 1 两折今约 1.3g。	经方中多数方剂以斤、两、铢称药量。左"八种"折算法表明，我国学者的考证结果，悬殊相当大。以桂枝汤为例：其最大折合量，现代可取汉制的 1/2 强，即汉代用桂枝三两，现代可用 45g；最小折合量，现代只取汉代的 1/10，即汉代用桂枝三两，现代用 9g。此外，日本学者取汉制的 1/26，剂量似乎太小了，这与日本传统的用药习惯等诸多因素有关。那么，临证处方用多大剂量合适呢？笔者认为，首先是要根据考证的量制折算，但更重要的是依据病情而定。若用汉制的 1/2 折合量偏大，若用 1/10 又显然偏小，临证时可酌情选择剂量，以中病为宜。自古名医，有的善用重剂，有的善用轻剂，其中妙理，所当深究。 总之，应明确的要点是："临证时应因人、因地、因时以及因方酌情选择剂量……"

剂量名称	汉代剂量折算为现代剂量	说明
容量	吴承洛《中国度量衡史》折算法：汉制一升折今约198ml。 日本大家敬节《药物的权量》折算法：汉制一升折今约200ml。 傅延龄教授的研究结果，也是一升折今约200ml。我亦赞同。	例如，桂枝汤的煮服法为"以水七升，微火煮取三升，去滓，适寒温，服一升。服已须臾，啜热稀粥一升余，以助药力。"即大约取1400ml水，煮取600ml，温服200ml（约半饭碗），过一会儿，喝200ml稀粥以助药力。
其他	度量：如厚朴大黄汤之用厚朴一尺是多少？可参考其他方中厚朴用量。 数量：如大枣一枚约4g；石膏鸡子大一枚约60g。 方寸匕：一寸正方之匕，抄药末不落为度，约合6~9g。 1钱匕：是以汉代五铢钱抄药末不落为度，草木类药约1g。	左之所述"四种"取药剂量法，目前已少采用，但必须明了，以利于经方的研究。此外，仲景书中还有以"分"为剂量者，详见附注。

注：以上表中内容，欲知其详，参见屠志涛、傅延龄《北京中医名家巡讲实录》之傅延龄教授讲述的相关部分，以及笔者《伤寒杂病论研究大成》与《仲景医学心悟八十论》两书之相关专文。